湖南省中药材产业协会团体标准汇编

（2019—2024）

湖南省中药材产业协会　组编

中国农业出版社

北　京

编者名单

毕　敏　　卜晓云　　蔡　柳　　蔡　能　　常小荣　　陈　博　　陈功锡　　陈　航
陈嘉威　　陈建国　　陈健兵　　陈　林　　陈乃宏　　陈　谦　　陈燕乐　　陈阳峰
陈　艺　　陈　勇　　陈自强　　戴甲木　　戴　蜜　　丁　野　　方　磊　　方　遒
付学森　　傅　淋　　高楚倩　　龚力民　　管桂萍　　郭　纯　　韩晓磊　　何述金
贺　璐　　贺　炜　　胡还甫　　胡跃荣　　黄艾娜　　黄建华　　黄　凯　　黄立智
黄　婷　　黄晓艺　　黄艳宁　　黄志武　　江虹池　　江灵敏　　江世飞　　姜德建
姜利红　　蒋丰登　　蒋双辉　　金　剑　　邝　鼎　　雷　艳　　黎　毅　　李　灿
李大江　　李定球　　李桂珍　　李国香　　李　健　　李金华　　李　漓　　李　玲
李　庠　　李旭富　　李永欣　　李玉帆　　李　云　　李征辉　　李自强　　李志贤
梁忠厚　　廖端芳　　廖晓珊　　廖玉元　　刘　纯　　刘　存　　刘甫智　　刘　浩
刘　靖　　刘开林　　刘　密　　刘明新　　刘佩玲　　刘　舒　　刘塔斯　　刘文龙
刘　武　　刘湘丹　　刘笑蓉　　刘秀斌　　刘叙爱　　刘选明　　刘　智　　龙胜全
龙新平　　芦　强　　陆　英　　罗　坤　　罗月芳　　罗　越　　吕　杰　　马　杰
马幸幸　　孟　然　　欧发星　　欧阳为福　潘　根　　裴　刚　　彭国平　　彭启洪
彭斯文　　蒲家双　　乔中全　　秦彩霞　　秦长光　　秦海强　　秦　优　　任荣军
邵小蓝　　申安平　　申圭良　　沈四忠　　舒　利　　舒清理　　宋　荣　　宋艳华
孙保威　　孙成满　　孙梦姗　　孙毅中　　孙翟翎　　谭朝阳　　谭智奇　　唐纯玉
唐国伟　　唐　其　　唐术松　　唐旭阳　　唐雪阳　　唐昭山　　田玉桥　　童巧珍
涂丁娣　　汪启明　　汪　冶　　王　锋　　王欢妍　　王青云　　王秋娇　　王先有
王湘莹　　王晓明　　王永波　　王勇庆　　王　振　　王志国　　王志辉　　王　智
吴念庆　　吴宁静　　伍蕙岚　　伍贤进　　夏新斌　　夏亦中　　向大雄　　向　维
向珍慧　　肖　骋　　肖俭平　　肖深根　　肖　萧　　肖　潇　　肖晓民　　肖　雅
肖业成　　谢红旗　　谢建辉　　谢　进　　谢　景　　谢　玲　　熊绍军　　熊　伟
胥爱平　　徐　平　　徐　瑞　　徐义明　　许光明　　严　蓓　　颜　辉　　阳　彬
阳　茜　　阳元利　　杨岸奇　　杨　博　　杨广民　　杨　华　　杨金祥　　杨利平
杨　莉　　杨美云　　杨　敏　　杨益黎　　杨　勇　　杨子墨　　姚金培　　叶素丰
易　胤　　余　保　　余国梁　　袁建华　　袁　野　　袁迎登　　袁志鹰　　曾　诚
曾凡荣　　曾慧杰　　曾建国　　曾娟华　　曾　敏　　曾明会　　张海兵　　张　静
张　丽　　张　鹏　　张水寒　　张忠明　　张忠勤　　章诗波　　赵建国　　赵康宏
赵利平　　郑千琦　　郑思乡　　郑亚杰　　钟　灿　　钟英丽　　钟振平　　周代俊
周华林　　周佳民　　周　利　　周日宝　　周融融　　周小江　　周小毛　　周小云
周新茹　　周伊昀　　周应军　　朱校奇　　邹　辉　　邹剑锋　　邹湘月　　邹　意

前　　言

　　湖南省地处我国中南部，气候温和湿润，地理环境多样，孕育了丰富的中药资源。近年来，在各级政府及有关部门的高度重视和大力支持下，湖南省培育了"湘九味"中药材品牌，中药材产业取得了长足的发展，不仅为地区经济发展注入了新的活力，也为人民群众的健康福祉做出了巨大贡献。

　　然而，在产业快速发展的过程中，湖南省中药材产业仍面临多重挑战，一是关键生产环节技术不规范，包括种子种苗繁育、种植田间管理、病虫草害防控、采收与初加工、贮藏与运输等，二是产业基础支撑薄弱，如种子种苗、中药材质量标准缺失、资源利用不足、产业链条不够完整等。这些问题制约了湖南省中药材生产的效率和产品质量和安全。因此，亟需构建覆盖全环节的中药材生产标准体系，其中团体标准正是中药材全产业链标准化建设的重要组成部分。

　　2019—2024 年，湖南省中药材产业协会提出并组织全省几十家科研、教学、企业等单位共同制定并发布 71 项中药材团体标准，覆盖种子种苗、栽培管理、初加工与精深加工、质量控制、品牌管理等多个环节，对"湘九味"为主的湖南省大宗药材生产全环节以标准的形式予以规范。为便于产业应用，现将已发布的标准以汇编的形式结集出版。我们期待本批标准的实施能进一步推动湖南省中药材产业的有序发展，并呼吁广大从业者积极推动标准的落地实施，共同提升中药材产品质量与市场竞争力。

　　最后，谨向参与标准编制的专家和同仁致以衷心感谢，致敬其为湖南省中药材产业标准化付出的辛勤努力。让我们携手为湖南省中药材产业的繁荣和发展贡献力量。

编　者
2025 年 6 月

目　　录

ICS 11.120.99

B 38

湖南省中药材产业协会团体标准

T/XZYC 0001—2019

卷丹百合种球繁育技术规范

Technical specification for high-quality bulb breeding of
Lilium lancifolium bulbus

2019-04-10 发布

2019-04-10 实施

湖南省中药材产业协会 发布

前　言

本标准按照 GB/T 1.1—2009 给出的规则起草。

本标准由药圣堂（湖南）制药有限公司提出。

本标准由湖南省中药材产业协会归口。

本标准负责起草单位：药圣堂（湖南）制药有限公司、湖南中医药大学、湖南药圣堂中药科技有限公司、龙山县和顺百合农民专业合作联合社。

本标准主要起草人：谭朝阳、钟振平、陈乃宏、王智、李玲、徐义明、彭启洪、刘佩玲、江灵敏、罗月芳。

卷丹百合种球繁育技术规范

1 范围

本标准规定了卷丹百合的术语与定义、繁育环境、整地、繁育技术、田间管理、病虫害防治、采收、贮藏、生产档案。

本标准适用于卷丹百合种球的繁育。

2 规范性引用文件

下列文件中对于本文件的应用是必不可少的。凡是注日期的引用文件，仅注日期的版本适用于本文件。凡是不注日期的引用文件，其最新版本（包括所有修改单）适用于本文件。

GB 3095 环境空气质量标准

GB 4285 农药安全使用标准

GB 5084 农田灌溉水质标准

GB 15618 土壤质量标准

GB/T 8321 农药合理使用准则

《中药材生产质量管理规范》（试行）（2002 年版）

《中华人民共和国药典》（2015 年版）

3 术语和定义

下列术语和定义适用本标准。

3.1

卷丹百合

卷丹百合来源于百合科植物卷丹 *Lilium lancifolium* Thunb. 的鳞叶。

3.2

卷丹百合的种球

直接用于做种的卷丹百合鳞茎。

4 繁育环境

4.1 海拔

适合生长于海拔高度为 200 m 以上的山地，高海拔（500～1 300 m）山地繁育种植更优。

4.2 空气

大气质量符合 GB 3095 的规定。

4.3 温度

适宜生长温度 5～30 ℃，以昼温 21～23 ℃，夜温 15～17 ℃为佳。

4.4 日照

选择向阳地。

4.5 土壤条件

土壤疏松肥沃，土层深厚，pH 5.0～8.0，符合 GB 15168 规定的二级标准的要求。以沙壤土为佳，黏重土、盐碱地及低洼积水地不宜栽种。

4.6 灌溉条件

水源充足，排灌方便，水质符合 GB 5084 的规定。

5 整地

5.1 选地

忌连作，宜选择前茬未种过百合科、茄科等作物的土地。

5.2 翻耕施肥

每 667 m² 先撒施腐熟有机肥 1 500～2 500 kg，复合肥（N：P₂O₅：K₂SO₄＝15：15：15）50 kg。然后耕翻 25～30 cm。耕细整平。

5.3 作畦

宜采用高畦，坡地可采用平畦，畦面宽 100～120 cm。平地四周应开深 40～60 cm 的排水沟。

5.4 土壤消毒处理

种植前要对土壤消毒。常用方法有化学药剂消毒或石灰消毒。

化学药剂消毒：常用化学药剂有噁霉灵、多菌灵、甲基硫菌灵等杀菌剂等，500～1 000 倍液，喷雾。

石灰消毒：每 667 m² 撒施 40～50 kg。

6 繁育技术

6.1 种球选择

6.1.1 种质要求

作种的卷丹百合要求品种纯正。

6.1.2 大田选种

选择植株粗壮挺立，叶片舒展浓绿，无病虫害的百合植株留种。

6.1.3 收后选种

选择 2～4 个头，色白、平头、肉厚、根系健壮，鳞片抱合紧密、无机械损伤、无虫鼠咬伤、无干裂或畸形、无病害和色斑的百合鳞茎球留种。宜选择异地留种。

6.1.4 种球重量及用种量

种球单个头 25g 以上为宜。每 667 m² 用种量为 250～300 kg。

6.2 种球消毒

种球在播种前，需用消毒剂进行消毒，阴干待种。

消毒方法：多菌灵、甲基硫菌灵等杀菌剂 800～1 200 倍液浸种 15～30 min。

6.3 播种时期

9～10 月为宜。

6.4 播种密度

行距 30～35 cm，株距 20 cm 为宜。

6.5 播种深度

15 cm 为宜。

6.6 播种方法

按行距开沟，按株距摆放鳞茎，鳞茎顶朝上，盖土约 5 cm。

7 田间管理

7.1 日常管理

出苗前，若干旱过久，应洒水保持土壤湿润，松土保墒除杂草；出苗后，及时排水防渍水。防人畜踩踏。

7.2 中耕除草

苗高 20 cm 前中耕 2～3 次，结合中耕进行培土，及时清除杂草。

7.3 肥水管理

结合松土除草及时补肥。追肥 3 次。苗期，每 667 m² 施复合肥（N∶P₂O₅∶K₂SO₄＝15∶15∶15）25～30 kg；旺长期，每 667 m² 施复合肥（N∶P₂O₅∶K₂SO₄＝15∶15∶15）15～20 kg；现蕾期，每 667 m² 施复合肥（N∶P₂O₅∶K₂SO₄＝15∶15∶15）8～10 kg，或叶面肥 KH₂PO₄ 和尿素各 5 kg。

7.4 打顶摘蕾除珠芽

现蕾后，选晴天露水干后视长势及时打顶摘蕾，长势旺的重打，长势差的迟打并只摘除花蕾。抹除珠芽。

8 病虫害防治

8.1 主要病虫害

卷丹百合的主要病害有疫病、枯萎病、灰霉病、立枯病、病毒病等。主要害虫有蛴螬、蚜虫、地老虎、螨类等。

8.2 防治措施

农业防治：卷丹百合病害以预防为主，观察大田生长情况，及时准确进行预测预报；实行严格轮作制度，避免连作，推广水旱轮作。

化学防治：卷丹百合病害防治以高效低毒无残留的生物农药为主。所用药剂见附录 A。卷丹百合害虫防治主要以化学防治为主，所用药剂见附录 B。

9 采收留种

9.1 采收

采收时期以 8 月为宜，当植株地上部分枯萎，鳞茎已充分成熟时选晴天分批采收，分级保管。

9.2 种球质量与分级

9.2.1 种球质量

选用无病地区和无病地块的卷丹百合鳞茎作种球。单个鳞茎要求2～4个头，色白、平头、肉厚、根系健壮，鳞片抱合紧密、无机械损伤、无虫鼠咬伤、无干裂或畸形、无病害和色斑的百合鳞茎球留种。

9.2.2 种球分级

一级种球：单个头重45 g以上，平头、无斑点，且无烂片，鳞片抱合紧密。

二级种球：单个头重35～45 g，平头、无斑点，且烂片率小于3%，鳞片抱合较紧密。

三级种球：单个头重25～35 g，平头、无斑点，且烂片率小于3%，鳞片抱合较紧密。

10 贮藏

鳞茎收获后，稍微晾干，每20cm厚盖一层细沙，细沙的相对湿度保持在65%左右。贮藏期间，应定期检查，消毒，定期通风透气，保持环境卫生整洁，注意防潮，防霉变、虫蛀，若发现轻度霉变或虫蛀，应及时清除处理。也可把鳞茎放置于地窖，或1～10℃，湿度在90%左右的恒温库中贮藏。

11 生产档案

11.1 资料记录

卷丹百合种球繁育全过程应详细记录。包括产区的种植面积、分布情况、播种时间、肥料和农药种类、使用量以及繁育管理等完整的记录，具体资料记载目录参见附录C。

11.2 档案管理

所有基础资料及产区生产管理记录均应建立档案，并专管。具备条件的应建立计算机档案。

附　录　A
（资料性附录）
卷丹百合主要病害防治药剂名录

表 A.1　卷丹百合主要病害防治药剂名录

防治对象	推荐药剂	施用方法
疫病	70％代森锰锌可湿性粉剂、72％霜脲·锰锌可湿性粉剂、75％百菌清可湿性粉剂、58％甲霜灵·锰锌可湿性粉剂、80％护生可湿性粉剂、40％菌核净可湿性粉剂、72％霜霉威盐酸盐水剂	喷雾、灌根、喷洒
灰霉病	50％百菌清可湿性粉剂、50％异菌脲可湿性粉剂、72％腐霉利可湿性粉剂、波尔多液、40％王铜·菌核净可湿性粉剂	喷雾、灌根、喷洒
枯萎病	50％多菌灵可湿性粉剂、50％福美双可湿性粉剂、70％噁霉灵可湿性粉剂、12.5％烯唑醇可湿性粉剂、25％抗枯宁水剂	喷雾、灌根、喷洒
立枯病	50％嘧菌环胺可湿性粉剂、80％代森锰锌可湿性粉剂、70％噁霉灵可湿性粉剂、50％福美双可湿性粉剂、70％甲基硫菌灵可湿性粉剂	喷雾、灌根、喷洒
病毒病	30％毒氟磷可湿性粉剂、20％盐酸吗啉胍可湿性粉剂、8％宁南霉素水剂、20％吗胍·硫酸铜水剂	喷雾、灌根、喷洒

附　录　B

（资料性附录）

卷丹百合主要虫害防治药剂名录

表 B.1　卷丹百合主要虫害防治药剂名录

防治对象	推荐药剂	施用方法
蛴螬	茶枯饱和液、48％毒死蜱乳油、40％辛硫磷乳油、70％噻虫嗪水分散粒剂、30％毒死蜱微囊悬浮剂	撒施、喷雾
蚜虫	50％氟啶虫胺腈水分散粒剂、25％鱼藤酮乳油、1.8％阿维菌素乳油、10％吡虫啉可湿性粉剂、48％毒死蜱乳油、50％抗蚜威可湿性粉剂	喷雾
地老虎	90％晶体敌百虫30倍液拌炒过的麦麸或豆饼制成毒饵、40％辛硫磷乳油、4.5％高效氯氰菊酯乳油	撒施、灌根、喷雾
螨类	40％辛硫磷乳油、15％哒螨灵乳油、20％甲氰菊酯乳油、石硫合剂、20％螨死净胶悬剂	撒施、灌根
红蜘蛛	25％三唑锡可湿性粉剂、20％哒螨灵可湿性粉剂、5％阿维菌素乳油、73％炔螨特乳油、20％甲氰菊酯乳油、24％螺螨酯悬浮剂	喷雾

附　录　C

（规范性附录）

百合种球繁育日常记录表

表 C.1　百合种球繁育日常记录表

种植地点：			
海拔：	纬度：	经度	面积：
土壤类型：		整地方式：	
种植时间：		种植密度：	
基肥：		追肥：	
病虫害防治：			
采收时间：		一级种球率：　　二级种球率：　　三级种球率：	
记录人：		日期：	

ICS 11.120.99

B 38

湖南省中药材产业协会团体标准

T/XZYC 0002—2019

卷丹百合种植技术规范

Technical specification for cultivation of *Lilium lancifolium* bulbus

2019-04-10 发布

2019-04-10 实施

湖南省中药材产业协会 发布

前　言

本标准按照 GB/T 1.1—2009 给出的规则起草。

本标准由药圣堂（湖南）制药有限公司提出。

本标准由湖南省中药材产业协会归口。

本标准负责起草单位：药圣堂（湖南）制药有限公司、湖南中医药大学、湖南药圣堂中药科技有限公司、龙山县和顺百合农民专业合作联合社。

本标准主要起草人：王智、钟振平、谭朝阳、陈乃宏、李玲、徐义明、彭启洪、刘佩玲、江灵敏、罗月芳、袁志鹰。

卷丹百合种植技术规范

1 范围

本标准规定了卷丹百合种植的立地条件、整地、播种、田间管理、病虫害防治、采收、产地初加工和贮存等。

本标准适用于卷丹百合的种植。

2 规范性引用文件

下列文件中对于本文件的应用是必不可少的。凡是注日期的引用文件，仅注日期的版本适用于本文件。凡是不注日期的引用文件，其最新版本（包括所有修改单）适用于本文件。

GB 3095　环境空气质量标准

GB 4285　农药安全使用标准

GB 5084　农田灌溉水质标准

GB 15618　土壤质量标准

GB/T 8321　农药合理使用准则

《中药材生产质量管理规范》（试行）（2002 年版）

《中华人民共和国药典》（2015 年版）

3 立地条件

3.1 土壤

土壤疏松肥沃，土层深厚，pH 5.0～8.0，符合 GB 15168 规定的二级标准的要求。以沙壤土为佳，黏重土、盐碱地及低洼积水地不宜栽种。

3.2 温度

卷丹百合喜温暖潮湿气候，其主产区年平均温度在 17 ℃左右，一般生长温度 5～30 ℃，最适生长温度 15～25 ℃，以昼温 21～23 ℃，夜温 15～17 ℃最为理想。

3.3 日照

选择向阳地。

3.4 灌溉条件

水源充足，排灌方便，水质符合 GB 5084 的规定。

3.5 海拔高度

宜选择海拔高度为 200～1 000 m 的山地，大气质量符合 GB 3095 的规定。

4 整地

4.1 选地

忌连作，宜选择前茬未种过百合科、茄科等作物的田土。

4.2 翻耕施肥

每 667 m² 先撒施腐熟堆肥 1 500～2 500 kg 或有机肥 120～150 kg，再施复合肥（N：P_2O_5：K_2SO_4=15：15：15）50 kg，然后耕翻 25～30 cm 深。耕细整平。

4.3 作畦

宜采用高畦，坡地可采用平畦，畦面宽 100～120 cm。平地四周应开深 40～60 cm 的排水沟，坡地开深 20～30 cm 的排水沟。

4.4 土壤消毒处理

种植前要对土壤消毒。常用方法有化学药剂消毒或石灰消毒。

化学药剂消毒：常用化学药剂有噁霉灵、多菌灵、甲基硫菌灵等杀菌剂等，500～1 000 倍液，喷雾。

石灰消毒：每 667 m² 撒施 40～50 kg。

5 播种

5.1 种球选择

选择色白、平头、鳞片抱合紧密，无病虫为害，无损伤，大小适中、单头重 35g 以上者为宜。每 667 m² 用种量为 280～350 kg。宜选择异地留种。

5.2 种球消毒

种球在播种前，需用消毒剂进行消毒，阴干待种。

消毒方法：多菌灵、甲基硫菌灵等杀菌剂 800～1 200 倍液浸种 15～30 min。

5.3 种植时期

9～10 月为宜。

5.4 种植密度

行距 30～35 cm，株距 15～20 cm 为宜。

5.5 种植深度

10～15 cm 为宜。

5.6 种植方法

按行距开沟，按株距摆放鳞茎，鳞茎顶朝上，盖土约 8 cm。

6 田间管理

6.1 日常管理

出苗前，若干旱过久，应洒水保持土壤湿润，松土保墒除杂草；出苗后，及时排水防渍水。防人畜踩踏。

6.2 中耕除草

苗高 20 cm 前中耕 2～3 次，结合中耕进行培土，及时清除杂草。

6.3 肥水管理

结合松土除草及时补肥。追肥 3 次。苗期，每 667 m² 施复合肥（N：P_2O_5：K_2SO_4=15：15：15）25～30 kg 和尿素 15 kg；旺长期，每 667 m² 施复合肥（N：P_2O_5：K_2SO_4=

15：15：15）15～20 kg；现蕾期，每 667 m² 施复合肥（N：P_2O_5：K_2SO_4 ＝ 15：15：15）8～10 kg，或叶面肥 KH_2PO_4 和尿素各 5 kg。

6.4 打顶摘蕾除珠芽

现蕾后，选晴天露水干后视长势及时打顶摘蕾，长势旺的重打，长势差的迟打并只摘除花蕾。抹除珠芽。

7 病虫害防治

7.1 主要病虫害

卷丹百合的主要病害有疫病、枯萎病、灰霉病、立枯病、病毒病等。主要害虫有蛴螬、蚜虫、地老虎、螨类等。

7.2 防治措施

农业防治：卷丹百合病害以预防为主，观察大田生长情况，及时准确进行预测预报；实行严格轮作制度，避免连作，推广水旱轮作。

化学防治：卷丹百合病害防治以高效低毒无残留的生物农药为主。所用药剂见附录A。卷丹百合害虫防治主要以化学防治为主，所用药剂见附录B。采收前 30 d 停止施药。

8 采收

采收时期以 8 月上旬至 9 月下旬为宜，当植株地上部分枯萎，鳞茎已充分成熟时选晴天分批采收，分级保管。

9 产地初加工

挖出鳞茎，洗净，剥下鳞片，放入沸水中烫 4～6 min，然后捞出放到清水中，洗去黏液，立即晒干或烘干。

10 贮存

卷丹百合干用食品级的内包装材料密封，防虫、防潮。

11 生产档案

11.1 资料记录

卷丹百合种植生产全过程应详细记录。具体资料记载目录参见附录C。

11.2 档案管理

所有基础资料及产区生产管理记录均应建立档案，并专管。具备条件的应建立计算机档案。

附　录　A
（资料性附录）
卷丹百合主要病害防治药剂名录

表 A.1　卷丹百合主要病害防治药剂名录

防治对象	推荐药剂	施用方法
疫病	70％代森锰锌可湿性粉剂、72％霜脲·锰锌可湿性粉剂、75％百菌清可湿性粉剂、58％甲霜灵·锰锌可湿性粉剂、80％护生可湿性粉剂、40％菌核净可湿性粉剂、72％霜霉威盐酸盐水剂	喷雾、灌根、喷洒
灰霉病	50％百菌清可湿性粉剂、50％异菌脲可湿性粉剂、72％腐霉利可湿性粉剂、波尔多液、40％王铜·菌核净可湿性粉剂	喷雾、灌根、喷洒
枯萎病	50％多菌灵可湿性粉剂、50％福美双可湿性粉剂、70％噁霉灵可湿性粉剂、12.5％烯唑醇可湿性粉剂、25％抗枯宁水剂	喷雾、灌根、喷洒
立枯病	50％嘧菌环胺可湿性粉剂、80％代森锰锌可湿性粉剂、70％噁霉灵可湿性粉剂、50％福美双可湿性粉剂、70％甲基硫菌灵可湿性粉剂	喷雾、灌根、喷洒
病毒病	30％毒氟磷可湿性粉剂、20％盐酸吗啉胍可湿性粉剂、8％宁南霉素水剂、20％吗胍·硫酸铜水剂	喷雾、灌根、喷洒

附 录 B

（资料性附录）

卷丹百合主要虫害防治药剂名录

表 B.1 卷丹百合主要虫害防治药剂名录

防治对象	推荐药剂	施用方法
蛴螬	茶枯饱和液、48％毒死蜱乳油、40％辛硫磷乳油、70％噻虫嗪水分散粒剂、30％毒死蜱微囊悬浮剂	撒施、喷雾
蚜虫	50％氟啶虫胺腈水分散粒剂、25％鱼藤酮乳油、1.8％阿维菌素乳油、10％吡虫啉可湿性粉剂、48％毒死蜱乳油、50％抗蚜威可湿性粉剂	喷雾
地老虎	90％晶体敌百虫30倍液拌炒过的麦麸或豆饼制成毒饵、40％辛硫磷乳油、4.5％高效氯氰菊酯乳油	撒施、灌根、喷雾
螨类	40％辛硫磷乳油、15％哒螨灵乳油、20％甲氰菊乳油、石硫合剂、20％螨死净胶悬剂	撒施、灌根
红蜘蛛	25％三唑锡可湿性粉剂、20％哒螨灵可湿性粉剂、5％阿维菌素乳油、73％炔螨特乳油、20％甲氰菊酯乳油、24％螺螨酯悬浮剂	喷雾

附　录　C
（规范性附录）
卷丹百合种植日常记录表

表 C.1　卷丹百合种植日常记录表

种植地点：			
海拔：	纬度：	经度：	面积：
土壤类型：		整地方式：	
种植时间：		种植密度：	
基肥：		追肥：	
病虫害防治：			
采收时间：		药材重量：	
记录人：		日期：	

ICS 11.120.99
B 38

湖南省中药材产业协会团体标准

T/XZYC 0003—2019

卷丹百合采收和初加工技术规范

Technical specification for harvesting and processing of
Lilium lancifolium bulbus

2019-04-10 发布 2019-04-10 实施

湖南省中药材产业协会 发布

前　言

本标准按照 GB/T 1.1—2009 给出的规则起草。

本标准由药圣堂（湖南）制药有限公司提出。

本标准由湖南省中药材产业协会归口。

本标准负责起草单位：药圣堂（湖南）制药有限公司、湖南药圣堂中药科技有限公司、湖南中医药大学、湖南农业大学、龙山县和顺百合农民专业合作联合社。

本标准主要起草人：钟振平、陈乃宏、曾建国、刘佩玲、彭启洪、周小江、李玲、徐义明。

卷丹百合采收和初加工技术规范

1 范围

本标准规定了卷丹百合的采收时间及方法、初加工方法、包装、标志、运输、贮藏、生产档案等的技术要求。

本标准适用于湖南省内卷丹百合的采收和初加工。

2 规范性引用文件

下列文件对于本文件的应用是必不可少的。凡是注日期的引用文件，仅注日期的版本适用于本文件。凡是不注日期的引用文件，其最新版本（包括所有的修改单）适用于本文件。

GB 5749　生活饮用水卫生标准

GB/T 191　包装储运图示标志

GB/T 6388　运输包装收发货标志

SB/T 11082　中药材包装技术规范

SB/T 11094　中药材仓储管理规范

SB/T 11095　中药材仓库技术规范

SB/T 11183　中药材产地加工技术规范

JJF 1070　定量包装商品净含量计量检验规则

《中药材生产质量管理规范》（试行）（2002 年版）

《中华人民共和国药典》（2015 年版）

3 技术要求

3.1 采收

3.1.1 采收时间

种植后次年 8 月初至 9 月下旬，百合茎叶变黄，地下鳞茎已完全成熟时，选择无雨天采收。

3.1.2 采收方法

挖取鳞茎，除泥土及须根，轻拿轻放，避免机械和人为损伤。

3.1.3 临时存放

置阴凉通风处待加工，避光贮存。

3.2 产地初加工

3.2.1 基本要求

百合的产地初加工应符合《中药材生产质量管理规范》（试行）（2002 年版）及 SB/T 11183 的相关规定。

3.2.2 工艺流程

采收→剥片→洗片→烫片→干燥→包装。

3.2.3 剥片

多用手剥，也可用刀切除鳞茎基部，剥取鳞片。

3.2.4 洗片

用清水洗净鳞片，去除杂质。水质符合 GB 5749 的规定。

3.2.5 烫片

3.2.5.1 热水烫片

将鳞片投入沸水中，水面应没过鳞片。及时翻动，待鳞片边缘柔软，背面有极小裂纹，口尝不生脆时，迅速捞出，及时冷却、沥水晾干。烫片 2～3 次换一次新水。水质符合 GB 5749 规定。

3.2.5.2 蒸汽烫片

将鳞片放入蒸药设备中，鳞片蒸熟透（以受热均匀、初熟不烂为度），迅速取出，及时冷却、沥水晾干。水质符合 GB 5749 的规定。

3.2.6 干燥

将晾干表面水分的鳞茎，在（70±5）℃温度下干燥至水分≤13％。烘干后，将百合干片放于室内回软，使干片内外含水量均匀。

3.3 包装

3.3.1 每件产品的净含量应一致，其误差应符合 JJF 1070 的规定。

3.3.2 包装材料应干燥、清洁。符合 SB/T 11082 的规定。

3.3.3 包装要牢固、防潮、整洁，便于装卸、仓储和运输。

3.4 标志

3.4.1 每件产品包装上，应注明品名、规格、产地、批号、包装日期、生产单位等，并附有质量合格的标志。

3.4.2 标志应醒目、清晰、整齐，符合 GB/T 191 的规定。标志的内容应符合 GB/T 6388 的规定。

3.5 运输

3.5.1 所使用的运输工具应保持清洁卫生、干燥、无异味，不应与有毒、有异味、有污染的物品混装混运。

3.5.2 运输时应防潮、防雨、防暴晒、防风沙。装卸货时应小心轻放，避免损坏外包装。

3.6 贮存

产品应贮存于通风、干燥处，符合 SB/T 11094 及 SB/T 11095 的规定。

3.7 保质期

在本标准规定的包装、运输、贮存条件下，自生产之日起 18 个月。

3.8 生产档案

3.8.1 资料记录

百合药材生产全过程应详细记录，具体资料记载目录参见附录。

3.8.2 档案管理

所有基础资料及生产管理记录均应建立档案，并专管，具备条件的应建立计算机档案。

附　录
（资料性附录）
百合生产记录表

百合生产记录表

采收记录		
采收日期：	采收部位：	
采收方法：		
收获量：	产量：	
外观特征：		
记录人：	技术负责人：	
产地加工记录		
加工日期：	加工地点：	
加工方法：		
干重：	产量：	折干率：
药材外观特征：		
质量检测结果：		
记录人：	技术负责人：	
包装记录		
包装材料：		
包装方法：		
包装时间：	包装人：	
数量：	批号：	
附记：		
记录人：	技术负责人：	
贮藏记录		
库房地点：	入库时间：	
入库量：	入库人：	
贮藏方法：		
附记：		
记录人：	库管员：	
销售记录		
销售去向：		
附记：		
负责人：	记录人：	

ICS 11.120.99

B 38

湖南省中药材产业协会团体标准

T/XZYC 0004—2019

卷丹百合饮片生产技术规范

Technical specification for production of medicinal slices of *Lilium lancifolium*

2019-04-10 发布 2019-04-10 实施

湖南省中药材产业协会 发布

前　言

本标准按照 GB/T 1.1—2009 给出的规则起草。

本标准由药圣堂（湖南）制药有限公司提出。

本标准由湖南省中药材产业协会归口。

本标准负责起草单位：药圣堂（湖南）制药有限公司、湖南药圣堂中药科技有限公司、湖南中医药大学。

本标准主要起草人：钟振平、陈乃宏、刘佩玲、李玲、周小江。

卷丹百合饮片生产技术规范

1 范围

本标准规定了卷丹百合饮片的术语和定义、加工、包装、标志、运输、贮藏、生产档案等的技术要求。

本标准适用于卷丹百合饮片的生产加工。

2 规范性引用文件

下列文件对于本文件的应用是必不可少的。凡是注日期的引用文件，仅注日期的版本适用于本文件。凡是不注日期的引用文件，其最新版本（包括所有的修改单）适用于本文件。

GB 5749 生活饮用水卫生标准

GB 28670 制药机械（设备）实施药品生产质量管理规范的通则

GB/T 191 包装储运图示标志

GB/T 6388 运输包装收发货标志

JJF 1070 定量包装商品净含量计量检验规则

《中华人民共和国药典》（2015 年版）

《湖南省中药饮片炮制规范》（2010 年版）

《药品生产质量管理规范（2010 年修订）》

《药品生产质量管理规范（2016 年修订）》 附录——中药饮片

3 术语和定义

下列术语和定义适用本标准。

3.1

卷丹百合

秋季采挖栽培的百合科植物卷丹 *Lilium lancifolium* Thunb. 鳞茎，洗净，剥取鳞叶，置沸水中略烫，干燥而成的加工品。

3.2

卷丹百合饮片

取卷丹百合药材，除去杂质，干燥或不干燥，筛去灰屑。

3.3

蜂蜜

为蜂蜜科昆虫中华蜜蜂 *Apis cerana* Fabricius 或意大利蜂 *Apis mellifera* Linnaeus 所酿的蜜。

3.4

炼蜜

由蜂蜜加热炼制而成。

3.5

蜜炙

先将炼蜜加适量沸水稀释后,加入待炮制品中拌匀,闷透,置炒制容器内,用文火炒至规定程度时,取出。

3.6

蜜百合饮片

即蜜制后的百合饮片。

4 加工技术要求

4.1 加工条件

加工过程中的设备、用具、人员的要求应符合《药品生产质量管理规范(2016年修订)》附录——中药饮片及GB 28670的规定。

4.2 原辅料要求

4.2.1 蜂蜜、百合药材需符合《中华人民共和国药典》2015年版第一增补本的规定。

4.2.2 生产用水需符合GB 5749规定。

4.3 工艺流程

4.3.1 百合加工工艺流程:净制→干燥或不干燥→筛选→包装→检验。

4.3.2 蜜百合加工工艺流程:净百合→炼蜜→蜜炙→筛选→包装→检验。

4.4 百合

4.4.1 净制

除去沙石、泥块等杂质及黑色、变质瓣片。

4.4.2 干燥或不干燥

将水分超标的百合,置适宜的烘干设备中,在(70±5)℃的温度条件下,干燥至水分≤13.0%。

4.4.3 筛选

将净选或干燥后的百合,用10目筛网筛去碎屑、焦屑及灰屑。

4.5 蜜百合

4.5.1 炼蜜

取适量蜂蜜,加入蒸汽夹层锅内,加热至沸腾(冒连续大泡),停止加热,余热保持沸腾,并除去泡沫及上浮蜡质,至手持式糖度计测量其Brix值为82%左右时,取出,得炼蜜成品(中蜜)。

4.5.2 蜜炙

将炼蜜加入适量开水稀释后(开水与炼蜜比重约为0.5:1),加入净百合中拌匀,每100 kg净百合用炼蜜5～7.5 kg,闷透约2 h。置炒制容器内,用文火炒至蜜百合饮片不粘手,取出,放凉。

4.5.3 筛选

用 10 目筛网筛去碎屑、焦屑及灰屑。

5 包装、标志、运输、贮藏

5.1 包装

5.1.1 每件的净含量应一致，其误差应符合 JJF 1070 的规定。

5.1.2 包装材料应干燥、清洁。符合相关的卫生要求。

5.1.3 包装要牢固、防潮、整洁，便于装卸、仓储和运输。

5.2 标志

5.2.1 包装应印有或贴有标签，注明品名、规格、产地、生产企业、产品批号、生产日期、执行标准等，并附有质量合格的标志。

5.2.2 标志应醒目、清晰、整齐，符合 GB/T 191 的规定。标志的内容应符合 GB/T 6388 的规定。

5.3 运输

5.3.1 所使用的运输工具应保持清洁卫生、干燥、无异味，不应与有毒、有异味、有污染的物品混装混运。

5.3.2 运输时应防潮、防雨、防暴晒、防风沙。装卸货时应小心轻放，避免损坏外包装。

5.4 贮藏

5.4.1 产品应贮存于清洁、通风干燥、阴凉处。产品应堆放整齐，离地、离墙存放。

5.4.2 贮藏产品的仓库必须干净、无虫害，并具有防鼠、虫、禽畜的措施。贮存期间各种养护操作应当建立养护记录，养护方法应安全有效，避免造成污染和交叉污染。

6 生产档案

6.1 生产记录

百合饮片生产过程应详细记录，具体资料记载目录参见附录。

6.2 档案管理

所有基础资料及生产管理记录均应建立档案，并专管，具备条件的应建立计算机档案。

附　录
（资料性附录）
饮片生产记录表

表1　百合饮片生产记录表

净制记录											
产品名称：百合						产品批号：					
物料批号：						净制投料量：					
净制起止时间：	月	日	时	分	至	月	日	时	分		
净制收得量：						杂质重量：					
操作人：						复核人：					
干燥记录											
产品名称：百合						产品批号：					
物料批号：						物料数量：					
干燥设备：											
干燥温度：											
干燥起止时间：	月	日	时	分	至	月	日	时	分		
操作人：						复核人：					
筛选记录											
产品名称：百合						产品批号：					
物料批号：						物料数量：					
筛网直径：											
筛选起止时间：	月	日	时	分	至	月	日	时	分		
筛选收得量：											
操作人：						复核人：					

表2　蜜百合饮片生产记录表

炼蜜记录											
产品名称：						产品批号：					
蜂蜜批号：						蜂蜜用量：					
炼蜜设备：											
炼蜜起止时间：	月	日	时	分	至	月	日	时	分		
炼蜜收得量：						杂质重量：					
操作人：						复核人：					
蜜炙记录											
产品名称：蜜百合						产品批号：					
蜂蜜批号：						蜂蜜用量：					

表 2（续）

蜜炙设备：						
蜜炙起止时间：	月	日	时	分 至	月 日	时 分
蜜炙收得量：						
操作人：					复核人：	

筛选记录	
产品名称：蜜百合	产品批号：
物料批号：	物料数量：
筛网直径： 筛选起止时间：　月　日　时　分 至 　月 　日　时　分 筛选收得量：	
操作人：	复核人：

表 3　饮片生产记录表（共用）

表 3 适用于百合及蜜百合的包装、贮藏、养护、销售的记录。

包装记录	
产品名称：	产品批号：
物料批号：	物料数量：
包装材料：	
包装形式：	
包装起止时间：　月　日　时　分 至 　月 　日　时　分	
操作人：	复核人：
贮藏记录	
产品名称：	产品批号：
库房地点：	入库时间：
入库量：	入库人：
贮藏方法：	
记录人：	库管员：
养护记录	
产品名称：	产品批号：
生产日期：	有效期：
质量状况： 养护时间： 养护方法： 养护结论：	
养护员：	复核人：
销售记录	
产品名称：	产品批号：
出库时间：	出库数量：
销售去向：	
附记：	
负责人：	记录人：

ICS 11.120.99
B 38

湖南省中药材产业协会团体标准

T/XZYC 0005—2019

卷丹百合质量等级标准

Standard for grade quality of *Lilium lancifolium* bulbus

2019-04-10 发布

2019-04-10 实施

湖南省中药材产业协会 发布

前　言

本标准按照 GB/T 1.1—2009 给出的规则起草。

本标准由湖南中医药大学、药圣堂（湖南）制药有限公司提出。

本标准由湖南省中药材产业协会归口。

本标准负责起草单位：药圣堂（湖南）制药有限公司、湖南中医药大学、湖南药圣堂中药科技有限公司、龙山县和顺百合农民专业合作联合社。

本标准主要起草人：刘湘丹、钟振平、陈乃宏、李玲、裴刚、刘文龙、周小江、刘佩玲、徐义明。

卷丹百合质量等级标准

1 范围

本标准规定了卷丹百合中药材、中药饮片质量等级标准。

本标准适用于卷丹百合中药材、中药饮片质量等级标准要求。

2 规范性引用文件

下列文件对于本文件的应用是必不可少的。凡是注日期的引用文件，仅注日期的版本适用于本文件。凡是不注日期的引用文件，其最新版本（包括所有的修改单）适用于本文件。

DB 43/T 753　龙山百合

《中华人民共和国药典》（2015 年版）

3 术语和定义

下列术语和定义适用本标准。

3.1

卷丹百合药材

秋季采挖百合科植物卷丹 *Lilium lancifolium* Thunb. 的鳞茎，洗净，剥取肉质鳞叶，置沸水中略烫，干燥而成的加工品。

3.2

卷丹百合饮片

取百合药材，除去杂质，干燥，除去灰屑。

3.3

肉质鳞叶

卷丹百合地下部分的肉质变态叶。

3.4

等级

在一个规格下，用于区分中药饮片品质的交易品种的依据，一个交易品种成为一个等级。

注：一般是药材属性的连续性指标，通常等级越高，表示质量越好。

3.5

鳞叶长度

百合药材鳞叶单片的长度。

3.6

薄层鉴别

薄层板上进行色谱分离和分析卷丹百合组分的色谱分析方法。

3.7

特征图谱

利用 HPLC 建立卷丹百合组分共有峰的图谱。

3.8

水分

用烘干法测定百合药材内部水分。

3.9

灰分

灰分指经高温灼烧后残留下来的无机物。

3.10

二氧化硫残留量

二氧化硫残留量测定法（《中华人民共和国药典》2015 年版四部 通则 2331）测定二氧化硫残留量。

3.11

浸出物

冷浸法下百合的水溶性浸出物。

3.12

百合多糖

百合总多糖。

3.13

王百合苷 A（Regaloside A）

酚酸甘油酯的一种，化学式：$C_{18}H_{24}O_{10}$，CAS：114420-66-5。

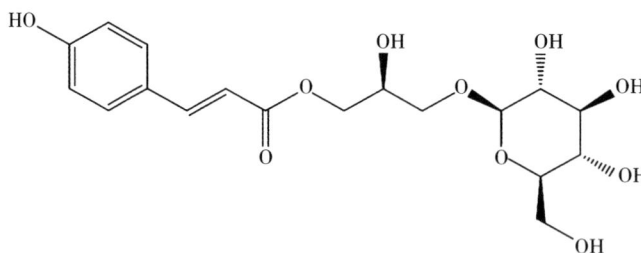

王百合苷化学结构式

4 技术要求

4.1 来源

本品为百合科植物卷丹 *Lilium lancifolium* Thunb. 的干燥肉质鳞叶。秋季采挖，洗净，剥取鳞叶，置沸水中略烫，干燥。

4.2 性状

本品呈长椭圆形，长 2～5 cm，宽 1～2 cm，中部厚 1.3～4 mm。表面黄白色至淡棕黄色，有的微带紫色，有数条纵直平行的白色维管束。顶端稍尖，基部较宽，边缘薄，微波状，略向内弯曲。质硬而脆，断面较平坦，角质样。气微，味微苦。

4.3 鉴别

4.3.1 薄层鉴别

取本品粉末 1.0 g，加甲醇 10 mL，超声处理 20 分钟，滤过，滤液浓缩至 1 mL，作为供试品溶液。另取百合对照药材 1g，同法制成对照药材溶液。照薄层色谱法（中国药典 2015 年版四部　通则 0502）试验，吸取上述两种溶液各 10 μL，分别点于同一硅胶 G 薄层板上，以石油醚-乙酸乙酯-甲酸（15∶5∶1）的上层溶液为展开剂，展开，取出，晾干，喷以 10％磷钼酸乙醇溶液，加热至斑点显色清晰。供试品色谱中，在与对照药材色谱相应的位置上，显相同颜色的斑点。

4.3.2 特征图谱

色谱条件与系统适用性试验：以十八烷基硅烷键合硅胶为填充剂；以乙腈为流动相 A，以 0.1％磷酸溶液为流动相 B，按下表中的规定进行梯度洗脱；检测波长为 310 nm；柱温为 30℃。理论塔板数按王百合苷 A（Regaloside A）峰计算均应不低于 3 000。

特征图谱梯度洗脱表

时间/min	流动相 A/％	流动相 B/％
0～25	15	85
25～30	15→18	85→82
30～32	18→15	82→85
32～60	15	85

参照物溶液的制备：取王百合苷 A（Regaloside A）对照品，精密称定，加 75％甲醇制成每 1 mL 含王百合苷 A（Regaloside A）0.1 mg 的溶液，即得。

供试品溶液的制备：取本品粉末（过三号）约 3.0g，精密称定，置具塞锥形瓶中，精密加入 75％甲醇 60 mL，密塞，称定重量，静置 2 h 后，超声处理（功率 500W，频率 40 kHz）30 min，放冷，再称定重量，用 75％甲醇补足减失的重量，摇匀，滤过，取续滤液，即得。

测定法：分别精密吸取参照物溶液与供试品溶液各 10 μL，注入液相色谱仪，测定，即得。

以王百合苷 A（Regaloside A）（峰 6）为参照峰，计算各特征峰的相对保留时间，其相对保留时间应在规定值的±5％之内，规定值为 0.35（峰 2）、0.61（峰 4）、0.73（峰 5）、1.73（峰 8）、1.98（峰 9）、3.54（峰 11）。

4.4 检查

4.4.1 水分

不得超过 13.0％（《中华人民共和国药典》2015 年版四部　通则 0832 第二法）。

4.4.2 总灰分

不得超过 5.0％（《中华人民共和国药典》2015 年版四部　通则 2302）。

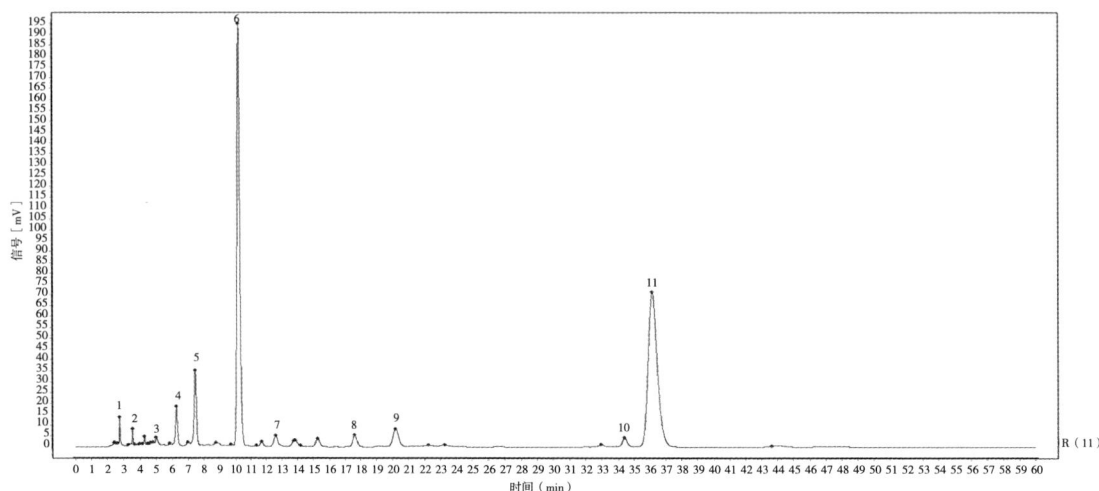

卷丹百合对照特征图谱

注：峰6为王百合苷A（Regaloside A）

4.4.3 二氧化硫残留量

参照二氧化硫残留量测定法（《中华人民共和国药典》2015年版四部 通则2331）测定，不得过150 mg/kg。

4.5 浸出物

参照水溶性浸出物测定法（《中华人民共和国药典》2015年版四部 通则2201）项下的冷浸法测定，不得少于18.0％。

4.6 含量测定

4.6.1 百合多糖

参照紫外-可见分光光度法（《中华人民共和国药典》2015年版四部 通则0401）测定。

对照品溶液的制备：精密称取经105℃干燥至恒重的无水葡萄糖对照品50 mg，置于50 mL量瓶中，加水溶解并稀释至刻度，摇匀，即得（每1 mL中含无水葡萄糖1mg）。

标准曲线的制备：精密量取对照品溶液2.0 mL、2.5 mL、3.0 mL、3.5 mL、4.0 mL、4.5 mL，分别置于50 mL量瓶中，加水至刻度，摇匀，精密量取上述各溶液1 mL。分别置于棕色具塞试管中，分别加0.2％蒽酮-硫酸溶液4.0 mL，混匀，迅速置冰水浴中冷却后，置沸水浴中加热10 min，取出，置冰水浴中放置5 min，室温放置10 min，以相应试剂为空白，参照紫外—可见分光光度法（《中华人民共和国药典》2015年版四部 通则0401），在580 nm的波长处测定吸光度，以吸光度为纵坐标，浓度为横坐标，绘制标准曲线。

测定法：取本品粉末(过四号筛)约1 g，精密称定，置圆底烧瓶中，精密加水100 mL，称定重量，加热回流2 h，放冷，再称定重量，用水补足减失的重量，摇匀，离心，精密量取上清液1.5 mL，加乙醇7.5 mL，摇匀，离心，取沉淀加水溶解，置50 mL量瓶中，并稀释至刻度，摇匀，精密量取1 mL，照标准曲线项下的方法，自加0.2％蒽酮-硫酸溶液4.0 mL起，依法测定吸光度，从标准曲线上读出供试品溶液中含无水葡萄糖的重量（mg），计算，即得。

本品按干燥品计算，含百合多糖以无水葡萄糖（$C_6H_{12}O_6$）计不得低于21％。

4.6.2 王百合苷 A（Regaloside A）

参照高效液相色谱法（《中华人民共和国药典》2015 年版四部　通则 0512）测定。

色谱条件与系统适用性试验：以十八烷基硅烷键合硅胶为填充剂；以乙腈-0.1％磷酸溶液（15∶85）为流动相，检测波长为 310 nm，柱温为 30℃。理论塔板数按 Regaloside A 峰计算应不低于 3 000。

对照品溶液的制备：取王百合苷 A（Regaloside A）对照品适量，精密称定，加 75％甲醇制成每 1 mL 含 Regaloside A 0.1 mg 的溶液，即得。

供试品溶液的制备：取本品粉末（过三号）约 3.0 g，精密称定，置具塞锥形瓶中，精密加入 75％甲醇 60 mL，密塞，称定重量，静置 2 小时后，超声处理（功率 500W，频率 40kHz）30 min，放冷，再称定重量，用 75％甲醇补足减失的重量，摇匀，滤过，取续滤液，即得。

测定法：分别精密吸取对照品溶液与供试品溶液各 10 μL，注入液相色谱仪，测定，即得。

本品按干燥品计算，卷丹百合含王百合苷 A（Regaloside A）含量应不得少于 0.11％。

附　录

（规范性附录）

卷丹百合质量等级划分表

卷丹百合质量等级划分表

项目指标	质量等级	一级	二级	三级
性状	鳞片平均长度/mm	≥35	≥30	≥25
	整齐度/%	≥95	≥85	≥80
	色泽	表面黄白色至淡棕黄色，有的微带紫色，有数条纵直平行的白色维管束		
	形状	顶端稍尖，基部较宽，边缘薄，微波状，略向内弯曲		
	质地	质硬而脆，断面较平坦，角质样		
	气味	气微，味微苦		
鉴别	薄层鉴别	符合要求		
	特征图谱	符合要求		
检查	水分	不得超过13.0%		
	总灰分	不得超过5.0%		
	二氧化硫	不得超过150 mg/kg		
	浸出物	不得少于18.0%		
含量测定	百合多糖	不得少于21.0%		
	王百合苷 A（Regaloside A）	不得少于0.11%		

ICS 11.120.99
B 38

湖南省中药材产业协会团体标准

T/XZYC 0006—2019

玄参种芽繁育技术规范

Technical specification for high−quality radical bud breeding of
Scrophularia ningpoensis

2019-04-10 发布　　　　　　　　2019-04-10 实施

湖南省中药材产业协会 发布

前　言

本标准按照 GB/T 1.1—2009 给出的规则起草。

本标准由药圣堂（湖南）制药有限公司提出。

本标准由湖南省中药材产业协会归口。

本标准负责起草单位：药圣堂（湖南）制药有限公司、湖南药圣堂中药科技有限公司、湖南中医药大学。

本标准主要起草人：周小江、钟振平、李玲、陈乃宏、李漓、许光明、刘佩玲。

玄参种芽繁育技术规范

1 范围

本标准规定了玄参种芽的术语和定义、繁育环境、选地、整地、种芽繁育、种植时间、基肥施用、种植方法、田间管理、病虫害防治、采收留种、标识、包装、运输等的技术要求。

本标准适用于湖南省玄参种芽的繁育。

2 规范性引用文件

下列文件中对于本文件的应用是必不可少的。凡是注日期的引用文件，仅注日期的版本适用于本文件。凡是不注日期的引用文件，其最新版本（包括所有修改单）适用于本文件。

GB 3095　环境空气质量标准

GB 4285　农药安全使用标准

GB 5084　农田灌溉水质标准

GB 15618　土壤环境质量标准

GB/T 191　包装储运图示标志

GB/T 8321　农药合理使用准则

NY/T 496　肥料合理使用准则

《中药材生产质量管理规范》（试行）（2002 年版）

《中华人民共和国药典》（2015 年版）

3 术语和定义

下列术语和定义适用本标准。

3.1

玄参种芽

玄参科植物玄参 *Scropularia ningpoensis* Hemsl. 的地下根芽，做繁育或栽培用。

3.2

玄参种芽芽鳞

覆于玄参根芽外侧的革质鳞叶。

3.3

玄参种芽芽头

玄参根芽的头部。

4 技术要求

4.1 繁育环境

4.1.1 海拔

适宜繁育于海拔 400～800 m 的山地，大气质量符合 GB 3095 的规定。

4.1.2 温度

昼温 10～35 ℃，夜温 2～25 ℃为宜。

4.2 选地

选择背风向阳区，且土层深厚、排水良好、疏松肥沃的土壤，符合 GB 15168 规定标准的要求，水源充足，排灌方便，水质符合 GB 5084 的规定。

4.3 整地

深耕土地，深度 30～40 cm，整平耙细。作龟背形畦，畦宽 120～130 cm，沟宽 25～35 cm，沟深 25～35 cm。

4.4 种芽繁育

4.4.1 种芽等级

玄参种芽等级质量标准应符合下表的规定。

玄参种芽质量等级指标

级别	长度	颜色	直径	芽鳞	芽头
一级	≥4.0cm	整体黄褐色，芽头部为白色	≥2.5cm	不开裂	不分叉
二级	≥2.0cm	整体黄褐色，芽头部为白色	≥1.5cm，<2.5cm	不开裂	不分叉
三级	≥1.2cm	整体棕褐色，芽头部为白色或淡紫色	≥1.0 cm	可开裂	可分叉

4.4.2 种芽消毒

将选好的种芽浸入盛有 50％多菌灵可湿性粉剂 500 倍液的塑料桶或木桶中，药液应浸没种芽，浸泡 30～40 min，捞出晾干备用。

4.5 种植时间

12 月上旬至次年 1 月中旬，最佳期为 12 月中下旬。

4.6 基肥施用

开穴后一侧放入有机肥后另一侧放入种芽，每 667 m² 施有机肥 1 000～1 500 kg。

4.7 种植方法

按行距 40～50 cm，株距 40～50 cm 开穴，穴深 5～15 cm 为宜。每穴放种芽 1 个，覆土时使种芽芽头向上，齐头不齐尾，地面应高出芽头 5 cm 为宜。

4.8 田间管理

4.8.1 日常管理

应洒水保持土壤湿润，及时排水防渍，松土保墒除杂草，防人畜践踏。

4.8.2 中耕培土

苗高 30～40 cm 时，选晴天，在施入复合肥后，将畦沟土培于株旁，清除杂草。

4.8.3 追肥

追肥两次，苗高 30～40 cm 时，于株旁开沟或挖穴施入复合肥后，每 667 m² 施复合肥（N：P_2O_5：K_2O＝15：15：15）10～20 kg，或腐熟的家畜粪便 500 kg 或沼液

500 kg。现蕾时，于株旁开沟或挖穴施入复合肥（N：P_2O_5：K_2O＝15：15：15）后，每 667 m^2 施复合肥（N：P_2O_5：K_2O＝15：15：15）10～20 kg，或腐熟的家畜粪便 500 kg，或沼液 500 kg。

4.9 病虫害防治

4.9.1 主要病害

4.9.1.1 白绢病

染病后，茎基和根茎出现黄褐色至褐色软腐，叶片黄化萎蔫，顶尖凋萎，下垂而枯死。4 月下旬开始发病，6～8 月高温多雨季节为发病盛期。

4.9.1.2 叶枯病

发病初期，叶面散生紫红色略凹陷的小斑点，发生严重时叶上病斑汇聚成片，叶片呈黑色干枯卷缩，常悬垂于茎上。植株下部叶片先发病，逐渐向上蔓延，最后整株植株呈黑褐色枯死。4 月下旬开始发病，5～7 月较重，一直延至 10 月均可发病。

4.9.2 病害防治措施

4.9.2.1 白绢病

选用良种和加强田间管理，同时合理轮作，发病初期及时摘除病叶或拔除销毁病株。药剂防治采用 50％多菌灵可湿性粉剂 500 倍液或 70％甲基硫菌灵可湿性粉剂 500 倍液每隔 7～10 d 喷洒一次。

4.9.2.2 叶枯病

选用良种和加强田间管理，同时合理轮作，发病初期及时摘除病叶或拔除销毁病株。药剂防治采用 70％代森锰锌可湿性粉剂 700 倍液每 10 d 喷洒一次。

4.9.3 主要虫害

4.9.3.1 红蜘蛛

被害植株叶片黄化，最后干枯脱落，6 月开始危害，7～8 月高温干旱时危害严重。

4.9.3.2 金龟子（幼虫称蛴螬）

把细根咬断，咬地下茎成疤痕或孔洞，严重的造成植株死亡，4 月开始危害，7～9 月危害严重。

4.9.3.3 小地老虎

将玄参幼苗叶片吃成孔洞和缺刻，4～6 月危害严重。

4.9.4 虫害防治措施

4.9.4.1 红蜘蛛

保护和利用天敌，控制病虫的发生和危害，采用 10％大蒜油 300 倍液喷洒生物农药防治。

4.9.4.2 金龟子（幼虫称蛴螬）

保护和利用天敌，控制病虫的发生和危害，设置黑光灯诱杀成虫，减少蛴螬的发生数量；用石灰粉防治。

4.9.4.3 小地老虎

保护和利用天敌，控制病虫的发生和危害；可用石灰防治。

4.10 采收留种

4.10.1 采收时间

12 月，玄参地上茎叶开始枯萎时，选择无雨天进行采收。

4.10.2 采收方法

先割去茎秆，挖取玄参地下部分，去除根、根茎及泥沙，选择完整无损伤、无病虫害的种芽留作繁殖使用。

4.11 贮存

选择室外上有遮雨设施的干燥旱地，挖窖深 50 cm，铺不带病菌的细沙土厚约 10 cm，将已摊放 1 d 左右的种芽平铺于窖内，厚 30～35 cm，盖土至地面齐平，加盖稻草，应及时翻窖。

5 玄参种芽检验方法

颜色、芽鳞、芽头以目测为主；长度和直径用游标卡尺检验。

6 包装、标志、运输

6.1 包装

种芽可用篓筐、编织袋等通风、透风性好符合卫生条件的材料包装。

6.2 标志

包装储运图示标志按照 GB/T 191 规定执行。

种芽应附有标签，标明种芽名称、等级、数量、产地、生产单位、采收日期等。

6.3 运输

种芽运输时，装车时不能堆压过紧，装车后应及时起运，并有防晒、防雨、通风等措施。

7 生产档案

7.1 资料记录

玄参种芽繁育全过程应详细记录。包括繁育基地的种植面积、播种时间、肥料和农药种类、使用量以及繁育管理等完整的记录。参见附录。

7.2 档案管理

所有基础资料及生产管理记录均应建立档案并专管，保留时间不少于 3 年。

附　录

（资料性附录）

种芽繁育日常记录表

种芽繁育日常记录表

种植地点：			
海拔：	纬度：	经度：	面积：
土壤类型：		整地方式：	
种植时间：		种植密度：	
基肥：		追肥：	
病虫害防治：			
采收时间：		一级种芽率： 二级种芽率： 三级种芽率：	
记录人：			
日期：			

ICS 11.120.99
B 38

湖南省中药材产业协会团体标准

T/XZYC 0007—2019

玄参种植技术规范

Technical specification for cultivation of *Scrophularia ningpoensis*

2019-04-10 发布

2019-04-10 实施

湖南省中药材产业协会 发布

前　言

本标准按照 GB/T 1.1—2009 给出的规则起草。

本标准由药圣堂（湖南）制药有限公司提出。

本标准由湖南省中药材产业协会归口。

本标准负责起草单位：药圣堂（湖南）制药有限公司、湖南中医药大学。

本标准主要起草人：许光明、钟振平、李玲、李漓、袁志鹰、周小江、陈乃宏、刘佩玲。

玄参种植技术规范

1 范围

本标准规定了玄参种植技术的产地环境、选地、整地、种植、田间管理、病虫害防治、采收等的技术要求。

本标准适用于湖南省玄参的种植。

2 规范性引用文件

下列文件中对于本文件的应用是必不可少的。凡是注日期的引用文件，仅注日期的版本适用于本文件。凡是不注日期的引用文件，其最新版本（包括所有修改单）适用于本文件。

GB 3095　环境空气质量标准

GB 4285　农药安全使用标准

GB 5084　农田灌溉水质标准

GB 15618　土壤质量标准

GB/T 8321　农药合理使用准则

NY/T 496　肥料合理使用准则

《中药材生产质量管理规范》（试行）（2002 年版）

《中华人民共和国药典》（2015 年版）

3 产地环境

3.1 海拔

200～1 700 m，适宜生长于海拔 350～650 m 的山地。

3.2 温度

昼温 10～35 ℃，夜温 2～25 ℃为宜。

4 选地

选择向阳背风地，空气质量符合 GB 3095 规定；灌溉水充足，为清澈未污染水源，符合 GB 5084 规定；土壤肥沃适宜药材种植，符合 GB 15618 规定。

5 整地

深耕土地，深度 30～40 cm，整平耙细。作龟背形畦，畦宽 120～130 cm，沟宽 25～35 cm，沟深 25～35 cm。

6 种植

6.1 种芽选择

选择一级或二级种芽种植，等级参见 T/XZYC0006—2019《玄参种芽繁育技术规范》的规定。

6.2 种芽消毒

将选好的种芽浸入盛有 50％多菌灵可湿性粉剂 500 倍液的塑料桶或木桶中，药液应浸没种芽，浸泡 30～40 min，捞出晾干备用。

6.3 种植时期

11 月至翌年 2 月，最佳期为 12 月。

6.4 基肥施用

开穴后一侧放入有机肥后另一侧放入种芽，每 667 m² 施有机肥 1 000～1 500 kg。

6.5 种植方法

按行距 40～50 cm，株距 40～50 cm 开穴，穴深 5～15 cm 为宜。每穴放种芽 1 个，覆土时使种芽芽头向上，齐头不齐尾，地面应高出芽头 5 cm 为宜。

7 田间管理

7.1 日常管理

应洒水保持土壤湿润，及时排水防渍，松土保墒除杂草，防人畜践踏。现蕾后，需打蕾。

7.2 中耕培土

苗高 30～40 cm 时，选晴天，在施入复合肥后，将畦沟土培于株旁，清除杂草。

7.3 追肥

追肥两次，苗高 30～40 cm 时，于株旁开沟或挖穴施入复合肥后，每 667 m² 施复合肥（N：P_2O_5：K_2O ＝15：15：15）50～80 kg，或腐熟的家畜粪便 500 kg，或沼液 500 kg。现蕾时，于株旁开沟或挖穴施入复合肥（N：P_2O_5：K_2O ＝15：15：15）后，每 667 m² 施复合肥（N：P_2O_5：K_2O ＝15：15：15）50～80 kg，或腐熟的家畜粪便 500 kg，或沼液 500 kg。

8 病虫害防治

8.1 主要病害

8.1.1 白绢病

染病后，茎基和根茎出现黄褐色至褐色软腐，叶片黄化萎蔫，顶尖凋萎，下垂而枯死。4 月下旬开始发病，6～8 月高温多雨季节为发病盛期。

8.1.2 叶枯病

发病初期，叶面散生紫红色略凹陷的小斑点，发生严重时叶上病斑汇聚成片，叶片呈黑色干枯卷缩，常悬垂于茎上。植株下部叶片先发病，逐渐向上蔓延，最后整株植株呈黑褐色枯死。4 月下旬开始发病，5～7 月较重，一直延至 10 月均可发病。

8.2 病害防治措施

8.2.1 白绢病

选用良种和加强田间管理，同时合理轮作，发病初期及时摘除病叶或拔除销毁病株。

药剂防治采用50％多菌灵可湿性粉剂500倍液或70％甲基硫菌灵可湿性粉剂500倍液每隔7～10 d喷洒一次。

8.2.2 叶枯病

选用良种和加强田间管理，同时合理轮作，发病初期及时摘除病叶或拔除销毁病株。药剂防治采用70％代森锰锌可湿性粉剂700倍液每10 d喷洒一次。

8.3 主要虫害

8.3.1 红蜘蛛

被害植株叶片黄化，最后干枯脱落，6月开始危害，7～8月高温干旱时危害严重。

8.3.2 金龟子（幼虫称蛴螬）

把细根咬断，咬地下茎成疤痕或孔洞，严重的造成植株死亡，4月开始危害，7～9月危害严重。

8.3.3 小地老虎

将玄参幼苗叶片吃成孔洞和缺刻，4～6月危害严重。

8.4 虫害防治措施

8.4.1 红蜘蛛

保护和利用天敌，控制病虫的发生和危害，采用10％大蒜油300倍液喷洒生物农药防治。

8.4.2 金龟子（幼虫称蛴螬）

保护和利用天敌，控制病虫的发生和危害，设置黑光灯诱杀成虫，减少蛴螬的发生数量；用石灰粉防治。

8.4.3 小地老虎

保护和利用天敌，控制病虫的发生和危害；用石灰粉防治。

9 采收

9.1 采收时间

立冬后，玄参地上茎叶枯萎时，选择无雨天进行采挖。

9.2 采收方法

割去茎秆，挖起玄参根部，切取块根，将块根运回室内加工。

10 生产档案

10.1 资料记录

玄参种植时期每日应详细记录。包括日期、天气、温度以及具体内容等完整的记录。参见附录。

10.2 档案管理

所有基础资料及生产管理记录均应建立档案并专管，保留时间不少于3年。

附　录
（规范性附录）
种植日常记录表

种植日常记录表

种植地点：			
海拔：	纬度：	经度：	面积：
土壤类型：		整地方式：	
种植时间：		种植密度：	
基肥：		追肥：	
病虫害防治：			
采收时间：		药材重量：	
记录人：		日期：	

ICS 11.120.99

B 38

湖南省中药材产业协会团体标准

T/XZYC 0008—2019

玄参采收和初加工技术规范

Technical specification for harvesting and processing of
Scrophularia ningpoensis

2019-04-10 发布

2019-04-10 实施

湖南省中药材产业协会 发布

前　言

本标准按照 GB/T 1.1—2009 给出的规则起草。

本标准由药圣堂（湖南）制药有限公司提出。

本标准由湖南省中药材产业协会归口。

本标准负责起草单位：药圣堂（湖南）制药有限公司、湖南药圣堂中药科技有限公司、湖南中医药大学、湖南农业大学。

本标准主要起草人：钟振平、曾建国、刘佩玲、陈乃宏、李玲、周小江。

玄参采收和初加工技术规范

1 范围

本标准规定了玄参的术语和定义、采收时间及方法、初加工方法、分级、包装、标志、运输、贮藏、生产档案等的技术要求。

本标准适用于湖南省内玄参的采收和初加工。

2 规范性引用文件

下列文件对于本文件的应用是必不可少的。凡是注日期的引用文件，仅注日期的版本适用于本文件。凡是不注日期的引用文件，其最新版本（包括所有的修改单）适用于本文件。

GB/T 191 包装储运图示标志

GB/T 6388 运输包装收发货标志

SB/T 11082 中药材包装技术规范

SB/T 11183 中药材产地加工技术规范

SB/T 11094 中药材仓储管理规范

SB/T 11095 中药材仓库技术规范

JJF 1070 定量包装商品净含量计量检验规则

《中药材生产质量管理规范》（试行）（2002 年版）

《中华人民共和国药典》（2015 年版）

3 术语和定义

下列术语和定义适用本标准。

3.1

玄参药材

鲜玄参采收后，除去根茎、幼芽、须根及泥沙，晒或烘至半干，经发汗、干燥而成的加工品。

3.2

发汗

鲜玄参块根在干燥至一定程度后，堆置，使其内部水分外渗，变软、变色，增加香味或减少刺激性，有利于干燥。

3.3

芦头

玄参的茎基部。

3.4

空泡

加工不当造成空心的玄参。

4 技术要求

4.1 采收

4.1.1 采收时间

立冬后，玄参地上茎叶枯萎时，选择无雨天采挖。

4.1.2 采收方法

割去茎秆，挖取玄参根部，切取块根，除去泥沙。

4.2 产地初加工

4.2.1 基本要求

玄参的产地初加工应符合《中药材生产质量管理规范》及 SB/T 11183 的相关规定。

4.2.2 净选

除去根茎、幼芽、须根及泥沙。

4.2.3 晒干法

将玄参块根摊晒，经常翻动。夜晚置室内堆放，可盖上稻草或其他覆盖物。反复堆积、摊晒至半干时（水分含量50％～60％），堆积3～6 d发汗。再进行摊晒。经过反复发汗、摊晒，至块根内部肉质完全变黑，晒至水分含量≤16％，即成玄参药材。

4.2.4 烘干法

将玄参块根放入烘干设备内，每层堆积厚度不超过20 cm，温度控制在50℃以内，适时翻动，烘至半干时（水分含量50％～60％），取出堆积（3～6）d发汗，可盖上稻草或其他覆盖物。再在（50±5）℃温度下烘至水分含量25％～30％时，再次取出堆积发汗，至块根内部肉质完全变黑后，在（50±5）℃温度下烘至水分含量≤16％，即成玄参药材。

4.3 分级

根据国药联材字（84）第72号文《76种药材商品规格标准》的规定，玄参药材分为三个等级，具体分级指标参见附录A。

4.4 包装

4.4.1 每件产品的净含量应一致，其误差应符合 JJF 1070 的规定。

4.4.2 包装材料应干燥、清洁。符合 SB/T 11082 的规定。

4.4.3 包装要牢固、防潮、整洁，便于装卸、仓储和运输。

4.5 标志

4.5.1 每件产品包装上，应注明品名、规格、产地、批号、包装日期、生产单位等，并附有质量合格的标志。

4.5.2 标志应醒目、清晰、整齐，符合 GB/T 191 的规定。标志的内容应符合 GB/T 6388 的规定。

4.6 运输

4.6.1 所使用的运输工具应保持清洁卫生、干燥、无异味，不应与有毒、有异味、有污染的物品混装混运。

4.6.2 运输时应防潮、防雨、防暴晒、防风沙。装卸货时应小心轻放，避免损坏外包装。

4.7 贮存

4.7.1 玄参药材的贮存应符合 SB/T 11094 及 SB/T 11095 的规定。

4.7.2 玄参药材应贮藏在清洁、通风干燥、阴凉处。

4.7.3 贮藏玄参药材的仓库必须干净、无虫害，并具有防鼠、虫、禽畜的措施。不允许有虫蛀、霉变、腐烂等现象发生，并定期检查，发现变质，应当剔除。

4.8 生产档案

4.8.1 资料记录

玄参药材生产全过程应详细记录，具体资料记载目录参见附录 B。

4.8.2 档案管理

所有基础资料及生产管理记录均应建立档案，并专管，具备条件的应建立计算机档案。

附　录　A
（资料性附录）
玄参药材分级指标

表 A.1　玄参药材分级指标

等级	指标
一级	呈类纺锤形或长条形。表面灰褐色，有纵纹及抽沟。质坚韧。断面黑褐色或黄褐色。味甘微苦咸。每千克 36 支以内，支头均匀。无芦头、空泡、杂质、虫蛀、霉变。
二级	呈类纺锤形或长条形。表面灰褐色，有纵纹及抽沟。质坚韧。断面黑褐色或黄褐色。味甘微苦咸。每千克 72 支以内。无芦头、空泡、杂质、虫蛀、霉变。
三级	呈类纺锤形或长条形。表面灰褐色，有纵纹及抽沟。质坚韧。断面黑褐色或黄褐色。味甘微苦咸。每千克 72 支以上，个头最小在 5 g 以上。间有破块。无芦头、杂质、虫蛀、霉变。

附　录　B

（资料性附录）

玄参生产记录表

表 B.1　玄参生产记录表

采收记录	
采收日期：	采收部位：
采收方法：	
收获量：	产量：
外观特征：	
记录人：	技术负责人：
产地加工记录	
加工日期：	加工地点：
加工方法：	
干重：　　　　产量：　　　　折干率：	
药材外观特征：	
质量检测结果：	
记录人：	技术负责人：
包装记录	
包装材料：	
包装方法：	
包装时间：	包装人：
数量：	批号：
附记：	
记录人：	技术负责人：
贮藏记录	
库房地点：	入库时间：
入库量：	入库人：
贮藏方法：	
附记：	
记录人：	库管员：
销售记录	
销售去向：	
附记：	
负责人：	记录人：

ICS 11.120.99

B 38

湖南省中药材产业协会团体标准

T/XZYC 0009—2019

玄参饮片生产技术规范

Technical specification for production of medicinal Slices of
Scrophulariae Radix

2019-04-10 发布

2019-04-10 实施

湖南省中药材产业协会 发布

前　言

本标准按照 GB/T 1.1—2009 给出的规则起草。

本标准由药圣堂（湖南）制药有限公司提出。

本标准由湖南省中药材产业协会归口。

本标准负责起草单位：药圣堂（湖南）制药有限公司、湖南药圣堂中药科技有限公司、湖南中医药大学。

本标准主要起草人：钟振平、陈乃宏、刘佩玲、李玲、周小江。

玄参饮片生产技术规范

1 范围

本标准规定了玄参的术语和定义、加工、包装、标志、运输、贮藏、生产档案等的技术要求。

本标准适用于玄参饮片的生产加工。

2 规范性引用文件

下列文件对于本文件的应用是必不可少的。凡是注日期的引用文件，仅注日期的版本适用于本文件。凡是不注日期的引用文件，其最新版本（包括所有的修改单）适用于本文件。

GB 5749 生活饮用水卫生标准

GB 28670 制药机械（设备）实施药品生产质量管理规范的通则

GB/T 191 包装储运图示标志

GB/T 6388 运输包装收发货标志

JJF 1070 定量包装商品净含量计量检验规则

《中华人民共和国药典》（2015 年版）

《湖南省中药饮片炮制规范》（2010 年版）

《药品生产质量管理规范（2010 年修订）》

《药品生产质量管理规范（2016 年修订）》 附录——中药饮片

3 术语和定义

下列术语和定义适用本标准。

3.1

玄参药材

玄参采收后，除去根茎、幼芽、须根及泥沙，晒或烘至半干，经发汗、干燥而成的加工品。

3.2

玄参饮片

玄参药材经炮制后的加工品。

3.3

软化

药材的亲水物质遇水后吸收水分、增加柔软性、降低硬度，以便于切制。

3.4

浸润

将定量水加入药材中，使水分缓缓渗入内部，以达到"药透水尽"的目的。

4 加工技术要求

4.1 加工条件

加工过程中的设备、用具、人员的要求应符合《药品生产质量管理规范（2016年修订）》附录——中药饮片及 GB 28670 的规定。

4.2 原辅料要求

4.2.1 玄参药材需符合《中华人民共和国药典》的规定。

4.2.2 生产用水需符合 GB 5749 规定。

4.3 工艺流程

玄参原药材→分选→净制→清洗→软化→切片→干燥→筛选→包装→检测。

4.4 分选

根据国药联材字（84）第72号文《76种药材商品规格标准》的规定进行分选，具体分级参见附录 A。

4.5 净制

除去残留根茎和杂质。

4.6 清洗

洗去泥土等杂质。

4.7 软化

4.7.1 浸润法

加水浸润，至断面无干心、药材内外软硬适宜后，捞出，沥水晾干。

4.7.2 蒸制法

加水浸泡（30±5）min，取出沥水晾干。蒸至断面无干心、药材内外软硬适宜后，取出晾凉。

4.8 切片

切薄片 1～2 mm，或厚片 2～4 mm。

4.9 干燥

在（50±5）℃温度下干燥至水分≤16%。

4.10 筛选

筛去灰屑。

5 包装、标志、运输、贮藏

5.1 包装

5.1.1 每件的净含量应一致，其误差应符合 JJF 1070 的规定。

5.1.2 包装材料应干燥、清洁。符合相关的卫生要求。

5.1.3 包装要牢固、防潮、整洁，便于装卸、仓储和运输。

5.2 标志

5.2.1 包装应印有或贴有标签，注明品名、规格、产地、生产企业、产品批号、生产日期、执行标准等，并附有质量合格的标志。

5.2.2 标志应醒目、清晰、整齐，符合 GB/T 191 的规定。标志的内容应符合 GB/T 6388 的规定。

5.3 运输

5.3.1 所使用的运输工具应保持清洁卫生、干燥、无异味，不应与有毒、有异味、有污染的物品混装混运。

5.3.2 运输时应防潮、防雨、防暴晒、防风沙。装卸货时应小心轻放，避免损坏外包装。

5.4 贮藏

5.4.1 产品应贮藏于清洁、通风干燥、阴凉处。产品应堆放整齐，离地、离墙存放。

5.4.2 贮藏产品的仓库必须干净、无虫害，并具有防鼠、虫、禽畜的措施。贮藏期间各种养护操作应当建立养护记录，养护方法应安全有效，避免造成污染和交叉污染。

6 生产档案

6.1 生产记录

玄参饮片生产过程应详细记录，具体资料记载目录参见附录B。

6.2 档案管理

所有基础资料及生产管理记录均应建立档案，并专管，具备条件的应建立计算机档案。

附　录　A

（资料性附录）

玄参药材分级指标

表 A.1　玄参药材分级指标

等级	指标
一级品	呈类纺锤形或长条形。表面灰褐色，有纵纹及抽沟。质坚韧。断面黑褐色或黄褐色。味甘微苦咸。每千克36支以内，支头均匀。无芦头、空泡、杂质、虫蛀、霉变
二级品	呈类纺锤形或长条形。表面灰褐色，有纵纹及抽沟。质坚韧。断面黑褐色或黄褐色。味甘微苦咸。每千克72支以内。无芦头、空泡、杂质、虫蛀、霉变
三级品	呈类纺锤形或长条形。表面灰褐色，有纵纹及抽沟。质坚韧。断面黑褐色或黄褐色。味甘微苦咸。每千克72支以上，个头最小在5 g以上。间有破块。无芦头、杂质、虫蛀、霉变

附　录　B
（资料性附录）
玄参饮片生产记录表

表 B.1　玄参饮片生产记录表

净制记录	
产品名称：玄参	产品批号：
物料批号：	净制投料量：
净制起止时间：　月　　日　　时　　分　至　　月　　日　　时　　分	
净制收得量：	杂质重量：
操作人：	复核人：
清洗记录	
产品名称：玄参	产品批号：
物料批号：	物料数量：
清洗起止时间：　月　　日　　时　　分　至　　月　　日　　时　　分	
操作人：	复核人：
浸润记录	
产品名称：玄参	产品批号：
物料批号：	物料数量：
浸润起止时间：　月　　日　　时　　分　至　　月　　日　　时　　分	
操作人：	复核人：
蒸制记录	
产品名称：玄参	产品批号：
物料批号：	物料数量：
浸泡起止时间：　月　　日　　时　　分　至　　月　　日　　时　　分	
蒸制设备：	
蒸制起止时间：　月　　日　　时　　分　至　　月　　日　　时　　分	
操作人：	复核人：
切片记录	
产品名称：玄参	产品批号：
物料批号：	物料数量：
切片设备：	
切片起止时间：　月　　日　　时　　分　至　　月　　日　　时　　分	
操作人：	复核人：
干燥记录	
产品名称：玄参	产品批号：
物料批号：	物料数量：

（续）

干燥设备：	
干燥温度：	
干燥起止时间： 月 日 时 分 至 月 日 时 分	
操作人： 复核人：	

<table>
<tr><td colspan="2" align="center">筛选记录</td></tr>
<tr><td>产品名称：玄参</td><td>产品批号：</td></tr>
<tr><td>物料批号：</td><td>物料数量：</td></tr>
<tr><td colspan="2">筛网直径：
筛选起止时间： 月 日 时 分 至 月 日 时 分
筛选收得量：</td></tr>
<tr><td>操作人：</td><td>复核人：</td></tr>
<tr><td colspan="2" align="center">包装记录</td></tr>
<tr><td>产品名称：玄参</td><td>产品批号：</td></tr>
<tr><td>物料批号：</td><td>物料数量：</td></tr>
<tr><td colspan="2">包装材料：</td></tr>
<tr><td colspan="2">包装形式：</td></tr>
<tr><td colspan="2">包装起止时间： 月 日 时 分 至 月 日 时 分</td></tr>
<tr><td>操作人：</td><td>复核人：</td></tr>
<tr><td colspan="2" align="center">贮藏记录</td></tr>
<tr><td>产品名称：玄参</td><td>产品批号：</td></tr>
<tr><td>库房地点：</td><td>入库时间：</td></tr>
<tr><td>入库量：</td><td>入库人：</td></tr>
<tr><td colspan="2">贮藏方法：</td></tr>
<tr><td>记录人：</td><td>库管员：</td></tr>
<tr><td colspan="2" align="center">养护记录</td></tr>
<tr><td>产品名称：玄参</td><td>产品批号：</td></tr>
<tr><td>生产日期：</td><td>有效期：</td></tr>
<tr><td colspan="2">质量状况：
养护时间：
养护方法：
养护结论：</td></tr>
<tr><td>养护员：</td><td>复核人：</td></tr>
<tr><td colspan="2" align="center">销售记录</td></tr>
<tr><td>产品名称：玄参</td><td>产品批号：</td></tr>
<tr><td>出库时间：</td><td>出库数量：</td></tr>
<tr><td colspan="2">销售去向：</td></tr>
<tr><td colspan="2">附记：</td></tr>
<tr><td>负责人：</td><td>记录人：</td></tr>
</table>

ICS 35.240.80
B 07

湖南省中药材产业协会团体标准

T/XZYC 0011—2019

湖南省中药材综合信息服务平台
远程服务信息化标准

Informatization standards for remote services of Hunan province traditional
Chinese medicinal materials comprehensive information service platform

2019-04-10 发布

2019-04-10 实施

湖南省中药材产业协会 发布

前　言

本标准按照 GB/T 1.1—2009《标准化工作导则 第 1 部分：标准的结构和编写》给出的规则起草。

本标准由湖南湘九味中药材开发有限公司提出。

本标准由湖南省中药材产业协会归口。

本标准负责起草单位：湖南湘九味中药材开发有限公司、湖南元想科技有限公司。

本标准主要起草人：杨金祥、杨利平、颜辉、易胤。

湖南省中药材综合信息服务平台远程服务信息化标准

1 范围

本文件规定了中药材远程信息化服务的规划、管理。

本文件适用于湖南省中药材远程信息服务。

2 规范性引用文件

本文件没有规范性引用文件。

3 术语和定义

本文件没有需要界定的术语和定义。

4 远程信息化服务的规划

建设适合农村的统一信息平台。完善和丰富信息平台中的信息、产品、培训数据，使其成为一个智能数据中心。各种信息统一触发到信息平台。加强基础网络建设，充分利用现有的接入手段，进一步丰富接入手段，如上网终端等。定制适用于现有农村接入终端的信息服务业务。

信息平台是信息的数据中心，信息平台是信息的使用和交互中心。

4.1 远程信息化服务

专家答疑系统：在线专家咨询、400外呼系统、案例分享。

田间管理系统：气候信息、农事操作记录、农事操作指引。

中药材教育系统：视频培训、专家直播培训、线下培训报名。

4.2 远程信息化服务特点

信息及时性：建立长效渠道可以及时获得信息。

信息双向性：用户既可以接收信息，也可以主动发布信息。

沟通互动性：用户可以和用户、农业专家、药企等进行互动交流。

个性化服务：根据用户角色的需求提供差异化服务。

商务安全性：供求市场核实发布者的身份。

4.3 远程信息化服务跨终端服务

电脑端：视频培训、直播培训、线下培训报名。

APP：在线答疑、气候信息、农事操作指引记录、视频培训、直播培训、线下培训报名。

5 远程服务信息化管理标准

5.1 专家答疑系统管理标准

5.1.1 系统概述

专家答疑系统的专家库分为种质创新与种苗繁育、分类鉴定与品控、栽培技术、土肥与植保、加工与综合利用开发五个组，入驻专家均来自湖南省中药材产业联盟专家委员会，其中不乏国家级专家、三区人才、省市级科技特派员、万名工程服务专家。

用户通过 APP 终端进行在线专家咨询，可以指定对应小组的专家，并提供文字、图片、视频对问题进行详细描述，问题发起后专家终端会有消息提示，如超过 3 h 专家未做处理，平台会进行干预，联系专家及时进行回复，如指定的专家平台无法取得联系，超过 8 h 未对用户进行解答，平台将根据问题类型重新指派专家进行解答，做到 12 h 内让用户和专家达成在线沟通。

如遇用户所提问题非常紧要，专家可通过平台 400 外呼系统主动联系用户进行详细解答，加快问题处理。

鉴于中药材行业相关问题通过专家解答后需要隔较长一段时间才能产生效果，专家会对此类问题标记跟踪回访，通过平台 400 外呼系统定期对用户进行跟踪回访，协助用户将问题解决，确认问题得到解决后，关闭跟踪回访状态，可将问题设置为案例进行分享。

5.1.2 专家答疑系统管理制度

时间段			正常响应	平台干预	
工作日	工作时间	8：30－17：30	3 h 内	超 3 h	短信通知专家
				超 8 h	重新指定专家
	非工作时间	17：30－8：30	12 h 内	超 12 h	短信通知专家
				超 16 h	重新指定专家
非工作日	周六、周日			推至工作日处理	

5.1.3 专家远程服务标准示意图

5.2 田间管理系统管理标准

5.2.1 系统概述

田间管理系统适用于种植户通过 APP 获取地块坐标和海拔信息，同时用于记录田间作业的农事操作，便于种植户清晰地查看农事操作的历史记录，也可在农作物发生病变或灾害的时候，详细将地方信息和过往农事操作记录告知专家，便于专家进行更快捷、精准的诊断，从而减少因地块作物发生病变灾害带来的经济损失。同时平台会将中药材种植的地方标准或国家标准录入管理系统，用于对农事操作每一个环节进行指导，避免因不当的农事操作使农作物产生损失。

5.2.2 田间管理系统服务标准示意图

5.3 中药材远程培训管理标准

5.3.1 系统概述

中药材远程培训管理系统包含专家投稿、培训视频、在线直播、线下培训。

```
┌──────────┐
│   用户    │
└────┬─────┘
     ↓
┌──────────┐
│  发起提问  │
└────┬─────┘
     ↓                          专家库      ┌──────────────────────────────┐
┌──────────┐ - - - - - - - - - - - - - - →│ ➤ 种质创新与种苗繁育              │
│  指定专家  │                              │ ➤ 分类鉴定与品控                 │
└────┬─────┘                              │ ➤ 栽培技术                      │
     │                                    │ ➤ 土肥与植保                     │
     │                                    │ ➤ 加工与综合利用开发              │
     │                                    └──────────────────────────────┘
```

3 h内	超 3 h	超 8 h	响应时间

在线解答	平台通知专家	重新指定专家	平台干预

	在线解答	在线解答	

跟踪回访	跟踪回访	跟踪回访	400 外呼系统

```
          ┌──────────────────┐
          │  关闭跟踪/设为案例   │
          └──────────────────┘
```

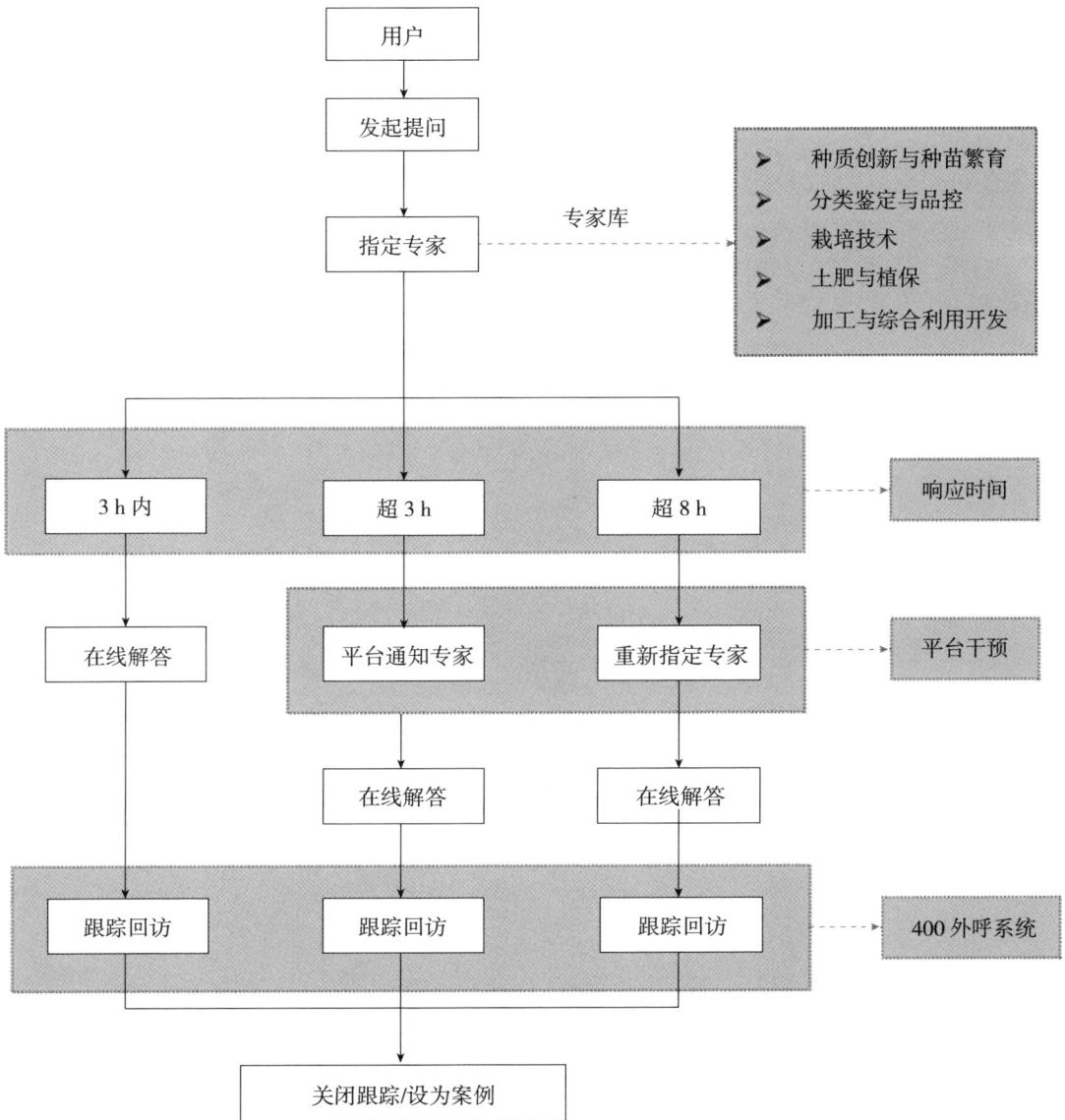

专家投稿：平台为专家提供投稿入口，专家将中药材相关稿件直接打包传至平台，经平台登记审核后发布，为用户提供专业的培训资料；

培训视频：视频来源分为两部分，一部分由平台通过互联网爬虫抓取，经严格甄选后发布至平台，一部分由湖南省中药材产业协会组织前往各县市现场拍摄，制作完成后发布至平台；

在线直播：由平台不定期组织专家开展现场培训，通过平台进行互联网直播，为更多用户提供培训服务；

线下培训：湖南省中药材产业协会组织前往全省各市县级进行专项培训，用户可在平台直接报名参与。

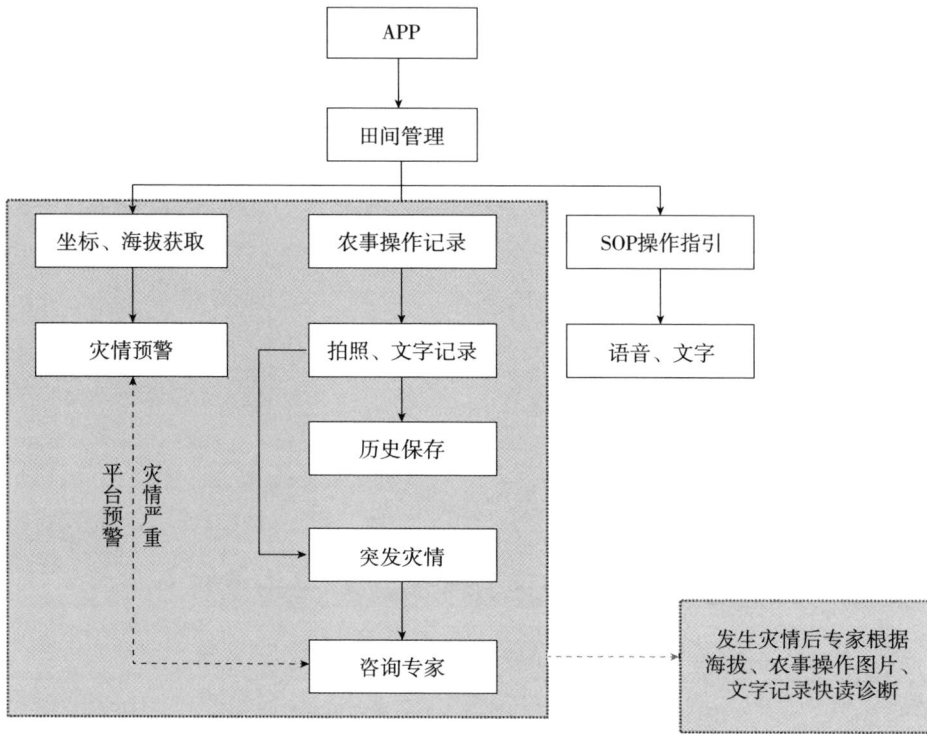

流程图：
APP → 田间管理

田间管理 → 坐标、海拔获取、农事操作记录、SOP操作指引

坐标、海拔获取 → 灾情预警

农事操作记录 → 拍照、文字记录 → 历史保存 → 突发灾情 → 咨询专家

SOP操作指引 → 语音、文字

平台预警 / 灾情严重 / 平台预警

咨询专家 → 发生灾情后专家根据海拔、农事操作图片、文字记录快读诊断

5.3.2 远程教育系统服务标准示意图

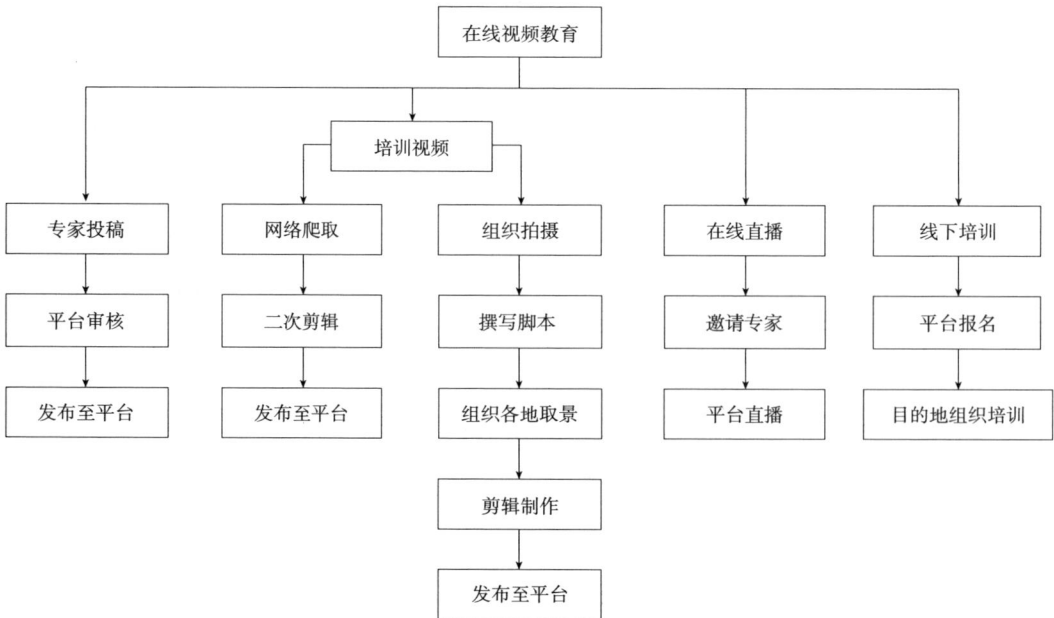

在线视频教育

培训视频

专家投稿 → 平台审核 → 发布至平台

网络爬取 → 二次剪辑 → 发布至平台

组织拍摄 → 撰写脚本 → 组织各地取景 → 剪辑制作 → 发布至平台

在线直播 → 邀请专家 → 平台直播

线下培训 → 平台报名 → 目的地组织培训

ICS 11.120.99
B 38

湖南省中药材产业协会团体标准

T/XZYC 0012—2021

博落回果叶采收与产地初加工
技术规范

Technical specifications for harvesting and primary processing of
Macleayae cordatae fructus and folium

2021-01-30 发布   2021-01-30 实施

湖南省中药材产业协会 发布

前　言

本文件按照 GB/T 1.1—2020 给出的规则起草。

本文件由湖南农业大学提出。

本文件由湖南省中药材产业协会归口。

本文件起草单位：湖南农业大学、新宁县永鑫药材开发有限公司、湖南美可达生物资源股份有限公司、湖南省宝庆农产品进出口有限公司。

本文件主要起草人：曾建国、谢红旗、杨美云、孙成满、陆英、郑亚杰、赵康宏、李大江、刘秀斌。

博落回果叶采收与产地初加工技术规范

1 范围

本文件规定了博落回果和叶的术语和定义、采收与产地初加工的技术要求、包装、标志、仓储、档案管理等内容。

本文件适用于湖南省内博落回果和叶的采收与产地初加工，周边省份参照执行。

2 规范性引用文件

下列文件中的内容通过文中的规范性引用而构成本文件必不可少的条款。其中，注日期的引用文件，仅该日期对应的版本适用于本文件；不注日期的引用文件，其最新版本（包括所有的修改单）适用于本文件。

GB/T 191　包装储运图示标志

SB/T 11082　中药材包装技术规范

SB/T 11094　中药材仓储管理规范

SB/T 11095　中药材仓库技术规范

DB43/T 497　博落回果

DB43/T 498　博落回叶

3 术语和定义

下列术语和定义适用于本文件。

3.1

博落回果

本品为博落回属多年生草本植物博落回 *Macleaya cordata*（Willd.）R. Br. 成熟果实的干燥品。

3.2

博落回叶

本品为博落回属多年生草本植物博落回 *Macleaya cordata*（Willd.）R. Br. 叶片的干燥品。

3.3

产地初加工

将博落回果和叶进行采收、除杂、干燥等产地初步处理的作业。

4 技术要求

4.1 采收时间

4.1.1 博落回叶采收时间

博落回叶每年分两批采收，第一批于 6 月初，梅雨季节结束，天气晴好时，博落回植株下部叶子出现黄边便可采收，中部叶子起黄边或者叶片颜色呈深绿、变硬即可采收。每株采收 6～10 片，每株从顶端往下留 6～8 片；第二批叶片于果荚成熟后一次性采收。

4.1.2 博落回果采收时间

一般待果荚成熟时采收，当最下端果荚里的种子变成褐色或黑色，即可采收。第一年生采收时间集中在 10 月上中旬，多年生采收时间在 8 月上中旬。

4.2 采收方法

4.2.1 戴手套将可采收的博落回叶摘下或用剪刀剪下，打包运输到晒场摊开。

4.2.2 将摘除叶片的博落回顶上果穗用刀砍下，整理成捆后及时运输到晒场摊开。

4.3 干燥

4.3.1 晒干

（1）博落回果：将采收后的带枝条果实及时运输到晒场摊开晾晒，晾晒一天后用木棍或其他工具轻敲果荚，使果荚脱落，清理掉枝干，保留果荚。将果荚继续摊开在垫子上或者无杂质、无泥沙的水泥坪上晾晒，直至果荚呈暗红色、触之沙沙响时装袋。

（2）博落回叶：将采回后的博落回叶摊开在垫子上或者无杂质、无泥沙的水泥坪晒制至全部干燥，装袋。叶子干燥的特征是颜色鲜绿、触之作响、轻捏即碎。

4.3.2 烘干

（1）博落回果：将采收后的带枝条果实均匀地薄摊在托盘中，采用烘干设备在 60℃下干燥至含水量 30％左右时，用木棍或其他工具轻敲果荚，使果荚脱落，清理掉枝干，保留果荚。将果荚继续在 60℃下干燥，直至果荚呈暗红色、触之沙沙响时装袋。

（2）博落回叶：将粉碎后的博落回叶均匀地薄摊在托盘中，采用烘干设备在 60℃下干燥，直至叶片触之作响、轻捏即碎时装袋。

4.4 后处理

4.4.1 除杂

（1）将博落回果中混杂的叶片、枝梗、沙石等去除。

（2）将博落回叶中混杂的果实、枝梗、沙石等去除。

4.4.2 粉碎

将干燥后的博落回叶片粉碎。

5 包装、标志、仓储

5.1 包装

将初加工后的博落回果荚和叶片进行压实，用编织袋或自封袋包装，且符合 SB/T 11082 的相关要求。

5.2 标志

包装图示标志应符合 GB/T 191 的相关要求。

5.3 仓储

将干燥后的果荚和叶子放置在干燥清洁通风的环境中，防止回潮、发霉、鼠咬、虫蛀。贮藏时，袋子应放在木托上，木托与地面的距离不低于 10 cm，袋子与墙面拉开间距不低于 30 cm，避免袋子与地面和墙面直接接触。且符合 SB/T 11094 和 SB/T 11095 的相关要求。

6 档案管理

6.1 资料记录

博落回果和叶的生产全过程须详细记录，具体资料记载目录参见附录。

6.2 资料管理

所有基础资料及生产管理记录须建立有专人管理、维护的档案。档案资料应保留 3 年。

附　录
（资料性附录）
博落回果叶生产记录表

博落回果叶生产记录表

采收记录			
采收日期		采收天气	
采收方法			
收获量		产量	
外观特征			
记录人		技术负责人	
产地初加工记录			
加工日期		加工地点	
加工方法			
加工量		干重	
药材外观特征			
质量检测结果			
记录人		技术负责人	
包装记录			
包装材料		包装时间	
包装方法		包装数量	
包装人		批号	
记录人		技术负责人	
贮藏记录			
库房地点		入库时间	
入库量		入库人	
贮藏方法			
记录人		库管员	

ICS 11.120.99

B 38

湖南省中药材产业协会团体标准

T/XZYC 0013—2021

黄精采收与产地初加工技术规范

Technical specifications for harvesting and primary processing of
Polygonati Rhizoma

2021-01-30 发布

2021-01-30 实施

湖南省中药材产业协会 发布

前　　言

本文件按照 GB/T 1.1—2020《标准化工作导则　第 1 部分：标准化文件的结构和起草规则》的规定起草。

本文件由湖南农业大学提出。

本文件由湖南省中药材产业协会归口。

本文件起草单位：湖南农业大学、湖南九志农业开发有限公司、新化县颐朴源黄精科技有限公司、新化县绿源农林科技有限公司、新化县天龙山农村科技开发有限公司、湖南省农业环境生态研究所。

本标准主要起草人：曾建国、谢红旗、李征辉、邹辉、孙毅中、王锋、赵康宏、郑亚杰、陆英、宋荣、刘智、刘秀斌。

黄精采收与产地初加工技术规范

1 范围

本文件规定了黄精的术语和定义、采收与产地初加工的技术要求、分级、包装、标志、仓储、档案管理等内容。

本文件适用于湖南省内黄精的采收与产地初加工。

2 规范性引用文件

下列文件中的内容通过文中的规范性引用而构成本文件必不可少的条款。其中，注日期的引用文件，仅该日期对应的版本适用于本文件；不注日期的引用文件，其最新版本（包括所有的修改单）适用于本文件。

GB 5749　生活饮用水卫生标准
GB/T 191　包装储运图示标志
SB/T 11082　中药材包装技术规范
SB/T 11094　中药材仓储管理规范
SB/T 11095　中药材仓库技术规范
《中华人民共和国药典》（2020 年版）
《中药材商品规格等级标准汇编》

3 术语和定义

下列术语和定义适用于本文件。

3.1

黄精　Polygonati Rhizoma

本品为百合科植物滇黄精 *Polygonatum kingianum* Coll. et Hemsl.、黄精 *Polygonatum sibiricum* Red. 或多花黄精 *Polygonatum cyrtonema* Hua 的干燥根茎。

3.2

产地初加工　Primary processing

将黄精鲜品进行挑选、除杂、洗净、干燥、分级、包装等初步处理的作业。

4 技术要求

4.1 采收时间

4.1.1 采收期以 3～5 年生者为宜。

4.1.2 采收时间多在春秋两季，以秋季采收为宜。

4.2 采收方法

挖出根茎，去除泥土，容器盛放、运输。

4.3 鲜品存放

鲜品应放置在干净、通风的地方存放。

4.4 挑选、除杂

选无虫蛀、无腐烂的黄精鲜品，去除掺杂的泥块、须根、树叶等非药用部分。

4.5 洗净

将筛选出的黄精鲜品洗去表面的泥沙和杂质。清洁用水应符合 GB 5749 的要求。

4.6 预处理

4.6.1 食用的可不蒸制，直接进行干燥。

4.6.2 烫制是将洗净的黄精鲜药材采用沸水略烫。

4.6.3 蒸透是将洗净的黄精鲜药材置于蒸锅内，蒸汽温度控制在 105～110 ℃，隔水蒸 30 ～45 min，以透心为准。

4.7 干燥

4.7.1 烘干时，温度控制在 60～70 ℃干燥 15 h 后，取出采用滚筒搓揉 1 h，继续干燥至水分含量在 18％以内。

4.7.2 晒干时，应将黄精摊晒，经常翻动。夜晚、阴雨天置通风、干燥、洁净的室内堆放，干燥至水分含量在 30％左右时，每晒 3 d 就用布覆盖回潮，其后继续晾晒，直至水分含量在 18％以内。

4.8 质量要求

经产地初加工的黄精药材应符合《中华人民共和国药典》"黄精"项下的质量要求。

5 分级、包装、标志和仓储

5.1 分级

按每千克头数，采用筛选机进行分级，分级标准详见附录 A。

5.2 包装

应防虫、防潮、防霉，且符合 SB/T 11082 的相关要求。

5.3 标志

包装图示标志应符合 GB/T 191 的相关要求。

5.4 仓储

应符合 SB/T 11094 和 SB/T 11095 的相关要求。

6 档案管理

6.1 资料记录

黄精药材生产全过程须详细记录，具体资料记录内容参见附录 B。

6.2 资料管理

所有基础资料及生产管理记录须建立有专人管理并维护的档案，保存期 2 年。

附 录 A
（规范性附录）
黄精质量要求及规格等级

A.1 质量要求

经产地初加工的黄精药材在符合《中华人民共和国药典》"黄精"项下质量要求的基础上，应满足以下特征：

二氧化硫残留量为不得检出，二氧化硫残留检测方法按照《中华人民共和国药典》二氧化硫残留量测定法（通则2331）测定。

注：不得检出指二氧化硫残留量<10mg/kg。

重金属及有害元素：铅不得超过5 mg/kg；镉不得超过1 mg/kg；砷不得超过2 mg/kg；汞不得超过0.2 mg/kg；铜不得超过20 mg/kg（通则2321原子吸收分光光度法或电感耦合等离子体质谱法）。

A.2 规格等级划分

根据市场流通情况，将黄精药材分为"大黄精""鸡头黄精"和"姜形黄精"三个规格。在各规格项下，根据每千克个数进行等级划分。应符合下表要求。

规格等级划分表

规格	等级	性状描述	
		共同点	区别点
大黄精	一等	干货。呈肥厚肉质的结节块状，表面淡黄色至黄棕色，具环节，有皱纹及须根痕，结节上侧茎痕呈圆盘状，圆周凹入，中部突出。质硬而韧，不易折断，断面角质，淡黄色至黄棕色，有多数淡黄色筋脉小点。气微，味甜，嚼之有黏性	每千克≤25头
	二等		每千克25～80头
	三等		每千克≥80头
	统货	结节呈肥厚肉质块状。不分大小	
鸡头黄精	一等	干货。呈结节状弯柱形，结节略呈圆锥形，头大尾细，形似鸡头，常有分枝；表面黄白色或灰黄色，半透明，有纵皱纹，茎痕圆形	每千克≤75头
	二等		每千克75～150头
	三等		每千克≥150头
	统货	结节略呈圆锥形，长短不一。不分大小	
姜形黄精	一等	干货。呈长条结节块状，分枝粗短，形似生姜，长短不等，常数个块状结节相连。表面灰黄色或黄褐色，粗糙，结节上侧有突出的圆盘状茎痕	每千克≤110头
	二等		每千克110～210头
	三等		每千克≥210头
	统货	结节呈长条块状，长短不等，常数个块状结节相连。不分大小	

附　录　B

（资料性附录）

黄精生产记录表

表 B.1　黄精生产记录表

采收记录			
采收日期		采收天气	
采收方法			
收获量		产量	
外观特征			
记录人		技术负责人	
产地初加工记录			
加工日期		加工地点	
加工方法			
加工量		干重	
药材外观特征			
质量检测结果			
记录人		技术负责人	
包装记录			
包装材料		包装时间	
包装方法		包装数量	
包装人		批号	
记录人		技术负责人	
贮藏记录			
库房地点		入库时间	
入库量		入库人	
贮藏方法			
记录人		库管员	

ICS 11.120.99

B 38

湖南省中药材产业协会团体标准

T/XZYC 0014—2021

山银花采收与产地初加工技术规范

Technical specifications for harvesting and primary processing of
Lonicerae Flos

2021-01-30 发布

2021-01-30 实施

湖 南 省 中 药 材 产 业 协 会 发布

前　言

本文件按照 GB/T 1.1—2020《标准化工作导则　第 1 部分：标准化文件的结构和起草规则》的规定起草。

本文件由湖南农业大学提出。

本文件由湖南省中药材产业协会归口。

本文件起草单位：湖南农业大学、湖南鸿利药业有限公司、湖南省宝庆农产品进出口有限公司。

本文件主要起草人：谢红旗、曾建国、舒利、舒清理、赵康宏、陆英、郑亚杰、谢玲、李大江、刘秀斌。

山银花采收与产地初加工技术规范

1 范围

本文件规定了山银花的术语和定义、采收与产地初加工的技术要求、包装、标志、仓储等内容。

本文件适用于湖南省内山银花的采收与产地初加工。

2 规范性引用文件

下列文件中的内容通过文中的规范性引用而构成本文件必不可少的条款。其中，注日期的引用文件，仅该日期对应的版本适用于本文件；不注日期的引用文件，其最新版本（包括所有的修改单）适用于本文件。

GB 5749 生活饮用水卫生标准

GB/T 191 包装储运图示标志

SB/T 11082 中药材包装技术规范

SB/T 11094 中药材仓储管理规范

SB/T 11095 中药材仓库技术规范

《中华人民共和国药典》（2020 年版）

《中药材商品规格等级标准汇编》

3 术语和定义

下列术语和定义适用于本文件。

3.1

山银花 Lonicerae Flos

本品为忍冬科植物灰毡毛忍冬 *Lonicera macranthoides* Hand.-Mazz.、红腺忍冬 *Lonicera hypoglauca* Miq.、华南忍冬 *Lonicera confusa* DC. 或黄褐毛忍冬 *Lonicera fulvoto-mentosa* Hsu et S. C. Cheng 的花蕾或带初开的花的干燥品。

3.2

产地初加工 Primary processing

对鲜花蕾进行净选、干燥等产地初步处理的作业。

3.3

二白期 Cyan and white period

山银花花蕾尚未开放之前，当花蕾由绿变白，上部膨大，下部为青色时。

3.4

大白期 White period

山银花花蕾完全成熟、变白色时。

4 技术要求

4.1 采收时间

在山银花二白期或大白期，选择无雨天，无露水时采收。

4.2 采收方法

将花蕾或带花枝条采摘后放入容器内，运回初加工场所及时进行初加工，集中的时候不可堆成大堆，应摊开放置，放置时间最长不要超过 24 h。

4.3 杀青

4.3.1 山银花蒸汽杀青时，将山银花鲜花疏松、均匀地放入蒸笼内，厚度 1～2 cm，置于蒸汽锅中，通蒸汽 30 s。

4.3.2 山银花滚筒杀青时，当滚筒温度达到 150℃左右，将新鲜山银花倒入滚筒中杀青 2～3 min。

4.4 除杂

初步摘除枝条、叶，去除其他杂质。

4.5 干燥

山银花干燥方式主要有两种，一种是低温干燥，一种是高温烘干。

4.5.1 山银花低温干燥时，将经过滚筒杀青或未杀青的山银花疏松的摊放在烘干机中，厚度控制在 1～2 cm，采取程序升温：第 1 级，控制温度 30～35 ℃，初烘时间 2 h；第 2 级，升温至 40 ℃左右，干燥时间 5～10 h；第 3 级，保持干燥温度 45～50 ℃，干燥 5～10 h；第 4 级，再将干燥温度升高至 55 ℃，使花速干至含水量低于 15％。

4.5.2 山银花高温烘干时，将鲜山银花置于干燥箱内采用 120 ℃以上的温度快速干燥至含水量低于 15％，防止长时间水分含量过高导致山银花变黑。

4.6 质量要求

经产地初加工的山银花药材应符合《中华人民共和国药典》"山银花"项下的质量要求。

5 包装、标志和仓储

5.1 包装

山银花的包装应防虫、防潮、防霉，且符合 SB/T 11082 的相关要求。

5.2 标志

包装图示标志应符合 GB/T 191 的相关要求。

5.3 仓储

仓储应符合 SB/T 11094 和 SB/T 11095 的相关要求。

6 档案管理

6.1 资料记录

山银花药材生产全过程须详细记录，具体资料记载内容参见附录。

6.2 资料管理

所有基础资料及生产管理记录须建立由专人管理、维护的档案，保存期 3 年。

附　录
（资料性附录）
山银花生产记录表

山银花生产记录表

采收记录			
采收日期		采收天气	
采收方法			
收获量		产量	
外观特征			
记录人		技术负责人	
产地初加工记录			
加工日期		加工地点	
加工方法			
加工量		干重	
药材外观特征			
质量检测结果			
记录人		技术负责人	
包装记录			
包装材料		包装时间	
包装方法		包装数量	
包装人		批号	
记录人		技术负责人	
贮藏记录			
库房地点		入库时间	
入库量		入库人	
贮藏方法			
记录人		库管员	

ICS 11.120.99
B 38

湖南省中药材产业协会团体标准

T/XZYC 0015—2021

吴茱萸采收与产地初加工技术规范

Technical specifications for harvesting and primary processing of
Euodiae Fructus

2021-01-30 发布　　　　　　　　　　　　　　2021-01-30 实施

湖南省中药材产业协会 发布

前　言

本文件按照 GB/T 1.1—2020《标准化工作导则　第 1 部分：标准化文件的结构和起草规则》的规定起草。

本文件由湖南农业大学提出。

本文件由湖南省中药材产业协会归口。

本文件起草单位：湖南农业大学、湖南花垣县宏晟农业科技发展有限责任公司、长沙和茂农业开发有限公司、祁东县回水科技农业种植养殖专业合作社。

本文件主要起草人：陆英、谢红旗、曾建国、向珍慧、唐其、袁建华、肖晓民、赵康宏、曾敏、刘秀斌。

吴茱萸采收与产地初加工技术规范

1 范围

本文件规定了吴茱萸的术语和定义、采收与产地初加工的技术要求、包装、标识、仓储等内容。

本文件适用于湖南省内吴茱萸的采收和产地初加工。

2 规范性引用文件

下列文件中的内容通过文中的规范性引用而构成本文件必不可少的条款。其中，注日期的引用文件，仅该日期对应的版本适用于本文件；不注日期的引用文件，其最新版本（包括所有的修改单）适用于本文件。

GB/T 191　包装储运图示标志

SB/T 11082　中药材包装技术规范

SB/T 11094　中药材仓储管理规范

SB/T 11095　中药材仓库技术规范

《中华人民共和国药典》（2020 年版）

3 术语和定义

下列术语和定义适用于本文件。

3.1

吴茱萸　Euodiae Fructus

本品为芸香科植物吴茱萸 *Euodia rutaecarpa*（Juss.）Benth.、石虎 *Euodia rutaecarpa*（Juss.）Benth. var. *officinalis*（Dode）Huang 或疏毛吴茱萸 *Euodia rutaecarpa*（Juss.）Benth. var. *bodinieri*（Dode）Huang 的干燥近成熟果实。

3.2

产地初加工　Primary processing

将吴茱萸的鲜果进行采收、干燥、去杂等初步处理的作业。

4 技术要求

4.1 采收时间

一般于每年 8 月中旬至 8 月下旬，当吴茱萸果实由青绿色变为黄绿色，尚未开裂时即可采收。

4.2 采收方法

将果枝成串剪下，注意轻采轻放，避免落果损失。采摘后放入洁净的容器内运回。

4.3 鲜果保存

鲜果保存时应放置在阴凉、干燥、通风的环境下，且应避免挤压、堆积、潮湿导致的果皮变色、脱水、霉烂等问题。

4.4 干燥

4.4.1 烘干

采用热风干燥箱等烘干设备进行干燥，烘干架底层离地面约 30 cm，每个烘干架上可叠放 10～14 层烘干筛，烘干筛层高 12～15 cm。将带有 3～5 cm 短枝的鲜果平铺在烘干筛上，每层厚度 5～10 cm；初始干燥温度为 35～40 ℃，干燥 5～6 h，然后以 10 ℃/h 的速度升温至 55～65 ℃，继续干燥 14～16 h，直至果实含水量≤15%。干燥过程中不宜翻动，避免果实色泽发黑。

4.4.2 晒干

选晴天将 10～20 cm 长枝的果穗平铺于晒床上，晒至含水量≤15%。

4.5 脱粒除杂

将果实从枝梗上脱下，除去枝梗、果柄等杂质。

4.6 质量要求

经产地初加工的吴茱萸药材应符合《中华人民共和国药典》"吴茱萸"项下的质量要求。

5 包装、标志和仓储

5.1 包装

吴茱萸的包装应防虫、防潮、防霉，且符合 SB/T 11082 的相关要求。

5.2 标志

包装图示标志应符合 GB/T 191 的相关要求。

5.3 仓储

仓储应符合 SB/T 11094 和 SB/T 11095 的相关要求。

6 档案管理

6.1 资料记录

吴茱萸药材生产全过程须详细记录，具体资料记载内容参见附录。

6.2 资料管理

所有基础资料及生产管理记录须建立由专人管理、维护的档案，保存期 3 年。

附　录
（资料性附录）
吴茱萸生产记录表

吴茱萸生产记录表

采收记录			
采收日期		采收天气	
采收方法			
收获量		产量	
记录人		技术负责人	
产地初加工记录			
加工日期		加工地点	
加工方法			
加工量		干重	
药材外观特征			
质量检测结果			
记录人		技术负责人	
包装记录			
包装材料		包装时间	
包装方法		包装数量	
包装人		批号	
记录人		技术负责人	
贮藏记录			
库房地点		入库时间	
入库量		入库人	
贮藏方法			
记录人		库管员	

ICS 11.120.99

B 38

湖南省中药材产业协会团体标准

T/XZYC 0016—2021

枳壳枳实采收与产地初加工
技术规范

Technical specifications for harvesting and primary processing of Aurantii
Fructus and Aurantii Fructus Immaturus

2021-01-30 发布　　　　　　　　　　　　　　　2021-01-30 实施

湖南省中药材产业协会 发布

前　言

本文件按照 GB/T 1.1—2020《标准化工作导则　第 1 部分：标准化文件的结构和起草规则》的规定起草。

本文件由湖南农业大学提出。

本文件由湖南省中药材产业协会归口。

本文件起草单位：湖南农业大学、湖南湘枳生物科技有限责任公司、湖南华夏湘众饮片有限公司、湖南奎源农业开发有限公司。

本文件主要起草人：谢红旗、曾建国、刘存、熊伟、赵康宏、周伊昀、阳元利、陆英、郑亚杰、刘秀斌。

枳壳枳实采收与产地初加工技术规范

1 范围

本文件规定了枳壳和枳实的术语和定义、采收与产地初加工的技术要求、分级、包装、标志、仓储、档案管理等内容。

本文件适用于湖南省内枳壳和枳实的采收与产地初加工。

2 规范性引用文件

下列文件中的内容通过文中的规范性引用而构成本文件必不可少的条款。其中，注日期的引用文件，仅该日期对应的版本适用于本文件；不注日期的引用文件，其最新版本（包括所有的修改单）适用于本文件。

GB/T 191　包装储运图示标志

SB/T 11082　中药材包装技术规范

SB/T 11094　中药材仓储管理规范

SB/T 11095　中药材仓库技术规范

《中华人民共和国药典》（2020 年版）

《中药材商品规格等级标准汇编》

3 术语和定义

下列术语和定义适用于本文件。

3.1

枳壳　Aurantii Fructus

本品为芸香科植物酸橙 *Citrus aurantium* L. 及其栽培变种的干燥未成熟果实。栽培变种主要有黄皮酸橙 *Citrus aurantium* 'Huangpi'、代代花 *Citrus aurantium* 'Daidai'、朱栾 *Citrus aurantium* 'Chuluan'、塘橙 *Citrus aurantium* 'Tangcheng'。

3.2

枳实　Aurantii Fructus Immaturus

本品为芸香科植物酸橙 *Citrus aurantium* L. 及其栽培变种或甜橙 *Citrus sinensis* Osbeck 干燥幼果。

3.3

产地初加工　Primary processing

将枳实、枳壳的鲜果进行挑选、净选、切瓣、干燥、分级等产地初步加工的作业。

3.4

切瓣　Cutting

将鲜果自中部横切为两瓣的作业。

4 技术要求

4.1 采收时间

4.1.1 枳实的采收时间为 5～6 月，收集自落果实或采集幼果。

4.1.2 枳壳的采收时间为 6 月中旬至大暑前，果实尚绿时采收。

4.2 采收方法

4.2.1 将枳实的自落果或采集的鲜果收集至洁净的容器内运回。

4.2.2 采用带网的镰刀或钩杆将枳壳鲜果从树上采下，放入洁净的容器内运回。

4.3 鲜果保存

鲜果保存时应放置在阴凉、干燥、通风的环境下，且应避免挤压、堆积、潮湿导致的果皮变色、脱水、霉烂等问题。

4.4 产地初加工

4.4.1 枳壳、枳实的产地初加工应符合《中药材生产质量管理规范（试行）》（国家药品监督管理局令第 32 号）和 SB/T 11183 等法律法规和标准的相关要求。

4.4.2 鲜果采摘后应及时进行加工。

4.4.3 除去混杂在果实中间的枝梗、树叶等非药用杂质，剔除霉烂、虫蛀、变色的劣质果实。

4.4.4 将鲜果自中部赤道横切为两瓣，个头较小的枳实不需切瓣。

4.4.5 鲜果干燥分为晒干和烘干。晒干时：

（1）瓤肉朝上晒 5～7 d 至含水量在 60％～70％时收回；

（2）在干燥、通风、洁净处堆放 2～3 d，使之发汗；

（3）然后再晒 2～3 d 至含水量≤12％。枳实晾晒至含水量≤15％。

烘干分为炕干和热风干燥。炕干时，切口向下，开始火力稍大，待水分降至 50％左右后采用小火炕至含水量≤12％，枳实至含水量≤15％。热风干燥时：

（1）在 40～50 ℃干燥 20 h 左右，至含水量在 60％～70％时停止烘干；

（2）取出堆放 3～5 d，继续在 40～50 ℃干燥 20 h 左右，至含水量达到 10％左右时冷却，包装入袋。

枳实的烘干时间比枳壳长 8～10 h，第一次烘干时多烘 4～5 h，第二次烘干时也多烘 4～5 h，发汗时间都为 3～5 d。

4.5 质量要求

经产地初加工的枳壳、枳实药材应符合《中华人民共和国药典》"枳壳""枳实"项下的质量要求。

5 分级、包装、标志和仓储

5.1 分级

将干燥后的枳壳、枳实参照附录 B 进行等级划分。

5.2 包装

枳壳和枳实药材的包装应防虫、防霉、防潮，且符合 SB/T 11082 的相关要求。

5.3 标志

包装图示标志应符合 GB/T 191 的相关要求。

5.4 仓储

仓储应符合 SB/T 11094 和 SB/T 11095 的相关要求。

6 档案管理

6.1 资料记录

枳壳和枳实生产全过程须详细记录，具体资料记载内容参见附录 A。

6.2 资料管理

所有基础资料及生产管理记录须建立由专人管理、维护的档案，保存期 3 年。

附　录　A

（资料性附录）

枳壳、枳实生产记录表

表 A.1　枳壳、枳实生产记录表

采收记录			
采收日期		采收天气	
采收方法			
收获量		产量	
外观特征			
记录人		技术负责人	
产地初加工记录			
加工日期		加工地点	
加工方法			
加工量		干重	
药材外观特征			
质量检测结果			
记录人		技术负责人	
包装记录			
包装材料		包装时间	
包装方法		包装数量	
包装人		批号	
记录人		技术负责人	
贮藏记录			
库房地点		入库时间	
入库量		入库人	
贮藏方法			
记录人		库管员	

附　录　B

（规范性附录）
枳壳枳实质量要求及规格等级

B.1　质量要求

经产地加工的枳壳和枳实药材在符合《中华人民共和国药典》"枳壳""枳实"项下质量要求基础上，应满足以下特征：

二氧化硫残留量为不得检出，二氧化硫残留检测方法按照《中华人民共和国药典》二氧化硫残留量测定法（通则 2331）测定。

注：不得检出指二氧化硫残留量＜10 mg/kg。

B.2　规格等级划分

B.2.1　枳壳

根据干燥后枳壳中果皮的厚度和气味，将其划分为 3 个规格等级（表 B.1）：

表 B.1　枳壳药材规格等级划分依据

等级	中果皮厚度 d/cm	气味
一等	0.6≤d≤1.3	浓郁
二等	0.4≤d＜0.6	较淡
统装	一等、二等的混合	

B.2.2　枳实

根据干燥后枳实直径，将其划分为 3 个规格等级（表 B.2）：

表 B.2　枳实药材规格等级划分依据

等级	直径/cm
一等	0.5≤直径≤1.5
二等	1.5≤直径＜2.0
三等	2.0≤直径＜2.5
统装	一等、二等、三等的混合

ICS 11.120.99
B 38

湖南省中药材产业协会团体标准

T/XZYC 0017—2021

杉木林下多花黄精种植技术规范

Technical standard for cultivating *Polygonatum crytonema* under *Cunninghamia Lanceolata forests*

2021-03-26 发布   2021-03-26 实施

湖南省中药材产业协会 发布

前　言

本文件按照 GB/T 1.1—2020 给出的规则起草。

本文件由湖南中医药大学提出。

本文件由湖南省中药材产业协会归口。

本文件起草单位：湖南中医药大学、新宁县万青种养专业合作社、桃江福源生态农业综合开发有限公司、湖南崀舜科技有限公司。

本文件主要起草人：周小江、袁志鹰、陈健兵、徐平、龚力民、夏新斌、李漓、李金华、胡跃荣。

杉木林下多花黄精种植技术规范

1 范围

本文件规定了杉木林下多花黄精种植技术的术语与定义、立地选择、整地、种植、林下管理、病虫害防治、采收的技术要求。

本文件适用于杉木林下多花黄精的种植。

2 规范性引用文件

下列文件中对于本文件的应用是必不可少的。凡是注日期的引用文件，仅注日期的版本适用于本文件。凡是不注日期的引用文件，其最新版本（包括所有修改单）适用于本文件。

GB 3095　环境空气质量标准

GB 4285　农药安全使用标准

GB 5084　农田灌溉水质标准

GB 15618　土壤质量标准

GB/T 8321　农药合理使用准则

NY/T 496　肥料合理使用准则

《中华人民共和国药典》（2020 年版）

3 术语和定义

下列术语和定义适用于本文件。

3.1

多花黄精

属百合科黄精属，学名 *Polygonatum crytonema* Hua，多年生草本植物，分布于湖南、贵州、江西等地。

3.2

郁闭度

郁闭度指森林中乔木树冠在阳光直射下在地面的总投影面积（冠幅）与此林地（林分）总面积的比，它反映林分的密度。

4 立地选择

4.1 产地环境

适宜生长于海拔高度为 350～1 800 m 的山地。

4.2 地块选择

选择坡度≤25°，土壤肥沃且疏松，具有水源的杉木林地。土壤和灌溉水质应分别符合 GB 15618—2018 和 GB 5084—2021 的规定。郁闭度 0.3～0.8，杂灌少。

5 施肥

整地前施肥撒施每 667 m² 施有机肥 500～1 000 kg。

6 整地

栽种前清理杉木林中杂灌，然后深翻整地，深翻深度 30～40 cm，整平耙细，作畦，畦宽 120～130cm，沟宽 25～35cm，沟深 25～35 cm。

7 种植

7.1 品种选择
涉及的栽培品种为百合科植物多花黄精。

7.2 种茎选择
选择带芽头具有两个结节以上的无病害种茎种植。

7.3 种茎消毒
将选好的种茎浸入盛有 50％多菌灵可湿性粉剂 500 倍液的塑料桶或木桶中，药液应浸没种茎，浸泡 30～40 min，捞出晾干备用。

7.4 栽种

7.4.1 栽种密度
株距 15～20 cm，行距 30～40 cm。

7.4.2 栽种时期
8 月底至 12 月。

7.4.3 栽种方法
根据块茎的大小在杉木林中挖种植穴，开穴后一侧放入有机肥后另一侧放入种茎，芽眼向上，芽头朝向一致，盖表土 2～3 cm，压实。

7.5 基肥施用
开穴后一侧放入有机肥后另一侧放入种茎，避免种茎与肥料直接接触，每 667 m² 施有机肥 500～1 000 kg。

8 林下管理

8.1 日常管理
应洒水保持土壤湿润，及时排水防渍，松土保墒除杂草，防人畜践踏。在花蕾形成前期摘除花蕾。在开花前去除植株顶端。定期清理杉木林枝条。

8.2 中耕培土除草
结合施肥进行除草，将畦沟土培于株旁，清除杂草。

8.3 肥水管理
施肥以施有机肥为主。多花黄精定植后第一年可少量施肥。第二、三年后，结合中耕除草及时补肥，根据土壤肥力确定有机肥用量。

9 病虫害防治

根据多花黄精病虫害发生种类和流行规律，坚持以"预防为主、综合防控"的原则，结合农业防治、物理防治、生物防治和化学防治措施进行防控。

9.1 农业防治

主要有抗病品种的选择，前作选择，种茎选择，有机质补充，及时清除杉木林下树枝和病残体，减少病原菌的数量和传播，保证种植地排水良好。

选用良种和加强田间管理，同时合理轮作，发病初期及时摘除病叶或拔除销毁病株。

9.2 生物防治

保护和利用天敌；生防菌防治，使用浸种、蘸根、灌根、滴灌施用、混土的方式，利用木霉菌 *Trichoderma* spp.、枯草芽孢杆菌 *Bacillus subtilis*、荧光假单胞菌拮抗菌 *Pseudomonas fluorescence* 等来控制病原菌的危害。

9.3 物理防治

利用杀虫灯、色板等诱杀害虫。

9.4 化学防治

病虫害发生初期，宜采用生物农药进行防治；当田间病虫害进一步扩展时，宜选用高效低毒低残留农药进行防治。（可参照 DB43/T 2020—2021）

采收前 60 d 禁止使用农药。农药的使用应符合 GB/T 8321 施行的规定，主要病虫害防治方法参见附 A。

10 采收

10.1 采收时间

定植 3～4 年采收，一般在秋季采挖，多花黄精地上茎叶枯萎时，选择无雨天进行采挖。

10.2 采收方法

割去茎秆，挖起多花黄精根部，切取根茎，将根茎运回室内加工。

附　录　A

（规范性附录）

主要病虫害防治

表 A.1　主要病虫害防治

病虫害名称	易发病时期	治疗方法	安全间隔期/d
叶斑病	4～10 月	选用良种和加强田间管理，同时合理轮作，发病初期及时摘除病叶或拔除销毁病株。药剂防治采用 70％代森锰锌可湿性粉剂 700 倍液，每 10 d 喷洒一次	20
叶枯病	4～10 月	选用良种和加强田间管理，同时合理轮作，发病初期及时摘除病叶或拔除销毁病株。药剂防治采用 50％多菌灵可湿性粉剂 500 倍液，每 7 d 喷洒一次	20
金龟子	4～9 月	保护和利用天敌，控制病虫的发生和危害，设置黑光灯诱杀成虫，减少蛴螬的发生数量；用石灰粉防治	—
小地老虎	4～9 月	保护和利用天敌，控制病虫的发生和危害；用石灰粉防治	—
双条杉天牛	4～9 月	保护和利用天敌，控制病虫的发生和危害	—

附 录 B

（规范性附录）
种植日常记录表

表 B.1 种植日常记录表

种植地点：			
海拔：	纬度：	经度：	面积：
土壤类型：		整地方式：	
种植时间：		种植密度：	
基肥：		追肥：	
病虫害防治：			
采收时间：		药材重量：	
记录人：			
日期：			

ICS 11.120.99
CCS B 38

湖南省中药材产业协会团体标准

T/XZYC 0018—2021

可饲用天然植物粉和粗提物标准通则

General rules for standards of natural forage plant powder and crude extract

2021-07-06 发布

2021-07-06 实施

湖南省中药材产业协会 发布

前　　言

本文件按照 GB/T 1.1—2020《标准化工作导则　第 1 部分：标准化文件的结构和起草规则》的规定起草。

本文件由湖南省中药材产业协会标准化管理委员会提出。

本文件由湖南省中药材产业协会归口。

本文件起草单位：湖南美可达生物资源股份有限公司；湖南农业大学；湖南菲托葳植物资源有限公司。

本文件主要起草人：曾建国、杨广民、陈燕乐、唐昭山、刘秀斌、曾诚、杨岸奇、芦强。

可饲用天然植物粉和粗提物标准通则

1 范围

本文件体系规定了《饲料原料目录》中的可饲用天然植物原料标准、植物粉和粗提物标准以及原料规程、工艺规程和检测规程，即构建了"两个标准、三个规程"的体系方案。其中包含术语和定义、技术要求、取样、质量卫生要求、检验规则等。

本文件适用于畜禽饲料生产和养殖企业，建立可饲用天然植物粉和粗提物的饲料原料标准，作为绿色健康替代抗生素产品提供参考。

2 规范性引用文件

下列文件中的内容通过文中的规范性引用而构成本文件必不可少的条款。其中，注日期的引用文件，仅该日期对应的版本适用于本文件；不注日期的引用文件，其最新版本（包括所有的修改单）适用于本文件。

GB 10648　饲料标签

GB 13078　饲料卫生标准

GB/T 5917.1　饲料粉碎粒度测定　两层筛筛分法

GB/T 6435　饲料中水分的测定

GB/T 6438　饲料中粗灰分的测定

GB/T 8170　数值修约规定与极限数值的表示和判定

GB/T 10647　饲料工业术语

GB/T 14699.1　饲料采样

GB/T 19424—2018　天然植物饲料原料通用要求

饲料原料目录（农业部公告第 1773 号、第 2133 号、第 2249 号、第 2634 号，农业农村部公告第 22 号）

国家质量监督检验检疫总局令（2005）第 75 号

3 术语和定义

下列术语和定义适用于本文件。

3.1

可饲用天然植物　Natural forage plant

为农业农村部发布《饲料原料目录》中的可饲用天然植物，包含修订纳入目录的植物。

3.2

可饲用天然植物粉　Powder of natural forage plant

可饲用植物经干燥、粉碎获得的粉末产品。

3.3

粗提物　Crude extract of natural forage plant

通过适当的溶剂或其他方法对可饲用天然植物的有效成分进行提取，再经浓缩和（或）干燥，未经进一步分离、纯化得到的提取物。

3.4

提取物　Extract of natural forage plant

以植物为原料，按照对最终产品用途的需要，经过提取分离过程，定向获取和浓集植物中的某一种或多种成分，一般不改变植物原有成分结构特征形成的产品。

3.5

特征图谱　Characteristic atlas

指可饲用植物粉和可饲用粗提物经过适当的前处理后，采用色谱等分析方法，得到能够辨识该产品来源植物共有群体特征的图谱。

3.6

辅料　Adjuvant material

在可饲用天然植物原料生产过程中所添加的用于分散、稀释的物质。

3.7

两个标准、三个规程　Two Standards and three SOPs

两个标准：可饲用天然植物原料标准、提取物标准。可饲用天然植物粗提物和粉采用含量测定和特征图谱技术等进行质量控制。

三个规程：原料规程、生产工艺规程和检测规程。

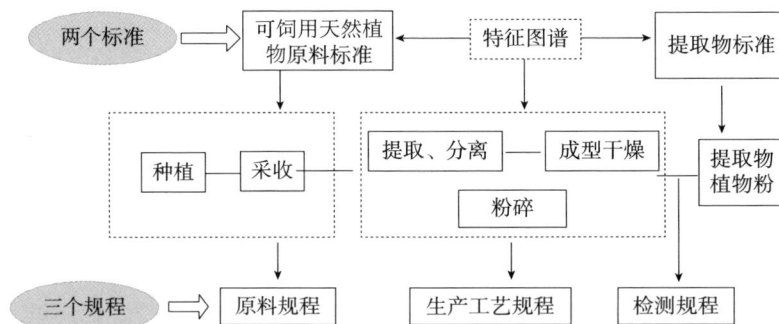

4　技术要求

4.1　原料规程

对可饲用天然植物的采收季节、采收部位、加工方式（如阴、晒、烘干或直接使用鲜活药材）及贮藏条件等制定了简便操作规程。

4.2　生产工艺规程

对同一标准的植物，其粉碎或提取的工艺过程应执行标准的操作规程。即按已优化的最佳工艺条件进行标准化规程操作。

4.3　检测规程

对不同可饲用植物提取物和植物粉，应建立各自的检测方法，对其量化指标按标准化方法检测；同时，应利用特征图谱的相对保留时间定性鉴别其特有的多个特征峰。

4.4 可饲用天然植物粉标准

对不同植物应建立各自主要活性成分指标，以及感官、粒度、水分、粗灰分、卫生指标等；同时，应利用特征图谱的相对保留时间定性鉴别其特有的多个特征峰。

4.5 可饲用天然植物提取物标准

对不同植物应建立各自主要活性成分指标，以及感官、粒度、水分、粗灰分、卫生指标和溶剂残留等；同时，应利用特征图谱的相对保留时间定性鉴别其特有的多个特征峰。

5 取样

按 GB/T 14699.1 规定执行。

6 质量卫生要求

6.1 质量要求

生产可饲用天然植物粉和粗提物所用的原料和辅料质量要求应符合国家标准或相关标准的规定。

6.2 卫生要求

应符合 GB 13078 的规定。

6.3 外观与性状

外观与性状

产品类别		要求
可饲用天然植物粉		无虫蚀、发霉和变质，无异物，粒度大小符合各自标准
可饲用天然植物提取物	固态剂型	粉末状，形态、色泽均一、无发霉、变质和结块
	膏状剂型	膏体均匀，无发霉和变质
	液态剂型	液体均匀，无沉淀、发霉和变质

6.4 理化指标

理化指标

产品类别		要求
可饲用天然植物粉		水分、主要活性成分含量、粗灰分、分析保证值，以及规定的特征图谱
可饲用天然植物提取物	固态剂型	水分、主要活性成分、粗灰分含量、分析保证值，以及规定的特征图谱
	膏状剂型	应规定主要活性成分的分析保证值，以及规定的特征图谱
	液态剂型	

6.5 溶剂残留

对于使用有机溶剂提取的可饲用天然植物提取物，产品中有机溶剂残留应规定限量并符合国家标准和相关标准要求。

7 检验规则

7.1 组批

同一批原料、同一规格的产品为一批。

7.2 抽样

按 GB/T 14699.1 的规定进行采样。

7.3 出厂检验

7.3.1 每批产品均应进行出厂检验。

7.3.2 出厂检验项目为：感官要求、含量、水分、灰分、细菌总数、霉菌、沙门氏菌、净含量。

7.4 型式检验

型式检验每年检验一次，有下列情况之一时亦应进行型式检验：

a) 更换设备或长期停产再恢复生产时；

b) 出厂检验结果与上次型式检验结果有较大差异时；

c) 原料、工艺可能影响产品质量时；

d) 国家监管部门提出要求时；

e) 型式检验项目为本标准中规定的全部项目；

f) 停产 6 个月以上恢复生产时。

7.5 判定规则

检验项目全部符合本标准要求时，判定该批产品为合格。微生物指标不符合本标准要求时，判定该批产品为不合格，不得复检。检验项目中如有一项不符合标准时，则判定该批产品为不合格。检测结果判定的允许误差按 GB/T 8170 的规定执行。

8 标签、包装、运输、贮存和保质期

8.1 标签

标签应符合 GB/T 10648 的规定。

8.2 包装

8.2.1 产品包装材料应无毒、无害、无异味、防透水性好，并符合国家食品安全的规定。

8.2.2 净含量应符合《定量包装商品计量监督管理办法》和国家质量监督检验检疫总局令（2005）第 75 号的规定。

8.3 运输

运输工具必须清洁、卫生，不得与有毒、有害、有腐蚀性、易挥发性或有异味的物品混装混运，必须轻装轻卸，不得摔撞，避免受潮和日晒雨淋。

8.4 贮存

应贮存于通风、干燥、清洁、防潮、防虫、防鼠的仓库内，不得与有毒、有异味、有腐蚀、有污染等物品混贮。产品应堆放在垫板上，且离地 10 cm、离墙 20 cm 以上。

8.5 保质期

未开启包装的产品，在规定的运输，贮存条件下，产品保质期应与标签中标明的保质期一致。

附　录

（资料性附录）

允许使用的辅料名单

允许使用的辅料名单

序号	名称
一、固态剂型辅料	
1	轻质碳酸钙
2	硅酸钙
3	硅铝酸钠
4	硬脂酸钙
5	二氧化硅
6	稻壳粉（砻糠粉）
7	玉米芯粉
8	沸石粉
9	滑石粉
10	麦饭石
11	膨润土（斑脱岩、膨土岩）
12	石粉
13	淀粉
14	糊精
15	蔗糖
16	葡萄糖
二、液态剂型辅料	
1	海藻酸钠
2	海藻酸钾
3	海藻酸铵
4	阿拉伯树胶
5	羧甲基纤维素钠
6	黄原胶
7	山梨醇酐脂肪酸酯
8	蔗糖脂肪酸酯
9	单硬脂酸甘油酯

ICS 11.120.99
CCS B 38

湖南省中药材产业协会团体标准

T/XZYC 0019—2021

白及组培苗生产技术规程

Seedling production technology regulation of *Bletilla striata* plantlets

2021-07-23 发布
2021-07-23 实施

湖南省中药材产业协会 发布

前　言

本文件按照 GB/T 1.1—2020《标准化工作导则　第 1 部分：标准化文件的结构和起草规则》的规定起草。

本文件由湖南省中药材产业协会标准化管理委员会提出。

本文件由湖南省中药材产业协会归口。

本文件起草单位：湘西土家族苗族自治州农业科学研究院、湘西自治州宏盛生态农业旅游开发有限公司。

本文件主要起草人：肖雅、熊绍军、雷艳、王志国、肖骋、马幸幸、肖萧、孟然、张忠明、秦彩霞、黄晓艺、蒲家双。

白及组培苗生产技术规程

1 范围

本文件规定白及（*Bletilla striata*）组培苗生产技术的术语和定义、生产设备（施）及化学试剂、消毒灭菌操作规程、培养室条件及组培苗接种、继代、生根、移栽等技术操作规程。

2 规范性引用文件

下列文件中的内容通过文中的规范性引用而构成本文件必不可少的条款。其中，注日期的引用文件，仅该日期对应的版本适用于本文件；不注日期的引用文件，其最新版本（包括所有的修改单）适用于本文件。

GB 4285　农药安全使用标准

GB 5084　农田浇灌水质标准

GB/T 8321　农药合理使用标准

LY/T 3093—2019　林下种植白及技术规程

《中华人民共和国药典》（2020 年版）

3 术语和定义

下列术语和定义适用于本文件。

3.1

白及 ***Bletilla striata***

符合《中国植物志》收载的兰科植物白及的植物特征，并经过植物学鉴定确认。

3.2

组织培养 **Plant tissue culture**

是指在无菌条件下，将离体的植物器官（如根、茎、叶、花、果实、种子等）、组织（如形成层、花药组织、胚乳、皮层等）、细胞（体细胞和生殖细胞）以及原生质体，接种到人工配制的培养基上，给予适当的培养条件，使它们得以继续生长、分化、形成完整植株的过程。

4 主要仪器设备

4.1 灭菌设备

高压蒸汽灭菌锅、器械消毒器、紫外灯、烘干箱等。

4.2 接种设备

超净工作台、镊子、剪刀、解剖刀、钢丝架、酒精灯等。

4.3 培养设备

250 mL 培养容器瓶（罐头瓶）、400 mL 培养容器瓶（罐头瓶）、培养架、空调、照明灯管。

4.4 实验设备

电子天平（0.01 mg）、电子天平（0.000 1 mg）、冰箱、pH 5.0～7.0 精密试纸或酸度计、温湿度表、照度计、烧杯、试剂瓶、量筒、容量瓶、移液枪或移液管等。

5 白及组培苗快繁生产流程

白及组培苗快繁生产流程图见附录 A。

5.1 培养基的配制

5.1.1 培养基母液的配制

培养基采用 MS 基本培养基，所需各元素见附录 B。按照标准配制大量元素、微量元素、铁盐、有机成分母液，置于 4℃左右的冰箱内冷藏保存，保存期不超过 60 d。

5.1.2 激素母液的配制

6-BA 用 1 mol/L NaOH 预溶，NAA 用 95％乙醇预溶然后配制成 1 mg/mL 激素母液，置于 4℃左右的冰箱内冷藏保存，保存期不超过 60 d。

5.1.3 培养基制作流程

准备好母液、蒸馏水、蔗糖、琼脂等，按以下程序制作：蒸馏水＋母液＋糖＋琼脂＋激素，调 pH 5.6～6.0，最后分装、封口、灭菌、凝固保存。

5.2 外植体的选择及消毒

5.2.1 外植体的选择

选取未开裂、成熟饱满的白及蒴果作为外植体。

5.2.2 外植体消毒灭菌

将采集的白及蒴果用自来水冲洗表面污渍 30 min，无菌条件下用 75％酒精消毒 30 s，然后浸入 0.1％升汞溶液中 15 min 进行灭菌，无菌水冲洗 5 次，用无菌滤纸吸干表面水分。

5.3 初代培养

初代培养基配方为 MS＋NAA 0.1 mg/L。在超净工作台上将果荚内的种子取出，均匀地撒播到诱导培养基上，种子撒播量为 200～300 粒。种子萌发前暗培养（不需要光照），待种子萌发后控制光照强度 1 500～2 500 lx，光照时间为 10～12 h/d，相对湿度 75％～80％。

5.4 增殖与继代培养

继代培养基配方为 MS＋6-BA 1.5 mg/L＋NAA 0.5 mg/L。待种子萌发后，小苗长至 1～2 cm 时，选取相同条件下长势良好的小苗单个切下，去除基部的琼脂及叶鞘，转入继代培养基中进行培养。

5.5 生根壮苗培养

生根培养基配方为 MS＋NAA 0.5 mg/L＋GA 30.5 mg/L＋马铃薯汁 20％。当无根幼苗生长高度达到 3～4 cm 时，将其切分成单苗，无菌条件下转入生根培养基进行生根诱导培养。

6 培养室环境调控

6.1 温度条件

培养室温度应控制在 25 ℃±2 ℃；可根据培养物所需的最适温度进行调节。

6.2 湿度条件

培养室保持 30％～50％的相对湿度，如果相对湿度高于 70％，则必须采用空调除湿。

6.3 光照条件

一般培养室光照强度控制在 1 500～3 000 lx，光照时间为 10 h，可根据培养物的需光特性调整工厂化生产时，为降低成本也可考虑利用自然光照。

7 组培苗移栽与驯化

7.1 基质的配制

蛭石∶泥炭土∶珍珠岩＝1∶2∶1

7.2 组培苗炼苗

组培苗在移栽前将培养瓶放置温室自然散射光下，温度控制在 25 ℃±3 ℃，大棚内炼苗 7～14 d，移栽于基质上。

7.3 组培苗移栽

用镊子轻轻取出组培苗，放入清水内洗去基部培养基，把苗浸入 70％甲基硫菌灵 1 000 倍液中 1 min 晾干后移植到基质中。

7.4 苗期管理

7.4.1 肥水管理

白及组培苗炼苗期间以追施叶面肥为主，炼苗 2 个月后，每月用磷酸二氢钾进行 1 次叶面追肥，前 2 次的浓度分别为 0.1％、0.2％，后期浓度提高至 0.3％。追肥要在栽培基质湿润时进行。基质不宜太湿，透气性强，以攥在手中指间不滴水为原则，日常管理中以基质表面 1 cm 干燥后再浇水为宜，浇水时避开夏天高温时段。浇灌用水要符合 GB 5084。

7.4.2 病虫害防治

对苗期病虫害以预防为主，综合防治。施用农药应符合 GB 4285 和 GB/T 8321（所有部分）的规定。

8 质量标准

不带检疫型病害，无污染、无烂茎、无烂根，叶片数 3～4 片，块茎 2 个分叉以上马鞍形。

9 包装、标志、运输

9.1 包装

内包装应用干燥、清洁、无异味、不影响质量、容易回收和降解的材料，外包装应用纸箱。

9.2 标志

每箱应贴上标签，注明品种、等级、规格、数量、产地、出苗日期等。

9.3 运输

装车时切勿倒置，用有蓬车辆运输以避免日晒、雨淋，高温和严寒季节装运的车厢应该有空调，温度调节至 25 ℃，不低于 5 ℃，到目的地后应立即进行种植或假植。

附 录 A

（规范性附录）

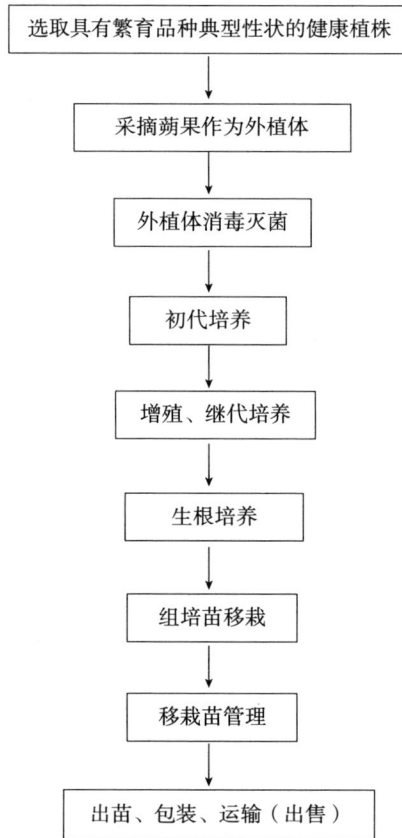

白及组培苗快繁流程图

```
┌─────────────────────────────────┐
│  选取具有繁育品种典型性状的健康植株  │
└─────────────────────────────────┘
                 │
                 ▼
       ┌──────────────────┐
       │  采摘蒴果作为外植体  │
       └──────────────────┘
                 │
                 ▼
        ┌──────────────┐
        │  外植体消毒灭菌  │
        └──────────────┘
                 │
                 ▼
          ┌──────────┐
          │  初代培养  │
          └──────────┘
                 │
                 ▼
       ┌──────────────┐
       │  增殖、继代培养  │
       └──────────────┘
                 │
                 ▼
          ┌──────────┐
          │  生根培养  │
          └──────────┘
                 │
                 ▼
        ┌──────────────┐
        │   组培苗移栽   │
        └──────────────┘
                 │
                 ▼
        ┌──────────────┐
        │   移栽苗管理   │
        └──────────────┘
                 │
                 ▼
   ┌─────────────────────┐
   │  出苗、包装、运输（出售）  │
   └─────────────────────┘
```

白及组培苗快繁流程图

附　录　B

（规范性附录）

MS 培养基成分表

母液	成分	用量/mg	培养基母液用量（mL/L）
大量元素（20×）， 500 mL	KNO_3	19 000	50
	NH_4NO_3	16 500	
	$MgSO_4 \cdot 7H_2O$	3 700	
	KH_2PO_4	1 700	
	$CaCl_2 \cdot 2H_2O$	4 400	
微量元素（200×）， 200 mL	$MnSO_4 \cdot 4H_2O$	892	5
	$ZnSO_4 \cdot 7H_2O$	344	
	$CuSO_4 \cdot 5H_2O$	1	
	H_3BO_3	248	
	$Na_2MoO_4 \cdot 2H_2O$	10	
	KI	33.2	
	$CoCl_2 \cdot 6H_2O$	1	
铁盐（100×）， 100 mL，（棕色瓶装）	$FeSO_4 \cdot 7H_2O$	278	10
	$Na_2EDTA \cdot 2H_2O$	373	
有机成分（100×）， 100 mL	肌醇	1 000	10
	烟酸	5	
	盐酸吡哆醇（维生素 B_6）	5	
	盐酸硫铵素（维生素 B_1）	1	
	甘氨酸	20	

ICS 11.120.99
CCS B 38

湖南省中药材产业协会团体标准

T/XZYC 0020—2021

黄精组培快繁技术规程

Technical specification for tissue culture and rapid propagation of
Polygonati Rhizoma

2021-07-23 发布　　　　　　　　　　　　　　　2021-07-23 实施

湖 南 省 中 药 材 产 业 协 会 发布

前　言

本文件按照 GB/T 1.1—2020《标准化工作导则　第 1 部分：标准化文件的结构和起草规则》的规定起草。

本文件由湖南省中药材产业协会标准化管理委员会提出。

本文件由湖南省中药材产业协会归口。

本文件起草单位：湘西土家族苗族自治州农业科学研究院、湘西土家族苗族自治州林业科学研究所、湘西自治州宏盛生态农业旅游开发有限公司。

本文件主要起草人：雷艳、熊绍军、肖雅、秦彩霞、李云、卜晓云、王志国、马幸幸、孟然、欧发星、王青云、蒲家双、张丽、张静。

黄精组培快繁技术规程

1 范围

本文件规定了黄精组培快繁的主要仪器设备、培养基的配制、外植体的接种培养、诱导分化、增殖及生根培养、培养室环境调控和炼苗与移栽等内容。

本文件适用于黄精（*Polygonatum sibiricum* Red.）、多花黄精（*Polygonatum crytonema* Hua）、滇黄精（*Polygonatum kingianum* Coll. et Hemsl）以及其他黄精品种。

本文件适用于黄精的组培快繁技术标准管理的全过程。

2 规范性引用文件

下列文件中的内容通过文中的规范性引用而构成本文件必不可少的条款。其中，注日期的引用文件，仅该日期对应的版本适用于本文件；不注日期的引用文件，其最新版本（包括所有的修改单）适用于本文件。

GB 4285　农药安全使用标准

GB/T 8321　农药合理使用准则（所有部分）

DB33/T 752—2009　植物种苗组培快繁技术规程

DB43/T 1433—2018　多花黄精种苗繁殖技术规程

《中华人民共和国药典》（2020 年版）

《中国植物志》

3 术语和定义

本文件没有需要界定的术语和定义。

4 主要仪器设备

4.1 灭菌设备

高压蒸汽灭菌锅、器械消毒器、紫外灯、烘干箱等。

4.2 接种设备

超净工作台、镊子、剪刀、解剖刀、钢丝架、酒精灯等。

4.3 培养设备

250 mL 培养容器瓶（罐头瓶）、400 mL 培养容器瓶（罐头瓶）、培养架、空调、照明灯管。

4.4 实验设备

电子天平（0.01 mg）、电子天平（0.000 1 mg）、冰箱、pH 5.0～7.0 精密试纸或酸度计、温湿度表、照度计、烧杯、试剂瓶、量筒、容量瓶、移液枪或移液管等。

5 培养基的配制

5.1 MS培养基的配制

5.1.1 母液的配制

按照附件A的成分表（100倍液）配制MS大量元素母液、微量元素母液、有机母液、铁盐母液。

按照附件B的成分表（100倍液）配制1/2 MS大量元素母液、微量元素母液、有机母液、铁盐母液。

5.1.2 培养基配制方法

先在烧杯中放入适量蒸馏水，置于电炉上加热；依次加入上述母液各10 mL，蔗糖30 g；溶解后加入琼脂粉5.5 g左右，边加热边搅拌至完全溶解；加蒸馏水定容至1 L；用0.1 mol/L的盐酸或0.1 mol/L的氢氧化钠调节pH至5.7～5.8；根据不同需要定量分装，盖好瓶盖，或用封口膜封口并扎绳；分装好的培养基置于0.8～1.1 kg/cm² 消毒锅120 ℃高压灭菌20 min；为检验培养基灭菌效果，须放置5 d未发现杂菌污染才能使用。培养基贮存时间不超过一个月。

5.1.3 诱导培养基的配制

在MS培养基的基础上，加入激素NAA 0.5 mg/L、6-BA 2.0 mg/L。

5.1.4 增殖培养基的配制

在MS培养基的基础上，加入激素2，4-D 0.2 mg/L、6-BA 4.0 mg/L。

5.1.5 生根培养基的配制

在1/2 MS培养基的基础上，加入激素IBA 1.0 mg/L。

6 外植体接种培养

6.1 外植体的选择

无病害，无腐烂，有健壮萌芽，根系发达的黄精根茎。

6.2 接种前准备

6.2.1 在接种前应准备酒精灯或电热灭菌器、酒精或苯扎溴铵、无菌脱脂棉或纱布以及接种器械、培养基、接种用外植体等。

6.2.2 超净工作台提前30 min开机通风，打开接种用电热灭菌器，同时开启操作间、更衣间及缓冲间的紫外灯，30 min后关掉紫外灯。

6.2.3 接种人员应在准备室消毒后在更衣室更换拖鞋、穿白大褂、戴上帽、口罩后方能进入接种室。

6.2.4 超净工作台消毒：用75％酒精消毒仔细擦拭一遍。

6.2.5 操作人员洗手后，用75％酒精喷或擦手，在操作台内自然吹干。

6.3 外植体的消毒灭菌

选取健壮的芽头，在芽点以下2～3 cm处，用解剖刀切下，放入器皿中用洗衣粉等清洁剂冲洗20 min，转入超净工作台进行操作，将芽块放入灭菌后的烧杯内，用75％酒精清洗 30 s，无菌水冲洗 3～5 次，0.1％ HgCl₂ 溶液浸泡 10～15 min，最后用无菌水冲洗 5～6 次。

将完成消毒灭菌操作的黄精芽块转入灭菌后的接种盘中，切掉芽块下部，只留取 0.5～1 cm 大小的芽点，迅速接种到诱导培养基中。

7 诱导分化、增殖及生根培养

7.1 诱导分化培养

观察接入诱导培养基的芽点，约 30 d，芽点开始分化产生丛生芽，60～80 d 后，块茎分化至 5～8 个芽点时，切取其丛生芽转入增殖培养基中进行培养。

7.2 诱导增殖培养

诱导培养的组培块茎接入增殖培养基后，30～45 d，发出 4～7 个丛生芽，切取其丛生芽转入增殖培养基中进行增殖培养，反复接种继代培养 4～5 次后，转入生根培养基中进行生根培养。增殖培养的周期以 30～45 d 为宜，增殖率为 4～7，可继代 4～5 次。

7.3 诱导生根培养

转入生根培养基的块茎，约 30 d 开始生根，40～60 d 后根系生长达到峰值，可铺满整个培养瓶底部，需进行驯化移栽。生根培养周期为 40～60 d。

8 培养室环境调控

培养室温度应控制在 25 ℃±2 ℃；相对湿度保持在 30％～50％，如果相对湿度高于 50％，则必须采用除湿机进行除湿；光照强度控制在 1 500～3 000 lx，光照培养时间为 16 h/d，黑暗培养 8 h/d。

9 炼苗

9.1 炼苗标准

当组培块茎拥有 1 个以上的健壮芽点，每个块茎生长 4～5 条根以上时，即可进行炼苗处理。

9.2 组培苗驯化

将装组培苗的培养瓶从培养架上取下，转移到日光温室中，自然散射光下炼苗，温度控制在 20～25 ℃，封口炼苗 3～5 d，开瓶锻炼 1～2 d 后即可移栽。

10 移栽育苗

10.1 基质准备

选择有机质≥35％育苗基质。新基质不需要消毒，使用过的基质用高锰酸钾 2 000 倍液浸 12 h。在苗床上进行育苗。

10.2 移栽育苗

移栽前，用自来水把根系上的培养基冲洗干净，用 70％甲基硫菌灵或 50％多菌灵可湿性粉剂 1 000 倍液浸泡组培块茎根部，放置于通风阴凉处晾干水分至根系发白变软，再移栽入已准备好的基质中。移栽前将基质浇透水，移栽完成后用花洒进行浇水定根。

10.3 苗期管理

定期浇水，保持基质湿度为 30%～50%。对苗期病虫害以预防为主，综合防治。施用农药应符合 GB 4285 和 GB/T 8321 的规定。

10.4 出苗标准

待次年春季，发出新叶 3 叶以上即可移栽至大田。

11 包装、标志、运输

11.1 包装

内包装应用干燥、清洁、无异味、不影响质量、容易回收和降解的材料，外包装应用纸箱。

11.2 标志

每箱应贴上标签，注明品种、等级、规格、数量、产地、出苗日期等。

11.3 运输

装车时切勿倒置，用有蓬车辆运输以避免日晒、雨淋，高温和严寒季节装运的车厢应该有空调，温度调节至 25 ℃，不低于 5 ℃，到目的地后应立即进行种植或假植。

12 档案管理

参照 DB 43/T 1433—2018 执行。

附　录　A
（规范性附录）
MS 培养基母液成分表（100 倍液）

表 A.1　MS 培养基母液成分表（100 倍液）

母液名称	药品名称	重量/g
大量元素母液	NH_4NO_3	165
	KNO_3	190
	$MgSO_4 \cdot 7H_2O$	37
	KH_2PO_4	17
	$CaCl_2 \cdot 2H_2O$	44
微量元素母液	KI	0.083
	H_3BO_3	0.62
	$MnSO_4 \cdot H_2O$	1.69
	$ZnSO_4 \cdot 7H_2O$	0.86
	$Na_2MoO_4 \cdot 2H_2O$	0.025
	$CuSO_4 \cdot 5H_2O$	0.002 5
	$CoCl_2 \cdot 6H_2O$	0.002 5
有机母液	肌醇	10
	烟酸	0.05
	盐酸吡哆醇（维生素 B_6）	0.05
	盐酸硫胺素（维生素 B_1）	0.01
	甘氨酸	0.2
铁盐母液	EDTA 二钠	3.73
	$FeSO_4 \cdot 7H_2O$	2.78

附 录 B

（规范性附录）

1/2 MS 培养基母液成分表（100 倍液）

表 B.1 1/2 MS 培养基母液成分表（100 倍液）

母液名称	药品名称	重量/g
大量元素母液	NH_4NO_3	82.5
	KNO_3	95
	$MgSO_4 \cdot 7H_2O$	18.5
	KH_2PO_4	8.5
	$CaCl_2 \cdot 2H_2O$	22
微量元素母液	KI	0.083
	H_3BO_3	0.62
	$MnSO_4 \cdot H_2O$	1.69
	$ZnSO_4 \cdot 7H_2O$	0.86
	$Na_2MoO_4 \cdot 2H_2O$	0.025
	$CuSO_4 \cdot 5H_2O$	0.002 5
	$CoCl_2 \cdot 6H_2O$	0.002 5
有机母液	肌醇	10
	烟酸	0.05
	盐酸吡哆醇(维生素 B_6)	0.05
	盐酸硫胺素(维生素 B_1)	0.01
	甘氨酸	0.2
铁盐母液	EDTA 二钠	3.73
	$FeSO_4 \cdot 7H_2O$	2.78

ICS 11.120.99
CCS B 38

湖南省中药材产业协会团体标准

T/XZYC 0021—2021

油茶林下半夏种植技术规程

Technical regulations for *Pinellia ternata* planting under the
Camellia oleifera forest

2021-07-23 发布　　　　　　　　　　　　　2021-07-23 实施

湖南省中药材产业协会 发布

前　　言

本文件按照 GB/T 1.1—2020《标准化工作导则　第 1 部分：标准化文件的结构和起草规则》的规定起草。

本文件由湖南省中药材产业协会标准化管理委员会提出。

本文件由湖南省中药材产业协会归口。

本文件起草单位：湘西土家族苗族自治州农业科学研究院、娄底职业技术学院、湘西自治州宏盛生态农业旅游开发有限公司、湘西州农业农村局。

本文件主要起草人：熊绍军、雷艳、肖雅、王欢妍、黄晓艺、秦彩霞、张丽、吴宁静、张忠明、蒲家双、邹意、肖萧、张静。

油茶林下半夏种植技术规程

1 范围

本文件规定了油茶（*Camellia oleifera*）林下半夏（*Pinellia ternata*）种植的环境要求、种植技术、主要病虫害防治和采收等内容和技术要求。

本文件适用于油茶林下半夏种植技术标准管理的全过程。

2 规范性引用文件

下列文件中的内容通过文中的规范性引用而构成本文件必不可少的条款。其中，注日期的引用文件，仅该日期对应的版本适用于本文件；不注日期的引用文件，其最新版本（包括所有的修改单）适用于本文件。

GB 15618　土壤环境质量标准

GB 3095　环境空气质量标准

GB 4285　农药安全使用标准

GB/T 8321　（所有部分）农药合理使用准则

LY/T 1684　森林食品 总则

LY/T 1678　森林食品 产地环境通用要求

LY/T 1328—2006　油茶栽培技术规程

LY/T 3046—2018　油茶林下经济作物种植技术规程

DB 14/T 1393—2017　半夏栽培技术规程

NY/T 496　肥料合理使用准则（通则）

3 术语和定义

下列术语和定义适用于本文件。

3.1

油茶中幼林

林龄 8 年以下的油茶林。

3.2

半夏

半夏 *Pinellia ternata*（Thunb.）Bret.，又名地文、守田等，属天南星目天南星科半夏属植物。

4 种植环境

油茶林下半夏种植产地环境要求按 GB 15618、GB 3095、LY/T 1678、LY/T 1684 执行。

5 种植技术

5.1 林地选择

气候条件：产地环境为中亚热带向亚热带季风性湿润气候，四季分明、日照足、雨量丰，海拔 600～1 000 m。

土壤条件：应选择排灌良好、肥沃疏松、腐殖质丰富的中幼油茶林地，要求土层厚度30 cm 以上。

5.2 整地作床

播种前，距离油茶幼树蔸边 60 cm 外，深翻土地 20～30 cm，除去石砾及杂草。在 3 月播种前，每 667 m² 施入充分腐熟的农家肥 1 500 kg 或发酵菜饼肥 500 kg、生物有机肥50 kg、过磷酸钙 20 kg，均匀撒施地面深翻 25～30 cm，整细耙平，作成宽 0.8～1.0 m、高 10～15 cm、沟宽 30～40 cm 的畦，畦面保持弓背形。

所用肥料和使用原则应符合 NY/T 496 肥料合理使用准则（通则）的要求。

5.3 播种时间

春播、秋播均可。春播于气温 10℃左右，翌年 3 月下旬到 4 月上旬时进行。秋播 10 月下旬进行。

5.4 选种

选择病害少、抗性强、分蘖多、产量高、适应当地生态和生产条件的半夏栽培品种。

5.5 种植方法

种植前，块茎可用 50％多菌灵可湿性粉剂 800～1 000 倍液浸泡 12～24 h，捞出晾干。在整好的畦面上进行沟播，覆土 4～5 cm。按行距 20 cm，株距 3～5 cm，将种茎交叉撒入沟内，每沟摆种两行，顶芽向上摆放，覆土镇压。每 667 m² 用块茎 50～100 kg。

5.6 田间管理

5.6.1 中耕除草

出苗 20 d 左右进行中耕除草，并将所除杂草及时清理干净。生长期间，随时清除杂草。灌水或雨后及时中耕松土，保持土壤疏松无杂草。严禁使用除草剂。

5.6.2 施肥管理

6～7 月，待珠芽长成并开始脱落时，结合培土，每 667 m² 追施三元复合肥 5 kg 或充分腐熟的农家肥 500 kg，二者混匀拌入细土，撒于枯苗（珠芽）之上。待再次长出珠芽时，按上法重复培土追肥。

所用肥料和使用原则应符合 NY/T 496 肥料合理使用准则（通则）的要求。

5.6.3 排灌

播前浇足底墒水，生长季节如遇干旱应及时于早晨或傍晚浇水，保证土壤含水量20％～30％。珠芽膨大期需水较多，应保持土壤湿润疏松，每次浇灌以将地面以下 10～15 cm 耕作层浇透为宜。雨季土壤表面有积水时，应及时排除积水。

5.6.4 摘除花序

半夏抽出花序后及时剪掉。由于花期不齐，可结合中耕除草分次进行。

5.6.5 培土

6 月以后，成熟珠芽逐渐落地，在半夏根际培细土，土厚以刚好盖住珠芽为度，稍压实。

6 油茶林栽培管理技术

6.1 种植技术

油茶中幼林的栽培管理技术参照 LY/T 1328—2006 执行。

6.2 油茶采收后期管理

为防止在油茶采收时，因采收人员操作不当对半夏生长产生影响，故在油茶采收前期对采收人员进行操作培训，在油茶采收过程中避免踩踏到半夏植株。油茶采收过后，对被踩实的土壤进行及时的修复，避免影响半夏的生长。

7 主要病虫害防治

7.1 原则

遵循"预防为主，综合防治"的植保方针，强调无公害、绿色环保。在必须施用时，应符合 GB 4285 和 GB/T 8321 的要求，并严格掌握用药量、用药时期，安全间隔期不少于 30 d。禁止使用国家明令禁止在食用农产品上使用的农药。

7.2 块茎腐烂病

及时拔除病株带出田块烧毁，病穴用 10％石灰水浇灌消毒；发病初期用 50％多菌灵或 70％甲基硫菌灵可湿性粉剂 1 000 倍液淋穴或浇灌病株根部。

7.3 叶斑病

发病初期用新植霉素 1 000 倍液或 50％多菌灵可湿性粉剂 800～1 000 倍液喷雾，7～10 d 喷 1 次，连喷 2～3 次；或用大蒜 1 kg 加水 20～25 kg 喷洒；同时拔除病株烧毁。

7.4 叶柄腐烂病（猝倒病）

发现病株及时拔除；用 95％噁霉灵可湿性粉剂 4 000～5 000 倍液，或 50％多菌灵可湿性粉剂 800 倍液喷雾，7～10 d 喷 1 次，连喷 3 次以上。

7.5 蚜虫

黄板诱杀；发生初期，用 0.3％苦参碱乳剂 800～1 000 倍液，或 2.5％溴氰菊酯乳油 3 000 倍液，每 7～10 d 喷 1 次，连续交替喷施 2～3 次。

7.6 蓟马

蓝板诱杀；用 0.3％苦参碱乳剂 800～1 000 倍液，或 1.5％天然除虫菊素水乳剂 2 000 倍液，或 10％吡虫啉可湿性粉剂 1 000 倍液喷雾。

8 采收

春播者于当年秋后采挖，秋播者于第 2 年秋后采挖。块茎繁殖在当年或第 2 年就可采收。采挖时，10 月下旬地上部枯萎后，选晴天人工采挖或用收挖机顺畦采挖，拣出块茎。

9 文件档案管理

半夏种植生产全过程详细记录，见附录。

所有基础资料及产区生产管理记录均应建立档案，并专管，具备条件的应建立计算机档案管理。

附 录

（规范性附录）

半夏种植管理登记表

半夏种植管理登记表

编号：_____

种植地点：_____ 地块面积：_____

海拔：_____ 坡向：_____ 坡度：_____

土壤类型：_____ 前茬作物：_____ 种子（茎）来源：_____

种植时间：_____ 种植密度：_____ 是否检疫：_____

底肥：_____

追肥：_____

病害防治：_____

虫害防治：_____

出圃时间：_____

记录人：

日期：

ICS 11.120.99
CCS B 38

湖南省中药材产业协会团体标准

T/XZYC 0022—2021

可饲用天然植物粉——桑叶粉

Natural forage plant powder：mulberry leaves powder

2021-09-06 发布 2021-09-06 实施

湖南省中药材产业协会 发布

前　　言

本文件按照 GB/T 1.1—2020《标准化工作导则　第 1 部分：标准化文件的结构和起草规则》的规定起草。

本文件由湖南省中药材产业协会标准化管理委员会提出。

本文件由湖南省中药材产业协会归口。

本文件起草单位：湖南美可达生物资源股份有限公司、湖南农业大学、湖南菲托葳植物资源有限公司。

本文件主要起草人：曾建国、杨广民、陈燕乐、唐昭山、刘秀斌、曾诚、杨岸奇、芦强。

可饲用天然植物粉——桑叶粉

1 范围

本文件根据《可饲用天然植物粉和粗提物标准通则》规定了桑叶粉的术语和定义、技术要求、检测方法、检验规则、标签、包装、运输、贮存和保质期等。

本文件适用于畜禽饲料生产和养殖企业，建立原料采购、车间生产和市场销售中所需遵循的质量要求和生产规范。

2 规范性引用文件

下列文件中的内容通过文中的规范性引用而构成本文件必不可少的条款。其中，注日期的引用文件，仅该日期对应的版本适用于本文件；不注日期的引用文件，其最新版本（包括所有的修改单）适用于本文件。

GB 10648　饲料标签

GB 13078　饲料卫生标准

GB/T 5917.1　饲料粉碎粒度测定　两层筛筛分法

GB/T 6435　饲料中水分的测定

GB/T 6438　饲料中粗灰分的测定

GB/T 8170　数值修约规定与极限数值的表示和判定

GB/T 13091　饲料中沙门氏菌的检测

GB/T 13092　饲料中霉菌总数的测定

GB/T 13093　饲料中细菌总数的测定

GB/T 14699.1　饲料采样

JJF 1070　定量包装商品净含量计量检验规则

T/XZYC 0018—2021　可饲用天然植物粉和粗提物标准通则

《中华人民共和国兽药典》2020 年版二部　桑叶

国家质量监督检验检疫总局令（2005）第 75 号

饲料原料目录（农业部公告第 1773 号、第 2133 号、第 2249 号、第 2634 号，农业农村部公告第 22 号）

3 术语和定义

下列术语和定义适用于本文件。

3.1

可饲用天然植物　Natural forage plant

为农业农村部发布《饲料原料目录》中的可饲用天然植物，包含修订纳入目录的植物。

3.2

可饲用天然植物粉 Powder of natural forage plant

可饲用植物经干燥、粉碎获得的粉末产品。

3.3

特征图谱　Characteristic atlas

指可饲用植物粉和可饲用粗提物经过适当的前处理后，采用色谱等分析方法，得到能够辨识该产品来源植物共有群体特征的图谱。

4　技术要求

4.1　原料采收

桑叶在初霜前采收，采收后除去杂质，去柄，晒干，搓碎，筛去灰屑。

4.2　原料质量要求

本品按干燥品计算，含芦丁不得少于 0.10%。

4.3　生产工艺

将干燥桑叶清除杂质，然后粉碎，过 60 目筛即得产品。

4.4　桑叶粉质量要求

4.4.1　外观和性状

粉末状，形态、色泽均一、无发霉、变质和结块。

4.4.2　理化指标

理化指标表

项目	标准
粒度（60 目筛的通过率/%）	≥90
水分/%	≤15.0
灰分/%	≤13.0
芦丁（质量百分数）/%	≥0.1
主要成分的特征图谱	见附录

4.4.3　卫生指标

产品中的细菌总数均小于 2×10^9 个/kg，霉菌数均小于 1 000 CFU/g，沙门氏菌不得检出。

4.4.4　净含量

应符合国家质量监督检验检疫总局令（2005）第 75 号令的规定。

5　检测方法

5.1　取样

按 GB/T 14699.1 规定执行。

5.2　各项要求检测

5.2.1　药材含量检测

按《中华人民共和国兽药典》2020 年版二部"桑叶"项下含量测定方法进行。

5.2.2　外观和性状

主要通过眼观、手摸、鼻闻等方法来判断产品的外观性状。

5.2.3 粒度

按 GB/T 5917.1 饲料粉碎粒度测定 两层筛筛分法进行。

5.2.4 水分

按 GB/T 6435 饲料中水分的测定进行。

5.2.5 灰分

按 GB/T 6438 饲料中粗灰分的测定进行。

5.2.6 含量和特征图谱

按规范性附录测定方法进行。

5.2.7 细菌总数

按 GB/T 13093 饲料中细菌总数的测定进行。

5.2.8 霉菌总数

按 GB/T 13092 饲料中霉菌总数的测定方法进行。

5.2.9 沙门氏菌

按 GB/T 13091 饲料中沙门氏菌的检测方法进行。

5.2.10 净含量

按 JJF 1070 的规定进行。

6 检验规则

6.1 组批

同一批原料、同一规格的产品为一批。

6.2 出厂检验

6.2.1 每批产品均应进行出厂检验。

6.2.2 出厂检验项目为：外观性状、含量和特征图谱、水分、净含量。

6.3 型式检验

本标准规定的全部指标项目为型式检验项目，型式检验每年检验一次，有下列情况之一时亦应进行型式检验：

　　a)　新产品投产时；

　　b)　更换设备或长期停产再恢复生产时；

　　c)　出厂检验结果与上次型式检验结果有较大差异时；

　　d)　原料、工艺可能影响产品质量时；

　　e)　国家监管部门提出要求时；

　　f)　停产 6 个月以上恢复生产时。

6.4 判定规则

检验项目全部符合本标准要求时，判定该批产品为合格。检验项目中如有一项不符合标准时，则判定该批产品为不合格。各项目指标的极限判定按 GB/T 8170 的修约值比较法执行。

7 标签、包装、运输、贮存和保质期

7.1 标签

标签应符合 GB/T 10648 的规定。

7.2 包装

产品包装材料应无毒、无害、无异味、防透水性好，并符合国家食品安全的规定。

7.3 运输

运输工具必须清洁、卫生，不得与有毒、有害、有腐蚀性、易挥发性或有异味的物品混装混运，必须轻装轻卸，不得摔撞，避免受潮和日晒雨淋。

7.4 贮存

应贮存于通风、干燥、清洁、防潮、防虫、防鼠的仓库内，不得与有毒、有异味、有腐蚀、有污染等物品混贮。产品应堆放在垫板上，且离地 10 cm、离墙 20 cm 以上。

7.5 保质期

未开启包装的产品，在规定的运输，贮存条件下，产品保质期应与标签中标明的保质期一致。

附　　录

（规范性附录）

桑叶粉含量及特定图谱的检测方法

1　试剂和材料

1.1　甲醇（色谱纯）；

1.2　水（二次重蒸水）；

1.3　甲醇（分析纯）；

1.4　磷酸（分析纯）；

1.5　芦丁（对照品）；

1.6　绿原酸（对照品）。

2　仪器和设备

2.1　高效液相色谱仪（紫外检测器）；

2.2　色谱柱（C_{18} 250 mm×4.6 mm，5 μm）；

2.3　分析天平；

2.4　超声波清洗器；

2.5　一般实验室设备。

3　高效液相色谱条件

以十八烷基硅烷键合硅胶为填充剂（柱长为 25 cm，内径为 4.6 mm，粒径为 5μm）；以甲醇为流动相 A，以 0.1％磷酸水溶液为流动相 B，按下表中的规定进行梯度洗脱；流速为 1 mL/min；柱温为 30 ℃；检测波长为 358 nm。理论板数按芦丁峰计算应不低于 5 000。

特征图谱梯度洗脱表

时间/min	甲醇/％	0.1％磷酸水/％
0～5	15	85
5～20	15～30	85～70
20～40	30～60	70～40
40～45	60～90	40～10
45～50	90	10
50～52	90～15	10～85
52～60	15	85

4 测定步骤

4.1 对照品溶液制备

取芦丁对照品适量，精密称定，用70％甲醇超声溶解，定容制成每 1 mL 含 0.3 mg 的溶液，即得。

取绿原酸对照品适量，精密称定，用70％甲醇超声溶解，定容制成每 1 mL 含 0.3 mg 的溶液，即得。

4.2 对照原料溶液的制备

取桑叶对照原料 0.3 g，精密称定，置具塞 25 mL 容量瓶中，精密加入70％甲醇 25 mL，称定重量，超声处理（功率 250 W，频率 40 kHz）30 min，放冷，再称定重量，用70％甲醇补足减失的重量，摇匀，静置，取上清液滤过，取续滤液，作为对照原料参照物溶液。

4.3 供试品溶液的制备

取本品粉末（过一号筛）约 0.3 g，精密称定，置 25 mL 棕色容量瓶中，加入70％甲醇 20 mL，称定重量，超声处理（功率 250 W，频率 40 kHz）30 min，放冷，再加70％甲醇至刻度，摇匀，即得。

4.4 测定

4.4.1 含量测定

分别精密吸取对照品溶液与供试品溶液各 10μL，注入液相色谱仪测定，用外标法计算。

4.4.2 特征图谱测定

分别精密吸取对照原料溶液与供试品溶液各 10μL，注入液相色谱仪测定。

5 计算

5.1 样品中芦丁的含量（以质量百分数 X 计）计算公式如下：

$$X = \frac{A}{A_s} \times C \times \frac{V}{M} \times P \times 100\%$$

式中：

A ——供试品中的芦丁的峰面积；

A_s ——对照品芦丁的峰面积；

C ——对照品的浓度，单位为 mg/mL；

V ——供试品中的提取液的体积，单位为 mL；

M ——试样的质量，单位为 mg；

P ——对照品的纯度。

5.2 芦丁平行测定结果用算术平均值表示，保留三位有效数字。

5.3 在重复性条件下，完成两次平行测定结果的相对偏差不大于10％。

5.4 特征图谱的计算

供试品特征图谱中应呈现 6 个特征峰，并应与对照原料参照物色谱峰中的 6 个特征峰相对应，其中峰 3 应与芦丁对照品参照物峰保留时间相一致，并标定为 S 峰，计算峰 1、2、4、5、6 与 S 峰的相对保留时间，相对保留时间应在规定值的±10％以内，规定值为 0.520（峰 1）、0.555（峰 2）、1.032（峰 4）、1.092（峰 5）、1.131（峰 6）。

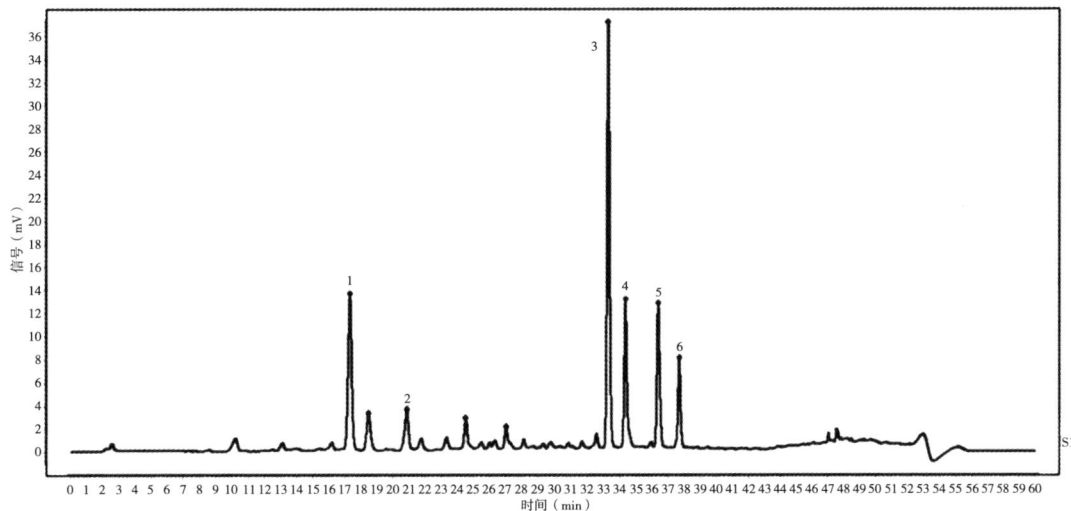

桑叶粉对照特征图谱

峰 3（S 峰）：芦丁，峰 1：绿原酸

ICS 11.120.99
CCS B 38

湖南省中药材产业协会团体标准

T/XZYC 0023—2021

可饲用天然植物粗提物——桑叶粗提物

Natural forage plant crude extract：mulberry leaves crude extract

2021-09-06 发布 2021-09-06 实施

湖南省中药材产业协会 发布

前　　言

本文件按照 GB/T 1.1—2020《标准化工作导则　第 1 部分：标准化文件的结构和起草规则》的规定起草。

本文件由湖南省中药材产业协会标准化管理委员会提出。

本文件由湖南省中药材产业协会归口。

本文件起草单位：湖南美可达生物资源股份有限公司、湖南农业大学、湖南菲托葳植物资源有限公司。

本文件主要起草人：曾建国、杨广民、陈燕乐、唐昭山、刘秀斌、曾诚、杨岸奇、芦强。

可饲用天然植物粗提物——桑叶粗提物

1 范围

本文件根据《可饲用天然植物粉和粗提物标准通则》规定了桑叶粉的术语和定义、技术要求、检测方法、检验规则、标签、包装、运输、贮存和保质期等。

本文件适用于畜禽饲料生产和养殖企业，建立原料采购、车间生产和市场销售中所需遵循的质量要求和生产规范。

2 规范性引用文件

下列文件中的内容通过文中的规范性引用而构成本文件必不可少的条款。其中，注日期的引用文件，仅该日期对应的版本适用于本文件；不注日期的引用文件，其最新版本（包括所有的修改单）适用于本文件。

GB 10648 饲料标签

GB 13078 饲料卫生标准

GB/T 5917.1 饲料粉碎粒度测定 两层筛筛分法

GB/T 6435 饲料中水分的测定

GB/T 6438 饲料中粗灰分的测定

GB/T 8170 数值修约规定与极限数值的表示和判定

GB/T 13091 饲料中沙门氏菌的检测

GB/T 13092 饲料中霉菌总数的测定

GB/T 13093 饲料中细菌总数的测定

GB/T 14699.1 饲料采样

JJF 1070 定量包装商品净含量计量检验规则

T/XZYC 0018—2021 可饲用天然植物粉和粗提物标准通则

《中华人民共和国兽药典》2020 年版二部 桑叶

国家质量监督检验检疫总局令（2005）第 75 号

饲料原料目录（农业部公告第 1773 号、第 2133 号、第 2249 号、第 2634 号，农业农村部公告第 22 号）

3 术语和定义

下列术语和定义适用于本文件。

3.1

可饲用天然植物 Natural forage plant

为农业农村部发布《饲料原料目录》中的可饲用天然植物，包含修订纳入目录的植物。

3.2

粗提物 Crude extract of natural forage plant

通过适当的溶剂或其他方法对可饲用天然植物的有效成分进行提取，再经浓缩和（或）干燥，未经进一步分离、纯化得到的提取物。

3.3

特征图谱　Characteristic atlas

指可饲用植物粉和可饲用粗提物经过适当的前处理后，采用色谱等分析方法，得到能够辨识该产品来源植物共有群体特征的图谱。

4　技术要求

4.1　原料采收

桑叶在初霜前采收，采收后除去杂质，去柄，晒干，搓碎，筛去灰屑。

4.2　原料质量要求

本品按干燥品计算，含芦丁不得少于 0.10％。

4.3　生产工艺

①前处理　将干燥桑叶粉碎。

②提取　桑叶粉碎末用 10 倍量、6 倍量 70％乙醇 80℃提取 2 次，每次提取 2h。

③过滤　提取液过滤得上清液。

④浓缩　离心液真空浓缩得湿浸膏。

⑤干燥　湿浸膏真空干燥至含水量小于 5％。

⑥粉碎过筛　将真空干燥所得干浸膏用粉碎机粉碎、过筛、得产品。

4.4　桑叶粗提取质量要求

4.4.1　外观和性状

粉末状，形态、色泽均一、无发霉、变质和结块。

4.4.2　理化指标

理化指标表

项目	标准
粒度（60 目筛的通过率/％）	≥90
水分/％	≤5.0
灰分/％	≤5.0
芦丁（质量百分数）/％	≥4.5
主要成分的特征图谱	见附录

4.4.3　卫生指标

产品中的细菌总数均小于 2×10^9 个/kg，霉菌数均小于 1 000 CFU/g，沙门氏菌不得检出。

4.4.4　净含量

应符合国家质量监督检验检疫总局令（2005）第 75 号令的规定。

5　检测方法

5.1　取样

按 GB/T 14699.1 规定执行。

5.2 各项要求检测

5.2.1 药材含量检测

按《中华人民共和国兽药典》2020 年版二部"桑叶"项下含量测定方法进行。

5.2.2 外观和性状

主要通过眼观、手摸、鼻闻等方法来判断产品的外观性状。

5.2.3 粒度

按 GB/T 5917.1 饲料粉碎粒度测定 两层筛筛分法进行。

5.2.4 水分

按 GB/T 6435 饲料中水分的测定进行。

5.2.5 灰分

按 GB/T 6438 饲料中粗灰分的测定进行。

5.2.6 含量和特征图谱

按规范性附录测定方法进行。

5.2.7 细菌总数

按 GB/T13093 饲料中细菌总数的测定进行。

5.2.8 霉菌总数

按 GB/T13092 饲料中霉菌总数的测定方法进行。

5.2.9 沙门氏菌

按 GB/T13091 饲料中沙门氏菌的检测方法进行。

5.2.10 净含量

按 JJF 1070 的规定进行。

6 检验规则

6.1 组批

同一批原料、同一规格的产品为一批。

6.2 出厂检验

6.2.1 每批产品均应进行出厂检验。

6.2.2 出厂检验项目为：外观性状、含量和特征图谱、水分、净含量。

6.3 型式检验

本标准规定的全部指标项目为型式检验项目，型式检验每年检验一次，有下列情况之一时亦应进行型式检验：

    a) 新产品投产时；

    b) 更换设备或长期停产再恢复生产时；

    c) 出厂检验结果与上次型式检验结果有较大差异时；

    d) 原料、工艺可能影响产品质量时；

    e) 国家监管部门提出要求时；

f) 停产 6 个月以上恢复生产时。

6.4 判定规则

检验项目全部符合本标准要求时，判定该批产品为合格。检验项目中如有一项不符合标准时，则判定该批产品为不合格。各项目指标的极限判定按 GB/T 8170 的修约值比较法执行。

7 标签、包装、运输、贮存和保质期

7.1 标签

标签应符合 GB/T 10648 的规定。

7.2 包装

产品包装材料应无毒、无害、无异味、防透水性好，并符合国家食品安全的规定

7.3 运输

运输工具必须清洁、卫生，不得与有毒、有害、有腐蚀性、易挥发性或有异味的物品混装混运，必须轻装轻卸，不得摔撞，避免受潮和日晒雨淋。

7.4 贮存

应贮存于通风、干燥、清洁、防潮、防虫、防鼠的仓库内，不得与有毒、有异味、有腐蚀、有污染等物品混贮。产品应堆放在垫板上，且离地 10 cm、离墙 20 cm 以上。

7.5 保质期

未开启包装的产品，在规定的运输，贮存条件下，产品保质期应与标签中标明的保质期一致。

附　　录

（规范性附录）

桑叶粗提取含量及特定图谱的检测方法

1　试剂和材料

1.1　甲醇（色谱纯）；

1.2　水（二次重蒸水）；

1.3　甲醇（分析纯）；

1.4　磷酸（分析纯）；

1.5　芦丁（对照品）；

1.6　绿原酸（对照品）。

2　仪器和设备

2.1　高效液相色谱仪（紫外检测器）；

2.2　色谱柱（C_{18} 250 mm×4.6 mm，5 μm）；

2.3　分析天平；

2.4　超声波清洗器；

2.5　一般实验室设备。

3　高效液相色谱条件

以十八烷基硅烷键合硅胶为填充剂（柱长为 25 cm，内径为 4.6 mm，粒径为 5 μm）；以甲醇为流动相 A，以 0.1%磷酸水溶液为流动相 B，按下表中的规定进行梯度洗脱；流速为 1 mL/min；柱温为 30 ℃；检测波长为 358 nm。理论板数按芦丁峰计算应不低于 5 000。

特征图谱梯度洗脱表

时间/min	甲醇/%	0.1%磷酸水/%
0～5	15	85
5～20	15～30	85～70
20～40	30～60	70～40
40～45	60～90	40～10
45～50	90	10
50～52	90～15	10～85
52～60	15	85

4 测定步骤

4.1 对照品溶液制备

取芦丁对照品适量，精密称定，用70%甲醇超声溶解，定容制成每 1 mL 含 0.3 mg 的溶液，即得。

取绿原酸对照品适量，精密称定，用70%甲醇超声溶解，定容制成每 1 mL 含 0.3 mg 的溶液，即得。

4.2 供试品溶液的制备

取桑叶醇提物 0.2 g，精密称定，置具塞 25 mL 容量瓶中，精密加入 70%甲醇 25 mL，称定重量，超声处理（功率 250 W，频率 40 kHz）30 min，放冷，再称定重量，用70%甲醇补足减失的重量，摇匀，静置，取上清液滤过，取续滤液，作为供试品溶液的制备。

4.3 对照提取物溶液的制备

参照 A.4.2 供试品溶液的制备方法进行制备。

4.4 测定

4.4.1 含量测定

分别精密吸取对照品溶液与供试品溶液各 10 μL，注入液相色谱仪测定，用外标法计算。

4.4.2 特征图谱测定

分别精密吸取对照提取物溶液与供试品溶液各 10 μL，注入液相色谱仪测定。

5 计算

5.1 样品中芦丁的含量（以质量百分数 X 计）计算公式如下：

$$X = \frac{A}{A_s} \times C \times \frac{V}{M} \times P \times 100\%$$

式中：

A ——供试品中的芦丁的峰面积；

A_s ——对照品芦丁的峰面积；

C ——对照品的浓度，单位为 mg/mL；

V ——供试品中的提取液的体积，单位为 mL；

M ——试样的质量，单位为 mg；

P ——对照品的纯度。

A.5.2 芦丁平行测定结果用算术平均值表示，保留三位有效数字。

A.5.3 在重复性条件下，完成两次平行测定结果的相对偏差不大于 10%。

A.5.4 特征图谱的计算

供试品特征图谱中应呈现 6 个特征峰，并应与对照提取物参照物色谱峰中的 6 个特征峰相对应，其中峰 3 应与芦丁对照品参照物峰保留时间相一致，并标定为 S 峰，计算峰 1、2、4、5、6 与 S 峰的相对保留时间，相对保留时间应在规定值的±10%以内，规定值为 0.520（峰 1）、0.555（峰 2）、1.032（峰 4）、1.092（峰 5）、1.131（峰 6）。

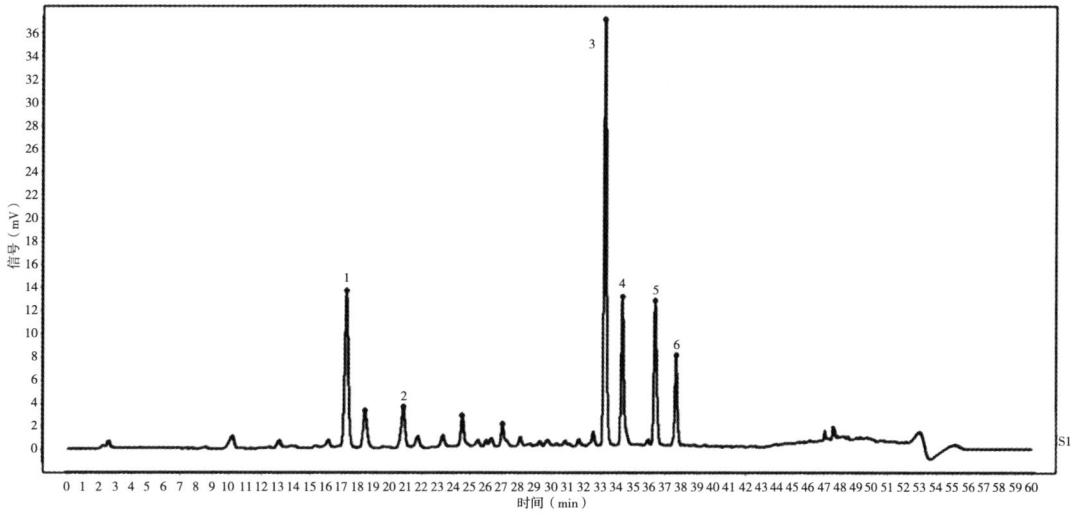

桑叶粗提物对照特征图谱

峰 3（S 峰）：芦丁，峰 1：绿原酸

ICS 11.120.99
CCS B 38

湖南省中药材产业协会团体标准

T/XZYC 0024—2021

可饲用天然植物粉——厚朴粉

Natural forage plant powder：Mangnolia Officinalis Cortex powder

2021-09-06 发布 　　　　　　　　　　　　 2021-09-06 实施

湖南省中药材产业协会 发布

前　言

　　本文件按照 GB/T 1.1—2020《标准化工作导则　第 1 部分：标准化文件的结构和起草规则》的规定起草。

　　本文件由湖南省中药材产业协会标准化管理委员会提出。

　　本文件由湖南省中药材产业协会归口。

　　本文件起草单位：湖南美可达生物资源股份有限公司、湖南农业大学、湖南菲托葳植物资源有限公司。

　　本文件主要起草人：曾建国、杨广民、陈燕乐、唐昭山、刘秀斌、曾诚、杨岸奇、芦强。

可饲用天然植物粉——厚朴粉

1 范围

本文件根据《可饲用天然植物粉和粗提物标准通则》规定了厚朴粉的术语和定义、技术要求、检测方法、检验规则、标签、包装、运输、贮存和保质期等。

本文件适用于畜禽饲料生产和养殖企业，建立原料采购、车间生产和市场销售中所需遵循的质量要求和生产规范。

2 规范性引用文件

下列文件中的内容通过文中的规范性引用而构成本文件必不可少的条款。其中，注日期的引用文件，仅该日期对应的版本适用于本文件；不注日期的引用文件，其最新版本（包括所有的修改单）适用于本文件。

GB 10648　饲料标签

GB 13078　饲料卫生标准

GB/T 5917.1　饲料粉碎粒度测定　两层筛筛分法

GB/T 6435　饲料中水分的测定

GB/T 6438　饲料中粗灰分的测定

GB/T 8170　数值修约规定与极限数值的表示和判定

GB/T 13091　饲料中沙门氏菌的检测

GB/T 13092　饲料中霉菌总数的测定

GB/T 13093　饲料中细菌总数的测定

GB/T 14699.1　饲料采样

JJF 1070　定量包装商品净含量计量检验规则

T/XZYC 0018—2021　可饲用天然植物粉和粗提物标准通则

《中华人民共和国兽药典》2020 年版二部　厚朴

国家质量监督检验检疫总局令（2005）第 75 号

饲料原料目录（农业部公告第 1773 号、第 2133 号、第 2249 号、第 2634 号，农业农村部公告第 22 号）

3 术语和定义

下列术语和定义适用于本文件。

3.1

可饲用天然植物　Natural forage plant

为农业农村部发布《饲料原料目录》中的可饲用天然植物，包含修订纳入目录的植物。

3.2

可饲用天然植物粉　Powder of natural forage plant

可饲用植物经干燥、粉碎获得的粉末产品。

3.3

特征图谱 Characteristic atlas

指可饲用植物粉和可饲用粗提物经过适当的前处理后，采用色谱等分析方法，得到能够辨识该产品来源植物共有群体特征的图谱。

4 技术要求

4.1 原料采收

采收 2～3 年种植的厚朴的根皮或干皮。根皮直接阴干或卷筒后干燥，称为根朴。干皮可环剥或条剥后卷筒置沸水中烫软后，埋置阴湿处发汗，待皮内侧或横断面都变成紫褐色或棕褐色，并现油润或光泽时，将每段树皮卷成双筒，用竹篾扎紧，削齐两端，暴晒干燥即成。

4.2 原料质量要求

本品按干燥品计，含厚朴酚（$C_{18}H_{18}O_2$）与和厚朴酚（$C_{18}H_{18}O_2$）的总量不得少于 2.0%。

4.3 生产工艺

将干燥厚朴清除杂质，然后粉碎，过 60 目筛即得产品。

4.4 厚朴粉质量要求

4.4.1 外观和性状

粉末状，形态、色泽均一、无发霉、变质和结块。

4.4.2 理化指标

理化指标表

项目	标准
粒度（60 目筛的通过率/%）	≥90
水分/%	≤10.0
灰分/%	≤5.0
厚朴酚和厚朴酚总含量（质量百分数）/%	≥2.0
主要成分的特征图谱	见附录

4.4.3 卫生指标

产品中的细菌总数均小于 2×10^9 个/kg，霉菌数均小于 1 000 CFU/g，沙门氏菌不得检出。

4.4.4 净含量

应符合国家质量监督检验检疫总局令（2005）第 75 号令的规定。

5 检测方法

5.1 取样

按 GB/T 14699.1 规定执行。

5.2 各项要求检测

5.2.1 药材含量检测

按《中华人民共和国兽药典》2020 年版二部"厚朴"项下含量测定方法进行。

5.2.2 外观和性状

主要通过眼观、手摸、鼻闻等方法来判断产品的外观性状。

5.2.3 粒度

按 GB/T 5917.1 饲料粉碎粒度测定 两层筛筛分法进行。

5.2.4 水分

按 GB/T 6435 饲料中水分的测定进行。

5.2.5 灰分

按 GB/T 6438 饲料中粗灰分的测定进行。

5.2.6 含量和特征图谱

按规范性附录 A 测定方法进行。

5.2.7 细菌总数

按 GB/T13093 饲料中细菌总数的测定进行。

5.2.8 霉菌总数

按 GB/T13092 饲料中霉菌总数的测定方法进行。

5.2.9 沙门氏菌

按 GB/T13091 饲料中沙门氏菌的检测方法进行。

5.2.10 净含量

按 JJF 1070 的规定进行。

6 检验规则

6.1 组批

同一批原料、同一规格的产品为一批。

6.2 出厂检验

6.2.1 每批产品均应进行出厂检验。

6.2.2 出厂检验项目为：外观性状、含量和特征图谱、水分、净含量。

6.3 型式检验

本标准规定的全部指标项目为型式检验项目，型式检验每年检验一次，有下列情况之一时亦应进行型式检验：

    a)   新产品投产时；

    b)   更换设备或长期停产再恢复生产时；

    c)   出厂检验结果与上次型式检验结果有较大差异时；

    d)   原料、工艺可能影响产品质量时；

e) 国家监管部门提出要求时；

f) 停产 6 个月以上恢复生产时。

6.4 判定规则

检验项目全部符合本标准要求时，判定该批产品为合格。检验项目中如有一项不符合标准时，则判定该批产品为不合格。各项目指标的极限判定按 GB/T 8170 的修约值比较法执行。

7 标签、包装、运输、贮存和保质期

7.1 标签

标签应符合 GB/T 10648 的规定。

7.2 包装

产品包装材料应无毒、无害、无异味、防透水性好，并符合国家食品安全的规定。

7.3 运输

运输工具必须清洁、卫生，不得与有毒、有害、有腐蚀性、易挥发性或有异味的物品混装混运，必须轻装轻卸，不得摔撞，避免受潮和日晒雨淋。

7.4 贮存

应贮存于通风、干燥、清洁、防潮、防虫、防鼠的仓库内，不得与有毒、有异味、有腐蚀、有污染等物品混贮。产品应堆放在垫板上，且离地 10 cm、离墙 20 cm 以上。

7.5 保质期

未开启包装的产品，在规定的运输，贮存条件下，产品保质期应与标签中标明的保质期一致。

附 录
（规范性附录）
厚朴粉含量及特定图谱的检测方法

1 试剂和材料

1.1 乙腈（色谱纯）；

1.2 水（二次重蒸水）；

1.3 乙醇（分析纯）；

1.4 磷酸（分析纯）；

1.5 厚朴酚（对照品）；

1.6 和厚朴酚（对照品）。

2 仪器和设备

2.1 高效液相色谱仪（紫外检测器）；

2.2 色谱柱（C_{18} 250 mm×4.6 mm，5 μm）；

2.3 分析天平；

2.4 超声波清洗器；

2.5 一般实验室设备。

3 高效液相色谱条件

以十八烷基硅烷键合硅胶为填充剂（柱长为 25 cm，内径为 4.6 mm，粒径为 5 μm）；以乙腈为流动相 A，以 0.1% 磷酸溶液为流动相 B，按下表中的规定进行梯度洗脱；流速为 1 mL/min；柱温为 30 ℃；检测波长为 294 nm。理论板数按厚朴酚峰计算应不低于 50 000。

特征图谱梯度洗脱表

时间/min	流动相 A/%	流动相 B/%
0～5	5	95
5～20	5→20	95→80
20～35	20→70	80→30
35～55	70→90	30→10
55～60	90	10
60～60.1	90→5	10→95
60.1～65	5	95

4 测定步骤

4.1 对照品溶液制备

分别精密称定厚朴酚、和厚朴酚对照品 5 mg，置于 25 mL 棕色容量瓶中，加甲醇超声溶解定容至刻度，制成浓度为 0.2 mg/mL 的参照物储备液备用。

4.2 供试品溶液的制备

取厚朴粉末约 0.5g，精密称定，置具塞锥形瓶中，精密加入 70％乙醇 25 mL，称定重量，超声处理（功率 250 W，频率 40 kHz）30 min，放冷，再称定重量，用 70％乙醇补足减失的重量，摇匀，静置，取上清液滤过，取续滤液，作为供试品溶液。

4.3 对照原料溶液的制备

参照 A.4.2 供试品溶液的制备方法。

4.4 测定

4.4.1 含量测定

分别精密吸取对照品溶液与供试品溶液各 10 μL，注入液相色谱仪测定，用外标法计算。

4.4.2 特征图谱测定

分别精密吸取对照原料溶液与供试品溶液各 10 μL，注入液相色谱仪测定。

5 计算

5.1 样品中厚朴酚（和厚朴酚）的含量（以质量百分数 X 计）计算公式如下：

$$X = \frac{A}{A_s} \times C \times \frac{V}{M} \times P \times 100\%$$

式中：

A ——供试品中的厚朴酚（和厚朴酚）的峰面积；

A_s ——对照品厚朴酚（和厚朴酚）的峰面积；

C ——对照品的浓度，单位为 mg/mL；

V ——供试品中的提取液的体积，单位为 mL；

M ——试样的质量，单位为 mg；

P ——对照品的纯度。

5.2 厚朴酚（和厚朴酚）平行测定结果用算术平均值表示，保留三位有效数字。

5.3 在重复性条件下，完成两次平行测定结果的相对偏差不大于 10％。

5.4 特征图谱的计算

供试品特征图谱中应呈现 8 个特征峰，并应与对照药材参照物色谱峰中的 8 个特征峰相对应，其中 2 个峰应分别与相应对照品参照物峰的保留时间相对应。与厚朴酚参照物峰相对应的峰为 S 峰，计算峰 1、2、3、4、5、6、8 与 S 峰的相对保留时间，相对保留时间应在规定值的 ±10％以内，规定值为 0.445（峰 1）、0.524（峰 2）、0.537（峰 3）、0.554（峰 4）、0.594（峰 5）、0.664（峰 6）、1.05（峰 8）。

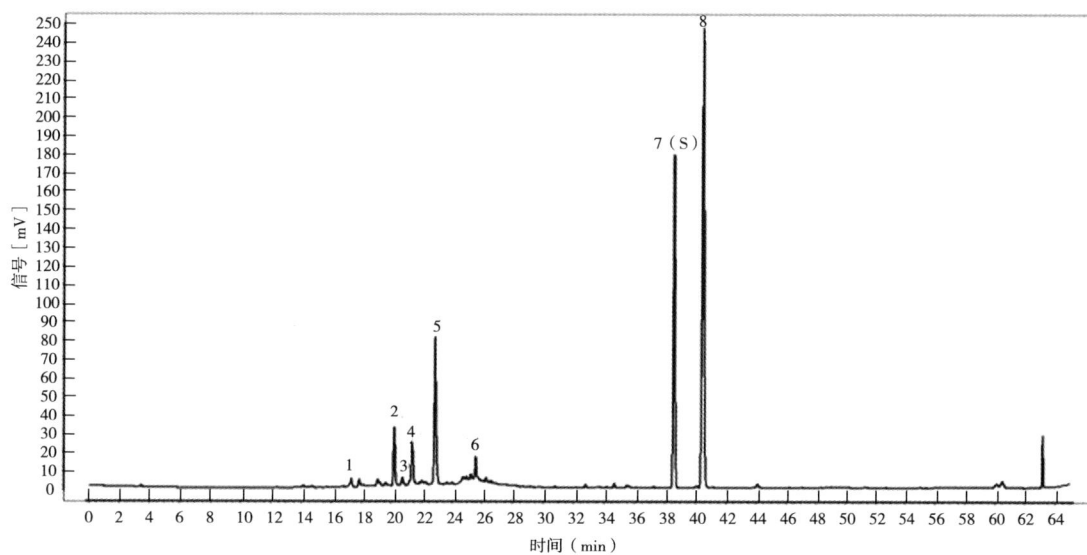

厚朴粉对照特征图谱

峰7（S峰）：和厚朴酚，峰8：厚朴酚

ICS 11.120.99
CCS B 38

湖南省中药材产业协会团体标准

T/XZYC 0025—2021

可饲用天然植物粗提物——厚朴粗提物

Natural forage plant crude extract：Mangnolia Officinalis Cortex crude extract

2021-09-06 发布   2021-09-06 实施

湖南省中药材产业协会 发布

前　言

本文件按照 GB/T 1.1—2020《标准化工作导则　第 1 部分：标准化文件的结构和起草规则》的规定起草。

本文件由湖南省中药材产业协会标准化管理委员会提出。

本文件由湖南省中药材产业协会归口。

本文件起草单位：湖南美可达生物资源股份有限公司、湖南农业大学、湖南菲托葳植物资源有限公司。

本文件主要起草人：曾建国、杨广民、陈燕乐、唐昭山、刘秀斌、曾诚、杨岸奇、芦强。

可饲用天然植物粗提物——厚朴粗提物

1 范围

本文件根据《可饲用天然植物粉和粗提物标准通则》规定了厚朴粗提物的术语和定义、技术要求、检测方法、检验规则、标签、包装、运输、贮存和保质期等。

本文件适用于畜禽饲料生产和养殖企业，建立原料采购、车间生产和市场销售中所需遵循的质量要求和生产规范。

2 规范性引用文件

下列文件中的内容通过文中的规范性引用而构成本文件必不可少的条款。其中，注日期的引用文件，仅该日期对应的版本适用于本文件；不注日期的引用文件，其最新版本（包括所有的修改单）适用于本文件。

GB 10648 饲料标签

GB 13078 饲料卫生标准

GB/T 5917.1 饲料粉碎粒度测定 两层筛筛分法

GB/T 6435 饲料中水分的测定

GB/T 6438 饲料中粗灰分的测定

GB/T 8170 数值修约规定与极限数值的表示和判定

GB/T 13091 饲料中沙门氏菌的检测

GB/T 13092 饲料中霉菌总数的测定

GB/T 13093 饲料中细菌总数的测定

GB/T 14699.1 饲料采样

JJF 1070 定量包装商品净含量计量检验规则

T/XZYC 0018—2021 可饲用天然植物粉和粗提物标准通则

《中华人民共和国兽药典》2020 年版二部 厚朴

国家质量监督检验检疫总局令（2005）第 75 号

饲料原料目录（农业部公告第 1773 号、第 2133 号、第 2249 号、第 2634 号，农业农村部公告第 22 号）

3 术语和定义

下列术语和定义适用于本文件。

3.1

可饲用天然植物 Natural forage plant

为农业农村部发布《饲料原料目录》中的可饲用天然植物，包含修订纳入目录的植物。

3.2

粗提物 Crude extract of natural forage plant

通过适当的溶剂或其他方法对可饲用天然植物的有效成分进行提取，再经浓缩和（或）干燥，未经进一步分离、纯化得到的提取物。

3.3

特征图谱 Characteristic atlas

指可饲用植物粉和可饲用粗提物经过适当的前处理后，采用色谱等分析方法，得到能够辨识该产品来源植物共有群体特征的图谱。

4 技术要求

4.1 原料采收

采收 2～3 年种植的厚朴的根皮或干皮。根皮直接阴干或卷筒后干燥，称为根朴。干皮可环剥或条剥后卷筒置沸水中烫软后，埋置阴湿处发汗，待皮内侧或横断面都变成紫褐色或棕褐色，并现油润或光泽时，将每段树皮卷成双筒，用竹篾扎紧，削齐两端，暴晒干燥即成。

4.2 原料质量要求

本品按干燥品计，含厚朴酚（$C_{18}H_{18}O_2$）与和厚朴酚（$C_{18}H_{18}O_2$）的总量不得少于 2.0%。

4.3 生产工艺

①前处理　将干燥厚朴粉碎。
②提取　厚朴粉碎末用 10 倍量、6 倍量 60%乙醇 80℃提取 2 次，每次提取 2 h。
③过滤　提取液过滤得上清液。
④浓缩　离心液真空浓缩得湿浸膏。
⑤干燥　湿浸膏真空干燥至含水量小于 5%。
⑥粉碎过筛　将真空干燥所得干浸膏用粉碎机粉碎、过筛、得产品。

4.4 厚朴粗提物质量要求

4.4.1 外观和性状

粉末状，形态、色泽均一、无发霉、变质和结块。

4.4.2 理化指标

理化指标表

项目	标准
粒度（60 目筛的通过率/%）	≥90
水分/%	≤5.0
灰分/%	≤5.0
厚朴酚及和厚朴酚总含量（质量百分数）/%	≥30.0
主要成分的特征图谱	见附录

4.4.3 卫生指标

产品中的细菌总数均小于 $2×10^9$ 个/kg，霉菌数均小于 1 000 CFU/g，沙门氏菌不得检出。

4.4.4 净含量

应符合国家质量监督检验检疫总局令（2005）第 75 号令的规定。

5 检测方法

5.1 取样

按 GB/T 14699.1 规定执行。

5.2 各项要求检测

5.2.1 药材含量检测

按《中华人民共和国兽药典》2020 年版二部"厚朴"项下含量测定方法进行。

5.2.2 外观和性状

主要通过眼观、手摸、鼻闻等方法来判断产品的外观性状。

5.2.3 粒度

按 GB/T 5917.1 饲料粉碎粒度测定　两层筛筛分法进行。

5.2.4 水分

按 GB/T 6435 饲料中水分的测定进行。

5.2.5 灰分

按 GB/T 6438 饲料中粗灰分的测定进行。

5.2.6 含量和特征图谱

按规范性附录 A 测定方法进行。

5.2.7 细菌总数

按 GB/T 13093 饲料中细菌总数的测定进行。

5.2.8 霉菌总数

按 GB/T 13092 饲料中霉菌总数的测定方法进行。

5.2.9 沙门氏菌

按 GB/T 13091 饲料中沙门氏菌的检测方法进行。

5.2.10 净含量

按 JJF 1070 的规定进行。

6 检验规则

6.1 组批

同一批原料、同一规格的产品为一批。

6.2 出厂检验

6.2.1 每批产品均应进行出厂检验。

6.2.2 出厂检验项目为：外观性状、含量和特征图谱、水分、净含量。

6.3 型式检验

本标准规定的全部指标项目为型式检验项目，型式检验每年检验一次，有下列情况之一时亦应进行型式检验：

a) 新产品投产时；

b) 更换设备或长期停产再恢复生产时；

c) 出厂检验结果与上次型式检验结果有较大差异时；

d) 原料、工艺可能影响产品质量时；

e) 国家监管部门提出要求时；

f) 停产 6 个月以上恢复生产时。

6.4 判定规则

检验项目全部符合本标准要求时，判定该批产品为合格。检验项目中如有一项不符合标准时，则判定该批产品为不合格。各项目指标的极限判定按 GB/T 8170 的修约值比较法执行。

7 标签、包装、运输、贮存和保质期

7.1 标签

标签应符合 GB/T 10648 的规定。

7.2 包装

产品包装材料应无毒、无害、无异味、防透水性好，并符合国家食品安全的规定。

7.3 运输

运输工具必须清洁、卫生，不得与有毒、有害、有腐蚀性、易挥发性或有异味的物品混装混运，必须轻装轻卸，不得摔撞，避免受潮和日晒雨淋。

7.4 贮存

应贮存于通风、干燥、清洁、防潮、防虫、防鼠的仓库内，不得与有毒、有异味、有腐蚀、有污染等物品混贮。产品应堆放在垫板上，且离地 10 cm、离墙 20 cm 以上。

7.5 保质期

未开启包装的产品，在规定的运输，贮存条件下，产品保质期应与标签中标明的保质期一致。

附 录
（规范性附录）
厚朴粗提物含量及特定图谱的检测方法

1 试剂和材料

1.1 乙腈（色谱纯）；

1.2 水（二次重蒸水）；

1.3 乙醇（分析纯）；

1.4 磷酸（分析纯）；

1.5 厚朴酚（对照品）；

1.6 和厚朴酚（对照品）。

2 仪器和设备

2.1 高效液相色谱仪（紫外检测器）；

2.2 色谱柱（C_{18} 250 mm×4.6 mm，5 μm）；

2.3 分析天平；

2.4 超声波清洗器；

2.5 一般实验室设备。

3 高效液相色谱条件

以十八烷基硅烷键合硅胶为填充剂（柱长为 25 cm，内径为 4.6 mm，粒径为 5 μm）；以乙腈为流动相 A，以 0.1％磷酸溶液为流动相 B，按下表中的规定进行梯度洗脱；流速为 1 mL/min；柱温为 30℃；检测波长为 294 nm。理论板数按厚朴酚峰计算应不低于 50 000。

特征图谱梯度洗脱表

时间/min	流动相 A/％	流动相 B/％
0～5	5	95
5～20	5→20	95→80
20～35	20→70	80→30
35～55	70→90	30→10
55～60	90	10
60～60.1	90→5	10→95
60.1～65	5	95

4 测定步骤

4.1 对照品溶液制备

分别精密称定厚朴酚、和厚朴酚对照品 5 mg，置于 25mL 棕色容量瓶中，加甲醇超声溶解定容至刻度，制成浓度为 0.2 mg/mL 的参照物储备液备用。

4.2 供试品溶液的制备

取厚朴醇提物约 0.2g，精密称定，置具塞锥形瓶中，精密加入 70％乙醇 25 mL，称定重量，超声处理（功率 250 W，频率 40 kHz）30 min，放冷，再称定重量，用 70％乙醇补足减失的重量，摇匀，静置，取上清液滤过，取续滤液，作为供试品溶液。

4.3 对照提取物溶液的制备

参照 A.4.2 供试品溶液的制备方法。

4.4 测定

4.4.1 含量测定

分别精密吸取对照品溶液与供试品溶液各 10 μL，注入液相色谱仪测定，用外标法计算。

4.4.2 特征图谱测定

分别精密吸取对照提取物溶液与供试品溶液各 10 μL，注入液相色谱仪测定。

5 计算

5.1 样品中厚朴酚（和厚朴酚）的含量（以质量百分数 X 计）计算公式如下：

$$X = \frac{A}{A_s} \times C \times \frac{V}{M} \times P \times 100\%$$

式中：

A ——供试品中的厚朴酚（和厚朴酚）的峰面积；

A_s ——对照品厚朴酚（和厚朴酚）的峰面积；

C ——对照品的浓度，单位为 mg/mL；

V ——供试品中的提取液的体积，单位为 mL；

M ——试样的质量，单位为 mg；

P ——对照品的纯度。

5.2 厚朴酚（和厚朴酚）平行测定结果用算术平均值表示，保留三位有效数字。

5.3 在重复性条件下，完成两次平行测定结果的相对偏差不大于 10％。

5.4 特征图谱的计算

供试品特征图谱中应呈现 8 个特征峰，并应与对照提取物参照物色谱峰中的 8 个特征峰相对应，其中峰 7 应与厚朴酚对照品参照物峰保留时间相一致，并标定为 S 峰，计算峰 1、2、3、4、5、6、8 与 S 峰的相对保留时间，相对保留时间应在规定值的 ±10％以内，规定值为 0.445（峰 1）、0.524（峰 2）、0.537（峰 3）、0.554（峰 4）、0.594（峰 5）、0.664（峰 6）、1.05（峰 8）。

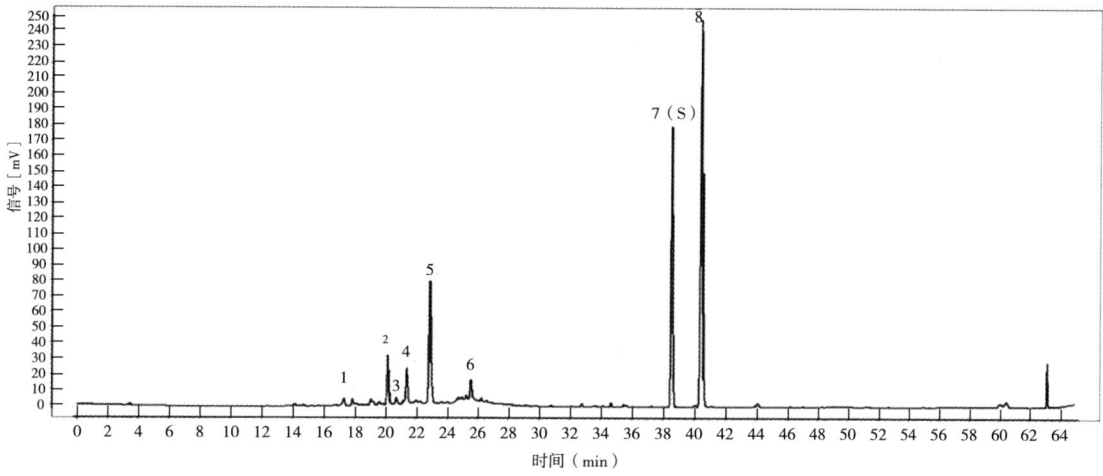

厚朴粗提物对照特征图谱

峰7（S峰）：和厚朴酚，峰1：木兰花碱，峰8：厚朴酚

ICS 11.120.99
CCS B 38

湖南省中药材产业协会团体标准

T/XZYC 0026—2021

"湘九味"品牌药材 博落回根质量标准

Technical specification for production of Xiangjiuwei brand medicine:
standard for quality of Boluohuigen

2022-01-17 发布 2022-01-17 实施

湖南省中药材产业协会 发布

前　　言

本文件按照 GB/T 1.1—2020《标准化工作导则　第 1 部分：标准化文件的结构和起草规则》的规定起草。

本文件由湖南省中药材产业协会标准化管理委员会提出。

本文件由湖南省中药材产业协会归口。

本文件起草单位：湖南中医药大学、湖南农业大学、湖南省棉花科学研究所、怀化学院、湖南美可达生物资源有限公司、新宁县永鑫药材开发有限公司。

本文件主要起草人：刘湘丹、曾建国、刘笑蓉、杨敏、周日宝、伍贤进、李庠、童巧珍、杨广民、陈嘉威、马杰、傅淋、贺璐、王永波、杨美云。

"湘九味"品牌药材 博落回根质量标准

1 范围

本文件规定用于提取原阿片碱、别隐品碱原料博落回根的质量标准。

本文件适用于提取原阿片碱、别隐品碱原料博落回根的质量标准要求。

2 规范性引用文件

下列文件中的内容通过文中的规范性引用而构成本文件必不可少的条款。其中，注日期的引用文件，仅该日期对应的版本适用于本文件；不注日期的引用文件，其最新版本（包括所有的修改单）适用于本文件。

DB43/T 497—2009 博落回果

DB43/T 498—2009 博落回叶

《中华人民共和国药典》（2020年版）

《中国植物志》

3 术语和定义

下列术语和定义适用于本文件。

3.1

博落回根 Boluohuigen

本品为罂粟科植物博落回 *Macleaya* cordata（Willd.）R. Br 的干燥根，秋季采挖，洗净，干燥。

3.2

等级 Grade

在一个规格下，用于区分中药材品质的交易品种的依据，一个交易品种成为一个等级。

注：一般是药材属性的连续性指标，通常等级越高，表示质量越好。

3.3

浸出物 Determination of extractives

热浸法下博落回根的醇溶性浸出物。

3.4

原阿片碱 Protopine

一种生物碱，分子式：$C_{20}H_{19}NO_5$，分子量：353.30856（g/mol），CAS号：130-86-9。

3.5

别隐品碱 Allocryptopine

一种生物碱，分子式：$C_{21}H_{23}NO_5$，分子量：369.41102（g/mol），CAS号：485-91-6。

4 技术要求

4.1 来源

本品为罂粟科植物博落回的干燥根。

4.2 性状

本品主根呈纺锤形，下部有支根 2～3 条，并着生多数细长的须根。表面棕褐色，有纵沟纹，质较硬，断面外部淡黄色至黄色，中心处橙红色，具放射状纹理及裂隙。气微，味苦。

4.3 鉴别

4.3.1 显微鉴别

4.3.1.1 横切面组织特征：①木栓层为数列细胞，随着生长周期增加会受到挤压而产生裂痕，周期越长裂痕越明显，含棕色物质。②皮层较窄，含橘黄色物质。③韧皮部宽，大量韧皮薄壁细胞、少量筛管、韧皮纤维组成，呈半椭圆形，内含橘黄色物质。④形成层呈环状，束间形成层明显。⑤木质部有大量木薄壁组织和木纤维，呈放射状，导管在形成层处较多，多成切向排列，渐至中央导管呈单列。⑥木射线宽，由 6～8 列细胞组成。

4.3.1.2 粉末特征：①导管主要为网纹导管与具缘纹孔导管，极少数为梯纹导管。②纤维成束或离散，较粗，壁极厚，断面平整。③含棕色块。④薄壁细胞，呈卵圆形、多角形，棕色。⑤草酸钙簇晶，晶体小，晶角较钝。⑥淀粉粒，极多，有单粒和复粒；单粒呈类圆形、多角形，复粒由 2～3 分粒组成，脐点、层纹不明显。

4.3.2 薄层鉴别

取本品粉末 0.5 g，加甲醇-1％盐酸水溶液（50∶50）10 mL，超声处理 1 h，过滤，滤液作为供试品溶液。分别取原阿片碱、别隐品碱、血根碱、白屈菜红碱对照品，加甲醇-1％盐酸水溶液（50∶50）分别制成 1 mg/mL 原阿片碱、别隐品碱、血根碱、白屈菜红碱对照溶液。参照薄层色谱法（《中华人民共和国药典》2020 年版四部 通则 0502）试验，吸取上述两种溶液各 10 μL，分别点于同一硅胶 G 薄层板上，原阿片碱、别隐品碱以三氯甲烷-甲醇（15∶1.5）的上层溶液为展开剂，血根碱、白屈菜红碱以三氯甲烷-甲醇（15∶0.25）的上层溶液为展开剂，展开，取出，晾干，加热至斑点显色清晰，血根碱和白屈菜红碱在 254 nm 荧光下有荧光，原阿片碱、别隐品碱需喷洒碘化铋钾试液进行显色，荧光条件下进行观察。供试品色谱中，在与对照品色谱相应的位置上，显相同颜色的斑点。

4.4 检查

4.4.1 水分

不得过 13.0％（《中华人民共和国药典》2020 年版四部 通则 0832 第二法）。

4.4.2 总灰分

不得过 10.0％（《中华人民共和国药典》2020 年版四部 通则 2302）。

4.4.3 酸不溶性灰分

不得过 4.0％（《中华人民共和国药典》2020 年版四部 通则 2302）。

4.5 浸出物

参照醇溶性浸出物测定法（《中华人民共和国药典》2020 年版四部 通则 2201）项下

的热浸法测定，不得少于 15.0%。

4.6 含量测定

原阿片碱、别隐品碱含量测定，参照高效液相色谱法（通则 0512）测定。

色谱条件与系统适用性试验：以十八烷基硅烷键合硅胶（非亲水性）为填充剂（4.6mm×250 mm，5 μm）；以乙腈为流动相 A，以 0.1%磷酸水溶液为流动相 B 进行梯度洗脱，洗脱条件见下表；柱温 30 ℃；检测波长 284 nm。

梯度洗脱表

时间/min	流动相 A/%	流动相 B/%
0～5	20→20	80→80
5～22	20→40	80→60
22～37	40→60	60→40
37～39	60→25	40→75
39～40	25→20	75→80
40～42	20→20	80→80

对照品溶液制备：精密称取原阿片碱、别隐品碱对照品适量，用甲醇溶解制得浓度为 1.0 mg/mL 的对照品溶液，经 0.45 μm 微孔滤膜过滤，密封，低温避光保存，备用。

供试品溶液制备：取约 0.2 g，精密称定，分别置于 250 mL 的具塞锥形瓶中，加入甲醇-1%盐酸水溶液（1：1）20 mL，称定重量，超声提取 1 h 后取出放冷至室温，补足失重，离心，取上清液用 0.45 μm 滤膜过滤，制得样品溶液。

测定法：分别精密吸取对照溶液与供试品溶液各 10 μL，注入液相色谱仪，测定，记录色谱图，即得。

本品按干燥品计算，原阿片碱和别隐品碱之和不少于 2.0%。

附 录 A
（规范性附录）
博落回根质量等级划分表

表 A.1 博落回根质量等级划分表

项目指标		级别		
		一等	二等	三等
原阿片碱和别隐品碱之和（按干燥品计算%）		≥4.0	3.0≤碱<4.0	2.0≤碱<3.0
性状	色泽	表面棕褐色		
	形状	本品主根呈纺锤形，下部有支根2～3条，并着生多数细长的须根，有纵沟纹		
	质地	质较硬，断面外部淡黄色至黄色，中心处橙红色，具放射状纹理及裂隙		
	气味	气微，味苦		
鉴别	薄层鉴别	符合要求		
	显微鉴别	符合要求		
检查	水分	不得超过13.0%		
	总灰分	不得超过10.0%		
	酸不溶性灰分	不得超过4.0%		
	虫蛀	无		
	霉变	无		
	重金属	符合要求		
	农残	符合要求		
	黄曲霉毒素	符合要求		
浸出物（热浸法醇溶性浸出物）		不得少于15.0%		

附 录 B
（规范性附录）
博落回根生产记录

表 B.1 博落回根生产记录

采收记录			
采收日期		采收天气	
采收方法			
收获量		产量	
外观特征			
记录人		技术负责人	
产地初加工记录			
加工日期		加工地点	
加工方法			
加工量		干重	
药材外观特征			
质量检测结果			
记录人		技术负责人	
包装记录			
包装材料		包装时间	
包装方法		包装数量	
包装人		批号	
记录人		技术负责人	
贮藏记录			
库房地点		入库时间	
入库量		入库人	
贮藏方法			
记录人		库管员	

ICS 11.120.99
CCS B 38

湖南省中药材产业协会团体标准

T/XZYC 0027—2021

"湘九味"品牌药材 龙牙百合质量标准

Technical specification for production of Xiangjiuwei brand medicine：
standard for quality of Longyabaihe

2022-01-17 发布 2022-01-17 实施

湖南省中药材产业协会 发布

前　言

本文件按照 GB/T 1.1—2020《标准化工作导则　第 1 部分：标准化文件的结构和起草规则》的规定起草。

本文件由湖南省中药材产业协会标准化管理委员会提出。

本文件由湖南省中药材产业协会归口。

本文件起草单位：湖南中医药大学、湖南省中医药研究院、湖南农业大学、药圣堂（湖南）制药有限公司、湖南药圣堂中药科技有限公司。

本文件主要起草人：刘湘丹、周日宝、周新茹、裴刚、刘文龙、陈乃宏、周小江、童巧珍、曾建国、王智、李玲、钟振平、谢景、付学森。

"湘九味"品牌药材 龙牙百合质量标准

1 范围

本文件规定龙牙百合中药材质量标准。

本文件适用于龙牙百合中药材质量标准要求。

2 规范性引用文件

下列文件中的内容通过文中的规范性引用而构成本文件必不可少的条款。其中，注日期的引用文件，仅该日期对应的版本适用于本文件；不注日期的引用文件，其最新版本（包括所有的修改单）适用于本文件。

《中华人民共和国药典》（2020 年版）

DB43/T 215.1—2019 地理标志产品 隆回龙牙百合 第 1 部分：质量要求

T/CACM 1021.21—2018 中药材商品规格等级 百合

《中国植物志》

3 术语和定义

下列术语和定义适用于本文件。

3.1

龙牙百合药材 Longyabaihe

本品为百合科植物百合 *Lilium brownii* F. E. Brown var. *viridulum* Baker CV. 'Longya' 的干燥肉质鳞叶。秋季采挖，洗净，剥取鳞叶，置沸水中略烫，干燥。

3.2

肉质鳞叶 Fleshly scale leaf

龙牙百合地下部分的肉质变态叶。

3.3

等级 Grade

在一个规格下，用于区分中药饮片品质的交易品种的依据，一个交易品种成为一个等级。

注：一般是药材属性的连续性指标，通常等级越高，表示质量越好。

3.4

鳞叶长度 Scale leaf length

百合药材鳞叶单片的长度。

3.5

浸出物 Extract

冷浸法下百合的水溶性浸出物。

3.6

百合多糖 Polyaccharides of lilii bulbus

百合总多糖。

3.7

王百合苷 A Regaloside A

酚酸甘油酯的一种，化学式：$C_{18}H_{24}O_{10}$，CAS：114420-66-5。

4 技术要求

4.1 来源

本品为百合科植物百合的干燥肉质鳞叶。

4.2 性状

本品呈卵圆形或狭卵圆形，长 1.5～6.5 cm，宽 0.5～2 cm，中部厚 2～4 mm。表面乳白色至乳黄色，有纵直平行的脉纹 3～5 条，有的不甚明显，顶端稍尖，边缘薄，微波状，略向内弯曲。质硬而脆，断面较平坦，角质样。气微，味微。

4.3 鉴别

4.3.1 显微鉴别

百合未糊化淀粉粒的脐点为"人"字状、三叉状或者马蹄状；表皮细胞壁呈微波状；导管以螺纹导管多见。

4.3.2 薄层鉴别

按照《中华人民共和国药典》"百合"项下薄层鉴别方法，进行百合药材鉴别。供试品色谱中，在与对照药材色谱相应的位置上，显相同颜色的斑点。

4.4 检查

4.4.1 水分

不得过 13.0%（《中华人民共和国药典》2020 年版四部 通则 0832 第二法）。

4.4.2 总灰分

不得过 5.0%（《中华人民共和国药典》2020 年版四部 通则 2302）。

4.4.3 二氧化硫残留量

参照二氧化硫残留量测定法（《中华人民共和国药典》2020 年版四部 通则 2331）测定，不得过 150 mg/kg。

4.4.4 重金属及有害元素

参照铅、镉、砷、汞、铜测定法（《中华人民共和国药典》2020 年版四部 通则 2321）测定，铅不得过 5 mg/kg；镉不得过 1 mg/kg；砷不得过 2 mg/kg；汞不得过 0.2 mg/kg；铜不得过 20 mg/kg。

4.4.5 其他有机氯类农药残留量

其他有机氯类农药残留量，参照气相色谱法（《中华人民共和国药典》2020 年版四部 通则 0521）测定。本品中含五氯硝基苯不得过 0.1 mg/kg；六氯苯不得过 0.1 mg/kg；七氯（七氯、环氧七氯之和）不得过 0.05 mg/kg；氯丹（顺式氯丹、反式氯丹、氧化氯丹之和）不得过 0.1 mg/kg。

4.5 浸出物

参照水溶性浸出物测定法（《中华人民共和国药典》2020 年版四部 通则 2201）项下的冷浸法测定，不得少于 18.0%。

4.6 含量测定

4.6.1 百合多糖

参照《中华人民共和国药典》"百合"项下百合多糖测定方法进行测定，本品按干燥品计算，含百合多糖以无水葡萄糖（$C_6H_{12}O_6$）计不得低于 21%。

4.6.2 王百合苷 A（Regaloside A）

参照高效液相色谱法（《中华人民共和国药典》2020 年版四部 通则 0512）测定

色谱条件与系统适用性试验：以十八烷基硅烷键合硅胶（非亲水性）为填充剂（4.6 mm×250 mm，5 μm）；以乙腈为流动 A，以 0.1%磷碳水溶液 B，按下表的规定进行梯度洗膜；柱温 30 ℃；检测波长 310 nm。

梯度洗脱表

时间/min	流动相 A/%	流动相 B/%
0	15	85
25	15	85
30	18	82
32	15	85
60	15	85

对照品溶液制备：称取 Regaloside A 对照品适量，精密称定 5 mg，用 75%甲醇溶解并定容至 5 mL 容量瓶中制成母液，取母液 0.5 mL，于 5 mL 容量瓶中配制成 0.1 mg/mL 的 Regaloside A 溶液。

供试品溶液制备：精密称取供试百合样品粉末 3 g；置于带塞锥形瓶中，加入 75%甲醇溶液 60 mL，称重，静置 2 h 后，室温超声 30 min，待冷却用 75%甲醇补重，取上清液过 0.22 μm 针孔滤膜过滤，制得供试品溶液。

测定法：分别精密吸取对照品溶液与供试品溶液各 10 μL，注入液相色谱仪，测定，记录色谱图，即得。

本品按干燥品计算，百合中 Regaloside A 的含量不得少于 0.03%。

4.7 性味与归经

甘，寒。归心、肺经。

附 录 A

（规范性附录）

龙牙百合质量等级划分表

表 A.1 龙牙百合质量等级划分表

项目指标	质量等级	一等	二等	三等	统货
性状	鳞片平均长度/mm	≥40	30≤长度＜40	20≤长度＜30	≥15
	整齐度/%	≥95	≥85	≥80	—
	色泽	表面乳白色至乳黄色，有纵直平行的脉纹 3～5 条，有的不甚明显			
	形状	卵圆形或狭卵圆形，顶端尖，边缘薄，微波状，略向内弯曲			
	质地	质硬而脆，断面较平坦，角质样			
	气味	气微，味微甘			
鉴别	薄层鉴别	符合要求			
检查	水分	不得过 13.0%			
	总灰分	不得过 5.0%			
	二氧化硫	不得过 150 mg/kg			
	农残	五氯硝基苯不得过 0.1 mg/kg；六氯苯不得过 0.1 mg/kg；七氯（七氯、环氧七氯之和）不得检出；氯丹（顺式氯丹、反式氯丹、氧化氯丹之和）不得过 0.1 mg/kg			
	重金属	铅不得过 5 mg/kg；镉不得过 1 mg/kg；砷不得过 2 mg/kg；汞不得过 0.2 mg/kg；铜不得过 20 mg/kg			
水溶性浸出物		不得少于 18.0%			
含量测定	百合多糖	不得少于 21.0%			
	王百合苷 A（Regaloside A）	不得少于 0.03%			

附 录 B
（规范性附录）
不同质量等级龙牙百合图

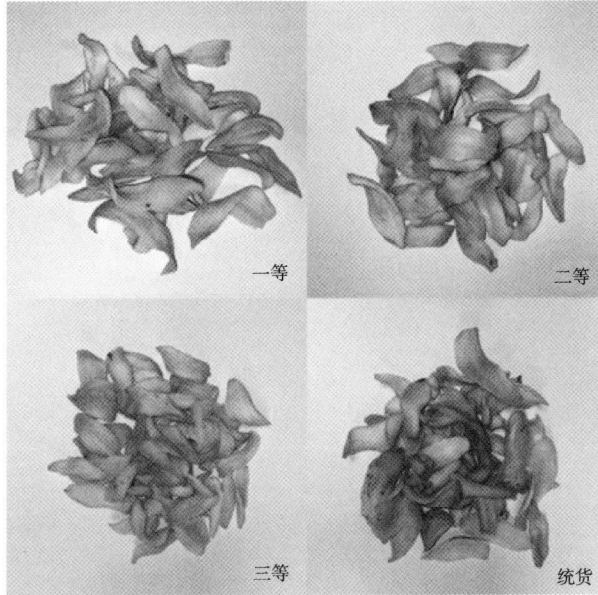

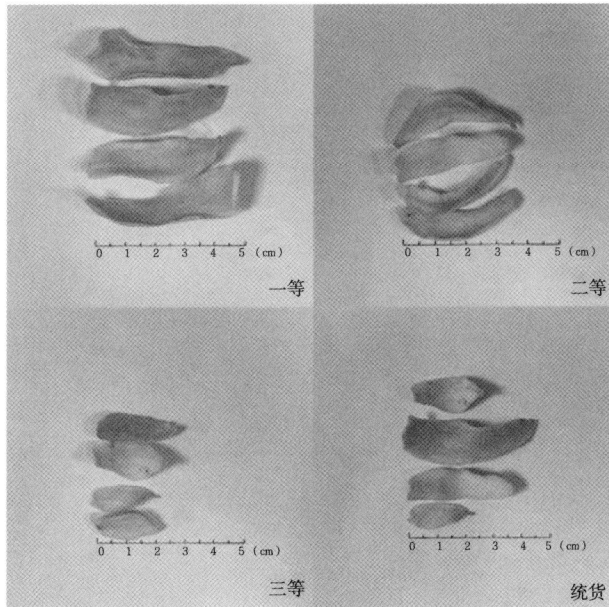

不同质量等级龙牙百合图

ICS 11.120.99
CCS B 38

湖南省中药材产业协会团体标准

T/XZYC 0028—2021

"湘九味"品牌药材　湘银花质量标准

Technical specification for production of Xiangjiuwei brand medicine：
standard for quality of Xiangyinhua

2022-01-17 发布

2022-01-17 实施

湖 南 省 中 药 材 产 业 协 会　发布

前　言

本文件按照 GB/T 1.1—2020《标准化工作导则　第 1 部分：标准化文件的结构和起草规则》的规定起草。

本文件由湖南省中药材产业协会标准化管理委员会提出。

本文件由湖南省中药材产业协会归口。

本文件起草单位：湖南中医药大学、怀化学院、湘西州农业科学研究院、湖南农业大学、湖南鸿利药业、溆浦永鑫特色农业开发专业合作社。

本文件主要起草人：刘湘丹、王志辉、周新茹、周日宝、童巧珍、曾建国、舒利、付学森、伍贤进、熊绍军、舒清理、廖玉元、刘笑蓉。

"湘九味" 品牌药材　湘银花质量标准

1　范围

本文件规定湘银花中药材质量标准。

本文件适用于湘银花中药材质量标准要求。

2　规范性引用文件

下列文件中的内容通过文中的规范性引用而构成本文件必不可少的条款。其中，注日期的引用文件，仅该日期对应的版本适用于本文件；不注日期的引用文件，其最新版本（包括所有的修改单）适用于本文件。

《中华人民共和国药典》（2020 年版）

DB43/T 214.1—2012 地理标志产品隆回金银花 第 1 部分：产品质量

《香港中药材标准第八册》山银花

3　术语和定义

下列术语和定义适用于本文件。

3.1

湘银花药材　Xiangyinhua

本品为产于湖南的山银花（忍冬科植物灰毡毛忍冬 *Lonicera macranthoides* Hand.-Mazz.、红腺忍冬 *Lonicera hypoglauca* Miq.、华南忍冬 *Lonicera confusa* DC. 或黄褐毛忍冬 *Lonicera fulvoto-mentosa* Hsu et S. C. Cheng 的干燥花蕾或带初开的花），以灰毡毛忍冬来源为主。夏初花开放前采收，干燥。

3.2

规格　Specification

灰毡毛忍冬来源湘银花药材根据流通过程中不同交易品类分四个规格。

规格一：蒸汽杀青干燥、花蕾不开放的湘银花药材（湘蕾）。

规格二：低温干燥、花蕾不开放的湘银花药材（湘蕾）。

规格三：蒸汽杀青干燥、花蕾开放的湘银花药材（五彩花）。

规格四：低温干燥、花蕾开放的湘银花药材（五彩花）。

3.3

等级　Grade

在一个规格下，用于区分中药饮片品质的交易品种的依据，一个交易品种成为一个等级。

注：一般是药材属性的连续性指标，通常等级越高，表示质量越好。

3.4

花开放率　Flowering percent

湘银花药材中开花个数与总花数的比率。

3.5

黑条　Black bars

湘银花花蕾全部变黑。

3.6

黑头　Blackheads

湘银花花蕾部分变黑。

3.7

浸出物　Determination of extractives

冷浸法下湘银花的水溶性浸出物和醇溶性浸出物。

3.8

绿原酸　Chlorogenic acid

有机酸的一种。分子式为 $C_{16}H_{18}O_9$，CAS：327-97-9。

3.9

灰毡毛忍冬皂苷乙　Macranthoidin B

五环三萜皂苷的一种。分子式为 $C_{65}H_{106}O_{32}$，CAS：136849-88-2。

3.10

川续断皂苷乙　Dipsacoside B

五环三萜皂苷的一种。分子式为 $C_{53}H_{86}O_{22}$，CAS：33289-85-9。

4　技术要求

4.1　来源

本品为忍冬科植物灰毡毛忍冬的干燥花蕾或带初开的花。

4.2　性状

呈棒状而稍弯曲，长 3～4.5 cm，上部直径约 2 mm，下部直径约 1 mm。表面黄色或黄绿色。开放者花冠裂片不及全长之半。质稍硬，手捏之稍有弹性。气清香，味微苦甘。

4.3　鉴别

4.3.1　显微鉴别

参照《中华人民共和国药典》山银花中灰毡毛忍冬显微鉴别方法进行鉴别。

4.3.2　薄层鉴别

参照《中华人民共和国药典》山银花薄层鉴别方法鉴别，供试品色谱中，在与对照品色谱相应的位置上，显相同颜色的荧光斑点。

4.4　检查

4.4.1　水分

不得过 15.0％（《中华人民共和国药典》2020 年版四部　通则 0832 第二法）。

4.4.2　总灰分

不得过 10.0％（《中华人民共和国药典》2020 年版四部　通则 2302）。

4.4.3 酸不溶性灰分

不得过 3.0%（《中华人民共和国药典》2020 年版四部 通则 2302）。

4.5 浸出物

4.5.1 水溶性浸出物（冷浸法）

水溶性浸出物不得少于 26.0%（《中华人民共和国药典》2020 年版四部 通则 2201）。

4.5.2 醇溶性浸出物（冷浸法）

醇溶性浸出物不得少于 28.0%（《中华人民共和国药典》2020 年版四部 通则 2201）。

4.6 含量测定

原酸、灰毡毛忍冬皂苷乙、川续断皂苷乙含量测定

参照高效液相色谱法（通则 0512）测定

色谱条件与系统适用性试验：以十八烷基硅烷键合硅胶(非亲水性)为填充剂（4.6 mm×250 mm，5 μm）；以乙腈为流动相 A，以 0.4%磷酸水溶液为流动相 B，按下表中的规定进行梯度洗脱；柱温 30 ℃；检测波长 210 nm。

梯度洗脱表

时间/min	流动相 A/%	流动相 B/%
0	10	90
15	10	90
17	12	88
20	15.4	84.6
22	21.4	78.6
34	21.8	78.2
40	30	70
60	30	70

对照品溶液制备：精密称取绿原酸、灰毡毛忍冬皂苷乙、川续断皂苷乙对照品适量，各精密称定，用 70%甲醇溶解并定容至容量瓶中制成母液，取母液于容量瓶中配制成对照品溶液。

供试品溶液制备：精密称取供试湘银花（灰毡毛忍冬）样品粉末 1 g；置于带塞锥形瓶中，加入 70%甲醇溶液 50 mL，称重，静置 12 h 后，室温超声 30 min 后用 70%甲醇补重，取上清液过 0.45 μm 微孔滤膜过滤，制得供试品溶液。

测定法：分别精密吸取对照品溶液与供试品溶液各 10 μL，注入液相色谱仪，测定，记录色谱图，即得。本品按干燥品计算，湘银花（灰毡毛忍冬）中绿原酸含量不得少于 2.0%，灰毡毛忍冬皂苷乙与川续断皂苷乙的含量之和不得少于 5.0%。

4.7 性味与归经

甘，寒。归肺、心、胃经。

附 录 A

（规范性附录）

湘银花（灰毡毛忍冬）质量等级划分表

表 A.1 湘银花（灰毡毛忍冬）质量等级划分表

指标		规格一				规格二				规格三				规格四			
		一等	二等	三等	通货	一等	二等	三等	通货	一等	二等	三等	通货	一等	二等	三等	通货
开放花率		0%	0%	0%	0%	0%	0%	0%	0%	≤2%	≤5%	≤8%	≤15%	≤2%	≤5%	≤8%	≤15%
枝叶率		0%	≤1%	≤3%	≤7%	0%	≤1%	≤3%	≤7%	0%	≤1%	≤3%	≤7%	0%	≤1%	≤3%	≤7%
黑头黑条率		0%	≤1%	≤1.5%	≤5%	0%	≤1%	≤1.5%	≤5%	0%	≤1%	≤1.5%	≤5%	0%	≤1%	≤1.5%	≤5%
碎末率		≤2%	≤3%	≤5%	≤8%	≤2%	≤3%	≤5%	≤8%	≤2%	≤3%	≤5%	≤8%	≤2%	≤3%	≤5%	≤8%
外形		外形均匀、整齐	外形较均匀、整齐	外形大均匀、欠整齐	外形不均匀、不整齐	外形均匀、整齐	外形较均匀、整齐	外形大均匀、欠整齐	外形不均匀、不整齐	外形均匀、整齐	外形较均匀、整齐	外形大均匀、欠整齐	外形不均匀、不整齐	外形均匀、整齐	外形较均匀、整齐	外形大均匀、欠整齐	外形不均匀、不整齐
颜色		翠绿、黄绿	黄绿、淡绿	淡绿、黄白	不均匀、颜色较深	翠绿、黄绿	黄绿、淡绿	淡绿、黄白	不均匀、颜色较深	黄绿色、淡绿色	淡绿色、黄白色	黄白色	颜色较深	黄绿色、淡绿色	淡绿色、黄白色	黄白色	颜色较深
气味		气清香、味较浓、微苦甘	气清香、味浓、微苦甘	气清香、味尚浓、微苦甘	气清香、味较浓、微苦甘	气清香、味较浓、微苦甘	气清香、味浓、微苦甘	气清香、味尚浓、微苦甘	气清香、味较浓、微苦甘	气清香、味浓、微苦甘	气清香、味较浓、微苦甘	气清香、味尚浓、微苦甘	气清香、味较浓、微苦甘	气清香、味浓、微苦甘	气清香、味较浓、微苦甘	气清香、味尚浓、微苦甘	气清香、味较浓、微苦甘
鉴别	显微鉴别	符合要求															
	薄层鉴别	符合要求															
检查	水分	不得超过15.0%															
	总灰分	不得超过10.0%															
	酸不溶性灰分	不得超过3.0%															
	虫蛀	无															
	霉变	无															
	二氧化硫	无															
浸出物	水溶性（冷浸）	不得少于26.0%															
	醇溶性（冷浸）	不得少于28.0%															
含量	绿原酸	不得少于2.0%															
	灰毡毛忍冬皂苷乙＋川续断皂苷乙	不得少于5.0%															

附 录 B

（规范性附录）

不同质量等级湘银花（灰毡毛忍冬）图

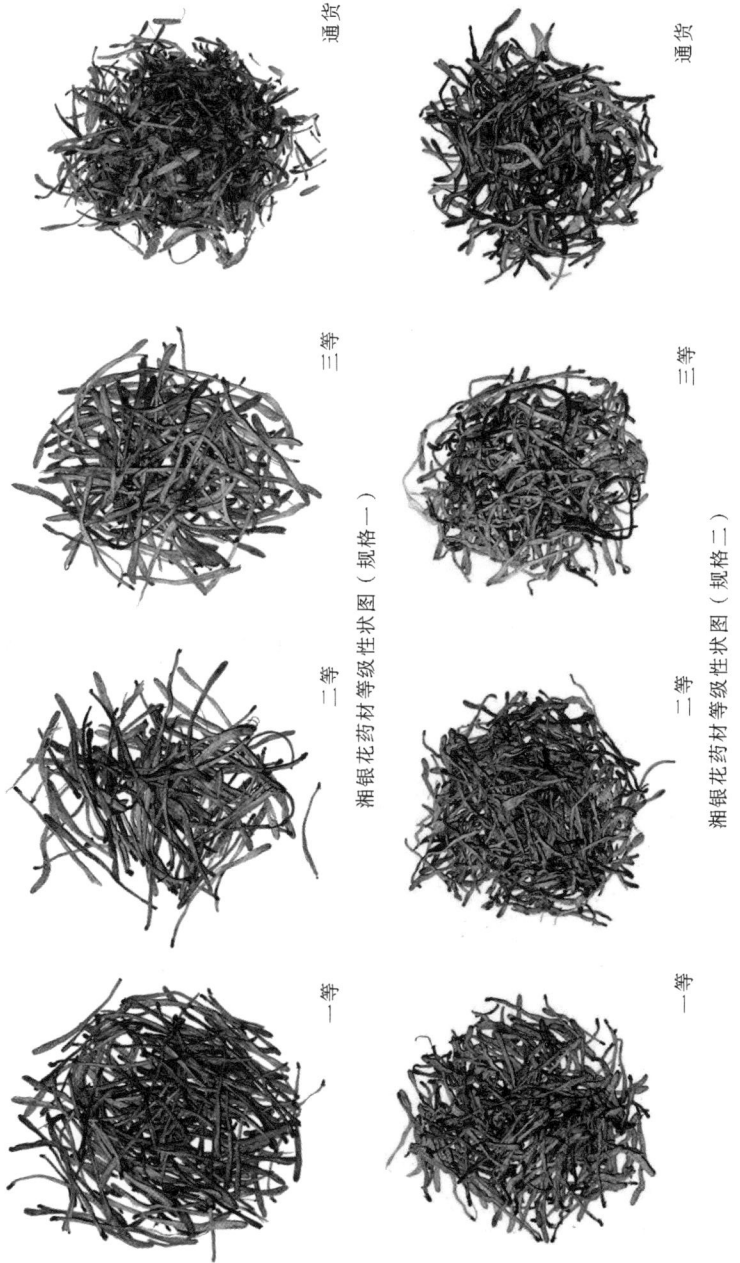

通货

三等

二等

一等

湘银花药材等级性状图（规格一）

通货

三等

二等

一等

湘银花药材等级性状图（规格二）

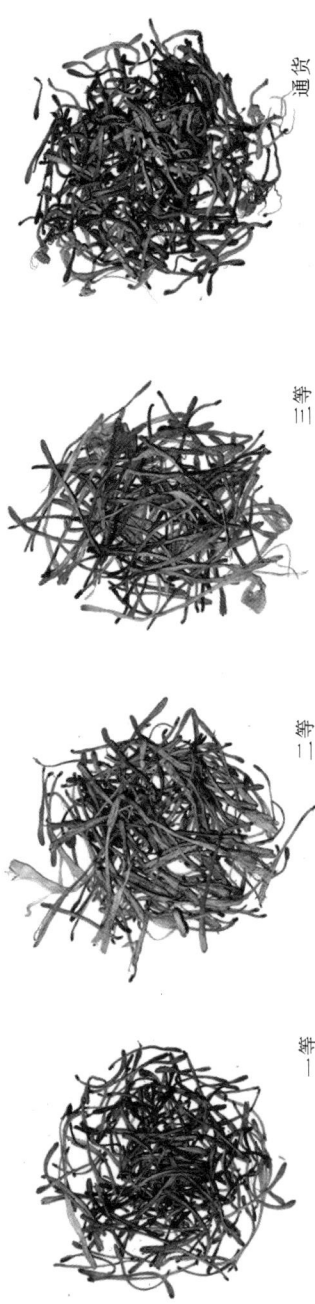

湘银花药材等级性状图（规格三）

通货

三等

二等

一等

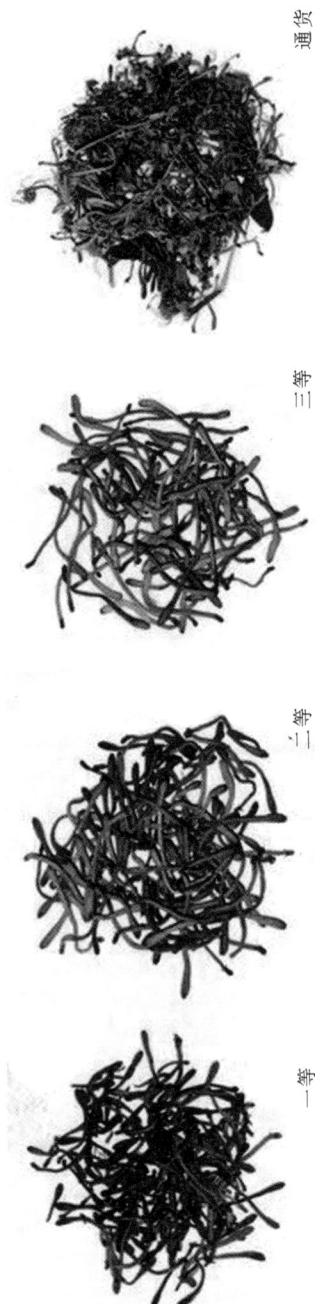

湘银花药材等级性状图（规格四）

通货

三等

二等

一等

ICS 11.120.99
CCS B 38

湖南省中药材产业协会团体标准

T/XZYC 0029—2021

"湘九味"品牌药材 湘枳壳质量标准

Technical specification for production of Xiangjiuwei brand medicine：
standard for quality of Xiangzhiqiao

2022-01-17 发布

2022-01-17 实施

湖南省中药材产业协会 发布

前　言

本文件按照 GB/T 1.1—2020《标准化工作导则　第 1 部分：标准化文件的结构和起草规则》的规定起草。

本文件由湖南省中药材产业协会标准化管理委员会提出。

本文件由湖南省中药材产业协会归口。

本文件起草单位：湖南中医药大学、湖南省中医药研究院、湖南省棉花科学研究所、湖南省农业环境生态研究所、湖南农业大学、湖南华夏湘众药业饮片有限公司、谭智奇中药材种植专业合作社、涟源康麓生物科技有限公司。

本文件主要起草人：刘湘丹、李灿、周日宝、童巧珍、曾建国、谢景、李庠、宋荣、王志辉、周伊昀、谭智奇、肖业成、王智。

"湘九味"品牌药材 湘枳壳质量标准

1 范围

本文件规定湘枳壳中药材质量标准。

本文件适用于湘枳壳中药材质量标准要求。

2 规范性引用文件

下列文件中的内容通过文中的规范性引用而构成本文件必不可少的条款。其中，注日期的引用文件，仅该日期对应的版本适用于本文件；不注日期的引用文件，其最新版本（包括所有的修改单）适用于本文件。

《中华人民共和国药典》（2020年版）

T/CACM 1021.30—2018 中华中医药学会团体标准 中药材商品规格等级 枳壳

3 术语和定义

下列术语和定义适用于本文件。

3.1

湘枳壳药材 Xiangzhiqiao

为产于湖南的芸香科植物酸橙 *Citrus aurantium* L. 及其栽培变种的干燥未成熟果实。7月果皮尚绿时采收，自中部横切为两半，晒干或低温干燥。

3.2

中果皮 Mesocarp

果皮的中层，多由薄壁细胞组成，疏松，白色海绵状，内具多分枝的维管束。

3.3

等级 Grade

在一个规格下，用于区分中药材品质的交易品种的依据，一个交易品种成为一个等级。

注：一般是药材属性的连续性指标，通常等级越高，表示质量越好。

3.4

浸出物 Extract

冷浸法下枳壳的醇溶性浸出物。

3.5

柚皮苷 Naringin

二氢黄酮苷的一种，分子式为 $C_{27}H_{32}O_{14}$，CAS：10236-47-2。

3.6

新橙皮苷 Neohesperidin

二氢黄酮苷的一种，分子式为 $C_{28}H_{34}O_{15}$，CAS：13241-33-3。

4 技术要求

4.1 来源

本品为芸香科植物酸橙及其栽培变种的干燥未成熟果实。

4.2 性状

本品呈半球形，直径 3～5 cm。外果皮棕褐色，颗粒状突起明显，有的局部连在一起，突起的顶端有凹点状油室，油点下陷，不明显；有明显的花柱残迹或果梗痕。切面中果皮黄白色，较粗糙，边缘散有 1～2 列油室，瓢囊 9～13 瓣，汁囊干缩呈棕色至棕褐色，内藏种子。质坚硬，不易折断。气清香，味苦、微酸。

4.3 鉴别

4.3.1 显微鉴别

参照《中华人民共和国药典》"枳壳"项下显微鉴别方法进行鉴别。

4.3.2 薄层鉴别

参照《中华人民共和国药典》"枳壳"项下薄层鉴别方法进行鉴别。

4.4 检查

4.4.1 水分

不得过 12.0%（《中华人民共和国药典》2020 年版四部　通则 0832 第二法）。

4.4.2 总灰分

不得过 7.0%（《中华人民共和国药典》2020 年版四部　通则 2302）。

4.5 浸出物

参照醇溶性浸出物测定法（通则 2201）项下的冷浸法测定，不得少于 26%。

4.6 含量测定

柚皮苷、新橙皮苷化合物的含量测定，参照高效液相色谱法（通则 0512）测定。

色谱条件与系统适用性试验以十八烷基硅烷键合硅胶（非亲水性）为填充剂（4.6 mm×250 mm，5 μm）；以乙腈为流动相 A，以 0.1%磷酸水溶液为流动相 B，按下表中的规定进行梯度洗脱；柱温 30 ℃；检测波长 284 nm。

梯度洗脱表

时间/min	流动相 A/%	流动相 B/%
0	20	80
20	20	80
25	60	40
40	90	10
50	90	10

对照品溶液的制备：精密称定柚皮苷、新橙皮苷对照品适量，以 75%甲醇为溶剂配制成混合对照品溶液，经 0.22 μm 微孔滤膜过滤，密封，低温避光保存，备用。

供试品溶液的制备：取干燥枳壳样品 1 g，加入 15 mL75％甲醇，使用超声波仪在 25℃水浴下提取 30 min，超声后冷却静止至上液澄清，补足损失重量，分别取上清液过 0.45 μm 滤膜。

测定法：分别精密吸取对照溶液与供试品溶液各 10 μL，注入液相色谱仪，测定，记录色谱图，即得。

本品按干燥品计算，枳壳中柚皮苷的含量不得少于 4.0％，新橙皮苷的含量不得少于 3.0％。

4.7 性味与归经

苦、辛、酸，微寒。归脾、胃经。

附 录 A
（规范性附录）
湘枳壳质量等级划分表

表 A.1 湘枳壳质量等级划分表

指标	等级项目	一等	二等	通货
性状	中果皮厚度	0.6 cm≤中果皮厚≤1.3 cm	0.4 cm≤中果皮厚<0.6 cm	0.4～1.3 cm
	气味	气香浓郁	气香淡	气清香
	表面	外果皮棕褐色，颗粒状突起明显，有的局部连在一起，突起的顶端有凹点状油室，油点下陷，不明显；有明显的花柱残迹或果梗痕。切面中果皮黄白色，较粗糙，边缘散有 1～2 列油室，瓤囊 9～13 瓣，汁囊干缩呈棕色至棕褐色，内藏种子		
	形状	半球形		
	质地	坚硬，不易折断		
鉴别	显微鉴别	符合要求		
	薄层鉴别	符合要求		
检查	水分	不得过 12.0%		
	总灰分	不得过 7.0%		
	虫蛀	无		
	霉变	无		
含量测定	浸出物（醇溶性冷浸）	不得少于 26%		
	柚皮苷	不得少于 4.0%		
	新橙皮苷	不得少于 3.0%		

附　录　B

（规范性附录）

不同质量等级湘枳壳图

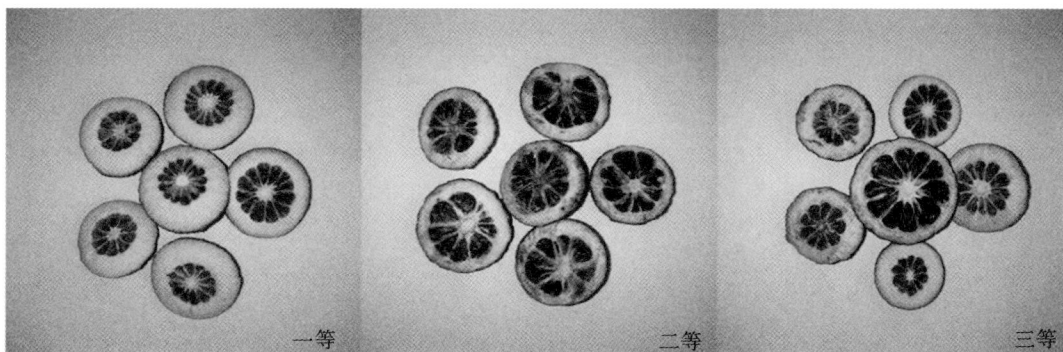

不同质量等级湘枳壳图

ICS 11.120.99
CCS B 28

湖南省中药材产业协会团体标准

T/XZYC 0030—2021

石菖蒲趁鲜切制加工技术规范

Technical code for fresh-cut slice processing of
Tatarinawii Rhizoma

2022-08-11 发布
2022-08-11 实施

湖南省中药材产业协会 发布

前　言

本文件按照 GB/T 1.1—2020《标准化工作导则　第 1 部分：标准化文件的结构和起草规则》的规定起草。

本文件由湖南省中药材产业协会标准化管理委员会提出。

本文件由湖南省中药材产业协会归口。

本文件起草单位：湖南农业大学，湖南湘枳生物科技有限公司，湖南振兴中药有限公司，湖南华夏湘众药业饮片有限公司。

本文件主要起草人：谢红旗，曾建国，熊伟，张忠勤，刘存，陈建国，杨博，伍蕙岚，周伊昀，唐旭阳，黄凯。

石菖蒲趁鲜切制加工技术规范

1 范围

本文件规定了石菖蒲、产地初加工、趁鲜切制加工的术语和定义，趁鲜切制加工的技术要求、分级、包装、标志、仓储、档案管理等内容。

本文件适用于湖南省内石菖蒲的趁鲜切制加工。

2 规范性引用文件

下列文件中的内容通过文中的规范性引用而构成本文件必不可少的条款。其中，注日期的引用文件，仅该日期对应的版本适用于本文件；不注日期的引用文件，其最新版本（包括所有的修改单）适用于本文件。

GB/T 191 包装储运图示标志

SB/T 11039 中药材追溯通用标识规范

SB/T 11082 中药材包装技术规范

SB/T 11183 中药材产地加工技术规范

SB/T 11094 中药材仓储管理规范

SB/T 11095 中药材仓库技术规范

《中华人民共和国药典》（2020 年版）

《中药材商品规格等级标准汇编》

3 术语和定义

下列术语和定义适用于本文件。

3.1

石菖蒲　Tatarinowii Rhizoma

为天南星科植物石菖蒲 *Acrorus tatarinowii* Schott 的干燥根茎。

3.2

产地初加工　Primary processing

将石菖蒲新鲜根茎进行挑选、去须根、干燥、分级等产地初步加工的作业。

3.3

趁鲜切制加工　Fresh-cut slice processing

新鲜石菖蒲根茎预干燥、切制厚片、干燥后得到石菖蒲片的加工过程。

4 要求

4.1 总则

为规范石菖蒲趁鲜切制加工、商品规格、包装、贮存，保证石菖蒲（饮片）质量稳定，加工、贮存过程中不受污染，促进石菖蒲趁鲜切制加工标准化、规范化生产制定本要求。

4.2 产地环境

4.2.1 产地环境应符合 GB 3095 无公害中药材产地环境条件要求。

4.2.2 土壤重金属及有害物质限量应符合 GB 15618 土壤环境质量标准。

4.3 加工场地

4.3.1 加工应有适宜的场地与车间。

4.3.2 加工场地应清洁，宽敞，通风良好，具有遮阳，防雨，防鼠、虫及禽畜的设施。

4.3.3 按照《中药材生产质量管理规范（试行）》相关规定要求，厂房内应无积尘、无积水、无污垢。

4.4 加工机械和器具

4.4.1 加工器械具有符合国家安全生产的相关检验合格资料。

4.4.2 确保所有加工机械、辅助器械不得与药材发生化学反应而影响或降低有效成分，或改变药材的色泽、气、味等。

4.4.3 保持加工机械、器具清洁，无污染，并有状态标志。

4.4.4 切制后的药材应装入洁净的接料筐内，不得接触地面。

4.5 操作管理

4.5.1 员工上岗前对其进行相关操作培训。

4.5.2 员工应具备独立操作能力，按规定操作。

4.5.3 每道工序进行时，须挂上状态标识，并分别填写品名、等级、数量、生产批号、生产日期、操作人等信息。

4.6 文件管理

4.6.1 生产企业应制定明确的生产管理、质量管理等标准操作规程。

4.6.2 药材的生产全过程均应详细记录，记录要求内容真实，数据完整，字迹清晰，达到生产过程可追溯。

4.6.3 所有资料、记录等均应存档，档案资料应有专人保管。

5 鲜药材贮存

5.1 常温贮存

不能及时加工的鲜石菖蒲应摊置于阴凉、通风处，温度不能高于 25 ℃，保存 3～5 d，注意观察石菖蒲外观，防止霉烂变质。

5.2 冷库贮存

有冷藏条件的企业，不能及时加工的鲜石菖蒲可放入冷库进行贮存。

6 趁鲜切制加工

6.1 清洗、拣选

将挖取的石菖蒲去除叶片，清洗去除根茎的泥沙，除去混在鲜药材中的叶片等非药用部分。

6.2 预干燥

将石菖蒲置于干燥机烘盘内，平铺一层。控制干燥温度 55～60 ℃，预干燥 12 h 至其含水量 60％～70％。

6.3 去须根

将预干燥后的石菖蒲至滚筒中，翻滚去须根。

6.4 切厚片

将去须根后的石菖蒲进行切片，厚度 3～4 mm。

6.5 干燥

控制干燥温度 55～60 ℃，干燥 4～6 h，干燥后含水量≤13％。

7 质量要求

7.1 性状特征

石菖蒲片性状特征应符合《中华人民共和国药典》"石菖蒲饮片"项下性状要求。

7.2 理化指标

石菖蒲片理化指标应符合下表的规定。

理化指标表

项目	指标
水分（％）	≤13.0
浸出物（％）	≥10.0
挥发油 0.7％（mL/g）	≥0.70

8 试验方法

8.1 性状特征

按《中华人民共和国药典》"石菖蒲"项下性状要求进行鉴别。

8.2 理化指标

按《中华人民共和国药典》"石菖蒲"项下规定的方法测定。

9 包装

9.1 包装要求

药材包装从原料、产品制造、使用、回收和废弃的整个过程都应有利于药品安全和环境保护，减少或避免废弃物产生。不可随意选择药材包装材料，以防止二次污染。

9.2 包装材料

石菖蒲片包装以瓦楞纸箱为宜，外包装：为五层共挤瓦楞纸箱，内包装：聚乙烯塑料袋膜密封包装。应符合 GB/T 6543《运输包装用单瓦楞纸箱和双瓦楞纸箱》。

9.3 标志

9.3.1 石菖蒲鲜药材应附标签，注明种源、产地、采收时间等信息。

9.3.2 石菖蒲片应附标签，注明品名、产地、采收时间、批号、生产日期、等级、规格、数量、加工单位、检验号、追溯等信息，并附产品合格证。

9.4 防伪封口

包装箱、袋采用专业防伪技术加防伪码封口，追溯标识按 SB/T 11039《中药材追溯通用标识规范》规定执行。

10 贮存养护

将包装后的石菖蒲片贮于干燥、阴凉、通风处。库房应有专人管理，防潮、防鼠、防霉变、防虫蛀。

附　录
（资料性附录）
石菖蒲片生产记录表

石菖蒲片生产记录表

采收记录			
采收日期		采收天气	
采收方法			
收获量		产量	
外观特征			
记录人		技术负责人	
石菖蒲片加工记录			
加工日期		加工地点	
加工方法			
加工量		干重	
药材外观特征			
质量检测结果			
记录人		技术负责人	
包装记录			
包装材料		包装时间	
包装方法		包装数量	
包装人		批号	
记录人		技术负责人	
贮藏记录			
库房地点		入库时间	
入库量		入库人	
贮藏方法			
记录人		库管员	

ICS 11.120.99
CCS B 38

湖南省中药材产业协会团体标准

T/XZYC 0031—2021

枳实枳壳趁鲜切制加工技术规范

Technical code for fresh-cut slice processing of Aurantii Fructus
Immaturus and Aurantii Fructus

2022-08-11 发布

2022-08-11 实施

湖南省中药材产业协会 发布

前　言

　　本文件按照 GB/T 1.1—2020《标准化工作导则　第 1 部分：标准化文件的结构和起草规则》的规定起草。

　　本文件由湖南省中药材产业协会标准化管理委员会提出。

　　本文件由湖南省中药材产业协会归口。

　　本文件起草单位：湖南农业大学，湖南汉森制药股份有限公司，湖南湘枳生物科技有限公司，湖南华夏湘众药业饮片股份有限公司，湖南九志农业发展有限公司，湖南莫徭岭农业科技有限公司，湘潭县谭智奇中药材种植专业合作社。

　　本文件主要起草人：谢红旗，曾建国，杨华，熊伟，陈建国，周伊昀，唐旭阳，李征辉，李志贤，谭智奇，黄凯。

枳实枳壳趁鲜切制加工技术规范

1 范围

本文件规定了枳壳、枳实、产地初加工、趁鲜切制加工的术语和定义，趁鲜切制加工的技术要求、分级、包装、标志、仓储、档案管理等内容。

本文件适用于湖南省内枳实和枳壳的趁鲜切制加工。

2 规范性引用文件

下列文件中的内容通过文中的规范性引用而构成本文件必不可少的条款。其中，注日期的引用文件，仅该日期对应的版本适用于本文件；不注日期的引用文件，其最新版本（包括所有的修改单）适用于本文件。

GB/T 191　包装储运图示标志

SB/T 11039　中药材追溯通用标识规范

SB/T 11082　中药材包装技术规范

SB/T 11183　中药材产地加工技术规范

SB/T 11094　中药材仓储管理规范

SB/T 11095　中药材仓库技术规范

《中华人民共和国药典》（2020 年版）

《中药材商品规格等级标准汇编》

3 术语和定义

下列术语和定义适用于本文件。

3.1

枳实　Aurantii Fructus Immaturus

本品为芸香科植物酸橙 *Citrusaurantium* L. 及其栽培变种或甜橙 *Citrus sinensis* Osbeck 的干燥幼果。

3.2

枳壳　Aurantii Fructus

芸香科植物酸橙 *Citrus aurantium* L. 及其栽培变种的干燥未成熟果实。栽培变种主要有黄皮酸橙 *Citrus aurantium* 'Huangpi'、代代花 *Citrus aurantium* 'Daidai'、朱栾 *Citrus aurantium* 'Zhuluan'、塘橙 *Citrus aurantium* 'Tangcheng'。

3.3

产地初加工 Primary processing

将枳实、枳壳的鲜果进行挑选、净选、切瓣、干燥、分级等产地初步加工的作业。

3.4

趁鲜切制加工　Fresh-cut slice processing

枳实、枳壳预干燥除去部分水分，切制成薄片，干燥的加工过程。

4　要求

4.1　总则

为规范枳实、枳壳趁鲜切制加工、商品规格、包装、贮存，保证枳实、枳壳质量稳定，加工、贮存过程中不受污染，促进枳实、枳壳趁鲜切制加工标准化、规范化生产制定本要求。

4.2　产地环境

4.2.1　产地环境应符合 GB 3095 无公害中药材产地环境条件要求。

4.2.2　土壤重金属及有害物质限量应符合 GB 15618 土壤环境质量标准。

4.3　加工场地

4.3.1　加工应有适宜的场地与车间。

4.3.2　加工场地应清洁，宽敞，通风良好，具有遮阳，防雨，防鼠、虫及禽畜的设施。

4.3.3　按照《中药材生产质量管理规范（试行）》相关规定要求，厂房内应无积尘、无积水、无污垢。

4.4　加工机械和器具

4.4.1　加工器械具有符合国家安全生产的相关检验合格资料。

4.4.2　确保所有加工机械、辅助器械不得与药材发生化学反应而影响或降低有效成分，或改变药材的色泽、气、味等。

4.4.3　保持加工机械、器具清洁，无污染，并有状态标志。

4.4.4　切制后的药材应装入洁净的接料筐内，不得接触地面。

4.5　操作管理

4.5.1　员工上岗前对其进行相关操作培训。

4.5.2　员工应具备独立操作能力，按规定操作。

4.5.3　每道工序进行时，需挂上状态标志，并分别填写品名、等级、数量、生产批号、生产日期、操作人等信息。

4.6　文件管理

4.6.1　生产企业应制定明确的生产管理、质量管理等标准操作规程。

4.6.2　药材的生产全过程均应详细记录，记录要求内容真实，数据完整，字迹清晰，达到生产过程可追溯。

4.6.3　所有资料、记录等均应存档，档案资料应有专人保管。

5　鲜果贮存

5.1　常温贮存

不能及时加工的枳实枳壳鲜果应摊置于阴凉、通风处，温度不能高于 25 ℃，保存3～5 d，注意观察枳实、枳壳外观，防止霉烂变质。

5.2 冷库贮存

有冷藏条件的企业，不能及时加工的鲜果可放入冷库进行贮存。

6 趁鲜切制加工

6.1 拣选

除去混在鲜果中的一些树叶、枝梗等非药用部分，以及虫蛀、霉变、外皮变黄的果实。

6.2 切瓣

将枳实、枳壳置于切瓣机内或手工自中部赤道横切为两瓣。

6.3 枳实、枳壳趁鲜切制加工

6.3.1 将切瓣后的枳实、枳壳，置于干燥机烘盘内，平铺一层，不能覆盖。控制干燥温度 55～60 ℃，预干燥 24 h 至其含水量 60％～70％。

6.3.2 将预干燥后的枳实、枳壳瓣，切面朝下平铺进行切制。切制片型为月牙片，切片厚度 1.5～2.0 mm。

6.3.3 将切片置于干燥机烘盘内，厚度 3～5 mm，控制干燥温度 50～60 ℃，干燥 4～6 h，干燥后含水量≤10％。

6.3.4 将干燥后的枳实、枳壳薄片置于筛选机中筛去碎落的瓢囊。

7 质量要求

7.1 性状特征

枳实、枳壳薄片性状特征应符合《中华人民共和国药典》一部枳实、枳壳饮片项下性状要求。

7.2 理化指标

枳实薄片理化指标、枳壳趁鲜切制理化指标应符合下表的规定。

枳实理化指标

项目	指标/％
水分	≤10.0
总灰分	≤7.0
浸出物	≥12.0
辛弗林	≥0.30

枳壳理化指标

项目	指标/％
水分	≤12.0
总灰分	≤7.0
柚皮苷	≥4.0
新橙皮苷	≥3.0

8 试验方法

8.1 性状特征

按《中华人民共和国药典》（2020 年版）枳实、枳壳饮片性状要求进行鉴别。

8.2 理化指标

按《中华人民共和国药典》（2020 年版）"枳实、枳壳饮片"项下规定的方法测定。

9 包装

9.1 包装要求

药材包装从原料、产品制造、使用、回收和废弃的整个过程都应有利于药品安全和环境保护，减少或避免废弃物产生。不可随意选择药材包装材料，以防止二次污染。

9.2 包装材料

9.2.1 枳实、枳壳鲜果包装以透气网袋为宜。

9.2.2 枳实、枳壳薄片包装以瓦楞纸箱为宜，外包装：为五层共挤瓦楞纸箱，内包装：聚乙烯塑料袋膜密封包装。应符合 GB/T 6543《运输包装用单瓦楞纸箱和双瓦楞纸箱》。

9.3 标志

9.3.1 枳实、枳壳鲜果应附标签，注明种源、产地、采收时间等信息。

9.3.2 枳实、枳壳薄片应附标签，注明品名、产地、采收时间、批号、生产日期、等级、规格、数量、加工单位、检验号、追溯等信息，并附产品合格证。

9.4 防伪封口

包装箱、袋采用专业防伪技术加防伪码封口，追溯标识按 SB/T 11039《中药材追溯通用标识规范》规定执行。

10 贮存养护

将包装后的枳实、枳壳薄片贮于干燥、阴凉、通风处。库房应有专人管理，防潮、防鼠、防霉变、防虫蛀。

附　录

（资料性附录）

枳实、枳壳生产记录表

枳实、枳壳生产记录表

采收记录			
采收日期		采收天气	
采收方法			
收获量		产量	
外观特征			
记录人		技术负责人	
趁鲜切制加工记录			
加工日期		加工地点	
加工方法			
加工量		干重	
药材外观特征			
质量检测结果			
记录人		技术负责人	
包装记录			
包装材料		包装时间	
包装方法		包装数量	
包装人		批号	
记录人		技术负责人	
贮藏记录			
库房地点		入库时间	
入库量		入库人	
贮藏方法			
记录人		库管员	

ICS 11.120.99
CCS B 38

湖南省中药材产业协会团体标准

T/XZYC 0032—2022

湘玉竹良种提纯复壮操作规程

Code for purification and rejuvenation of Xiangyuzhu
improved seed

2022-09-28 发布

2022-09-28 实施

湖南省中药材产业协会 发布

前　言

本文件按照 GB/T 1.1—2020《标准化工作导则　第 1 部分：标准化文件的结构和起草规则》的规定起草。

本文件由湖南省中药材产业协会标准化管理委员会提出。

本文件由湖南省中药材产业协会归口。

本文件起草单位：湖南中医药大学第一附属医院、湖南农业大学、湖南省天宏药业有限公司、湖南省南国药都中药饮片有限公司、湖南省农业科学院、湖南省中药材产业协会、岳麓山中药材种业创新中心、邵东市玉竹行业协会、湖南省蚕桑科学研究所。

本文件主要起草人：郭纯、刘明新、杨华、申安平、赵利平、宋荣、周小云、钟英丽、余国梁、姜利红、曾建国、刘舒、邹湘月。

湘玉竹良种提纯复壮操作规程

1 范围

本文件规定了湘玉竹良种提纯复壮的根茎筛选、脱毒、组织培养、大田栽培、种质评比、良种扩繁的操作规范要求。

本文件适用于湘玉竹良种的提纯复壮。

2 规范性引用文件

下列文件中的内容通过文中的规范性引用而构成本文件必不可少的条款。其中，注日期的引用文件，仅该日期对应的版本适用于本文件；不注日期的引用文件，其最新版本（包括所有的修改单）适用于本文件。

GB 3095　环境空气质量标准

GB 5084　农田灌溉水质标准

GB/T 8321　农药合理使用准则

GB 15618　土壤质量标准

LY/T 2289　林木种苗生产经营档案

NY/T 496　绿色食品肥料使用准则

《中药材生产质量安全管理规范（试行）》

《中华人民共和国药典》（2020 年版）

3 术语和定义

下列术语和定义适用于本文件。

3.1

湘玉竹　Xiangyuzhu

指在湖南地域栽培的道地中药材玉竹 *Polygonatum odoratum*（Mill.）Druce 的统称，为百合科黄精属多年生草本植物，以根茎入药，是一种药食同源的常用传统中药。

3.2

提纯复壮　Purification and rejuvenation

从优良性状已退化的栽培种中选择性状优异单株的根茎，经过脱毒、组织培养、大田栽培、种质评比、良种扩繁的技术方法和程序，以恢复和提高其纯度和种性，使之达到原种优良种性的技术措施。

4 种茎筛选

选择当年新生、芽端整齐、略向内凹的粗壮分枝；芽头大、顶芽饱满；无病虫害、无黑斑、无麻点、无机械损伤；色泽新鲜黄白，须根多；单重 10 g 以上，有 2～3 个节的肥大嫩根状茎；多糖含量不低于 10.0%［干品，以葡萄糖（$C_6H_{12}O_6$）计］。

按照以上标准在不同的栽培地域选取不低于 30 株的根茎作为种茎，按顺序编号为 HX001、HX002……

5 组织培养

5.1 外植体的处理

将带芽头的种茎用自来水冲洗 15 min，然后用 75％酒精表面消毒 30 s，再用无菌水冲洗 3 次，0.1％升汞灭菌 8～10 min，无菌水冲洗 3 次，最后用无菌滤纸吸干表面水分，备用。

5.2 培养基

MS＋1.0 mg/L 6-BA＋0.5 mg/L NAA，见附录 A。

5.3 培养条件

温度 25 ℃±2 ℃，光照强度 2 000 lx，光照时间 12 h·d^{-1}。

5.4 培养方法

将灭菌消毒处理后的外植体，在无菌条件下用解剖刀切取 1.5 cm×1.5 cm×1.5 cm 的根状茎段，再用无菌水冲洗 3 次，每次 5 min，无菌滤纸吸干表面水分，然后接种到装有以上培养基的培养瓶中培养 30～45 d，直至长出愈伤组织。

5.5 增殖培养和分化培养

5.5.1 增殖和不定芽分化培养基

MS＋2.0 mg/L 6-BA＋0.5 mg/L IBA 和 MS＋3.0 mg/L 6-BA＋0.1 mg/L NAA，见附录 A。

5.5.2 壮苗培养基

MS＋3.0 mg/L 6-BA＋0.1 mg/L NAA，见附录 A。

5.5.3 培养周期

将上述愈伤组织块转接于增殖和不定芽分化培养基，培养 10～15 d，待丛生芽原基分化；继而再培养 30 d，至不定芽生长，接着培养 9～21 d 直至产生不定芽，再转接到壮苗培养基。

壮苗培养时，培养条件应符合 5.3 的规定，培养 45 d，直至产生 1～3 片幼叶，叶色深绿，苗高 1.5～3.0 cm，转入下个生长阶段。

5.6 生根培养

5.6.1 生根培养基

1/2 MS＋3.0～5.0 mg/L NAA，见附录 A。

5.6.2 培养条件

温度 25 ℃±2 ℃，光照强度 2 000 lx，光照时间 12h·d^{-1}，培养 20～30 d。

5.6.3 生根培养

将上述长出幼叶的植株转接到生根培养基的培养瓶中，培养 20～30 d，直至根长 1 cm 以上。

5.6.4 炼苗

当根长 1 cm 以上时，将瓶盖打开，使之适应室内自然空气 1～2 d，进行炼苗。

5.6.5 移栽

将幼苗取出，洗净琼脂，移植于腐殖质与沙子的混合基质中。

各种基质成活苗数不可低于 1 000 株。从中选取均匀一致的种苗 300 株用于大田移栽。

6 大田栽培

6.1 选地

选择近 10 年内未种植百合属植物、背风向阳、排水良好、土壤疏松、土层深厚、有机质丰富的沙质壤土。基地环境符合 GB 3095 的规定，土壤符合 GB 15618 的规定，水质符合 GB 5084 的规定，以及栽培符合《中药材生产质量安全管理规范（试行）》的要求。

6.2 土壤消毒

用五氯硝基甲苯或敌磺钠进行土壤消毒。农药使用符合 GB/T 8321 的规定。

6.3 整地施肥

6.3.1 整地

将地整成每畦宽 1.5～2 m，畦沟宽 30 cm、深 30 cm。

6.3.2 施肥

下种前每 667 m² 撒施腐熟人粪尿 1 000～2 000 kg。下种后，再将开沟的土覆盖在播种沟上。施肥应符合 NY/T 496 的规定。

6.4 栽种

将不同地域种茎培养出来幼苗分区开穴栽种到不同的地块中，每个地域种之间间隔 2 m。移栽期为每年 4 月中下旬，株行间距为 10 cm×10 cm。

6.5 田间管理

6.5.1 第 1 个生长年的管理

当幼苗高 7～10cm 时追一次提苗肥（可用复合肥，忌用碳铵）。冬季倒苗后，每 667 m² 施土杂肥 5 000 kg，或猪牛栏肥 5 000 kg，或者复合肥 100 kg，再加盖 5～6 cm 厚稻草或枯枝落叶。施肥应符合 NY/T 496 的要求，注意适时除草。

6.5.2 第 2 个生长年的管理

次年玉竹出苗前，将充分腐熟的猪牛栏肥盖在玉竹种苗上；春季出苗后，每 667 m² 追施一次腐熟的人畜粪肥 1 000～1 500 kg。

7 种质评价

7.1 田间测产

各地域种茎分区采收，并分别测定各区产量。以每个地域种茎按 5 点法挖取根茎的产量考察丰产性，以每个地域种茎做三次重复考察稳产性。

选出丰产性和稳产性好的种质进行品质分析。

7.2 种质评价

水分小于 16.0%（通则 0832 第二法），总灰分小于 3.0%（通则 2302），玉竹多糖以葡萄糖（$C_6H_{12}O_6$）不小于 10.0%。达到以上品质要求的种质作为优质品种进入良种扩繁。

8 良种扩繁

将通过上述技术措施培养优选出的优质品种采用根茎的繁殖方法进行良种扩繁。

9 档案管理

9.1 资料记录

湘玉竹提纯复壮的全过程应按《中药材生产质量管理规范（试行）》规定详细记录，见附录B。

9.2 档案管理

所有基础资料及繁育生产管理记录均应按照 LY/T 2289 的要求建立档案，并专管，具备条件的应建立计算机档案管理。

资料的保管应防潮、防火、防虫蛀，保存期限 2 年以上。

附　录　A
（资料性附录）
湘玉竹提纯复壮使用培养基配方表

表 A.1　湘玉竹提纯复壮使用培养基配方表

序号	培养基名称	培养基配方
1	诱导愈伤组织培养基	MS＋1.0 mg/L 6-BA＋0.5 mg/L NAA
2	增殖培养基	MS＋2.0 mg/L 6-BA＋0.5 mg/L NAA 和 MS＋3.0 mg/L 6-BA＋0.1 mg/L NAA
3	壮苗培养基	MS＋3.0 mg/L 6-BA＋0.1 mg/L NAA
4	生根培养基	1/2 MS＋3.0～5.0 mg/L NAA

附 录 B

（资料性附录）

湘玉竹提纯复壮管理记录表

湘玉竹提纯复壮管理记录表

编号：_____

品种名称：_____　　提纯复壮阶段：_____

培养基名称：_____

温度：_____　　光照强度：_____

光照时间：_____　　光照天数：_____

炼苗时间：_____

栽培面积：_____土壤类型：_____整地方式：_____

播种时间：_____　　播种株距：_____

底肥：_____　　追肥：_____

中耕除草：_____　　使用农药：_____

田间测产时间：_____

记录人：_____

日　期：_____

ICS 11.120.99
CCS B 38

湖南省中药材产业协会团体标准

T/XZYC 0033—2022

龙牙百合提纯复壮技术规程

Code for purification and rejuvenation of Longyabaihe

2022-09-28 发布   2022-09-28 实施

湖南省中药材产业协会 发布

前　言

本文件按照 GB/T 1.1—2020《标准化工作导则　第 1 部分：标准化文件的结构和起草规则》的规定起草。

本文件由湖南省中药材产业协会标准化管理委员会提出。

本文件由湖南省中药材产业协会归口。

本文件起草单位：湖南农业大学、湖南中医药大学附属第一医院、湖南省农业科学院、湖南省中药材产业协会、岳麓山中药材种业创新中心、株洲市农业科学研究所、湖南省蚕桑科学研究所、南县农业农村局、湖南省天宏药业有限公司、湖南省南国药都中药饮片有限公司、湖南省澧县农业农村局棉花原种繁殖场。

本文件主要起草人：刘明新、郭纯、廖晓珊、邹湘月、谢进、刘靖、周小云、钟英丽、余国梁、姜利红、杨华、曾建国、刘舒、胥爱平、申安平、赵利平、江世飞。

龙牙百合提纯复壮技术规程

1 范围

本文件规定了龙牙百合提纯复壮的种球筛选、脱毒、组织培养、苗圃育苗、大田栽培、种质评价、良种扩繁及档案管理等操作规范。

本文件适用于龙牙百合的良种提纯复壮。

2 规范性引用文件

下列文件中的内容通过文中的规范性引用而构成本文件必不可少的条款。其中，注日期的引用文件，仅该日期对应的版本适用于本文件；不注日期的引用文件，其最新版本（包括所有的修改单）适用于本文件。

GB 3095　环境空气质量标准
GB 5084　农田灌溉水质标准
GB 15618　土壤质量标准
GB/T 8321　农药合理使用准则
LY/T 2289　林木种苗生产经营档案
NY/T 1744　切花百合脱毒种球
DB43/T 215　地理标志产品　隆回龙牙百合
DB62/T 4068　食用百合脱毒技术规程
《中药材生产质量安全管理规范（试行）》
《中华人民共和国药典》（2020 年版）

3 术语和定义

下列术语和定义适用于本文件。

3.1

龙牙百合　Longyabaihe

龙牙百合（*Lilium brownii* F. E. Brown var. *viridulum* Baker cv. 'Longya'）是湖南道地药材百合栽培中的一个优良品种，在湖南省内被广泛种植和栽培，为百合科百合属多年生草本植物，以干燥的肉质鳞叶入药，是一种药食同源的传统中药。

3.2

提纯复壮　Purification and rejuvenation

从优良性状已退化良种的栽培种中选择性状优异单株的球茎，其鳞叶经过脱毒、组织培养、苗圃育苗、大田栽培、种质评比价、良种扩繁的技术方法和程序，以恢复和提高其纯度和种性，使之达到原种优良种性的技术措施。

4 种球筛选

选择种球的质量 400 g 以上，顶平而圆，座高 7 cm 以上、瓣长 10 cm 以上、片宽

2 cm 以上，色泽洁白或黄白，抱合紧密，无病斑、虫伤，无异味；龙牙百合剥开茎盘为金黄色。水溶性浸出物、多糖应符合《中华人民共和国药典》的规定。

按照以上标准在不同的栽培地域选取不少于 30 株植株的球茎作为种球，按顺序编号为 HX001、HX002⋯⋯

5 脱毒

5.1 外植体处理

选择表面完好的鳞叶，流水冲洗 15 min，再用 0.1% 升汞灭菌 10～15 min，无菌操作，然后将鳞叶切成约 1 cm² 大小的外植体。

5.2 脱毒处理

将处理后的外植体依照 DB62/T 4068 的方法进行脱毒处理。

5.3 脱毒检测

脱毒组培苗参照 NY/T 1744 的方法进行病毒检测。

6 组培扩繁

6.1 诱导愈伤组织培养基

MS＋2 mg/L 6-BA＋0.15 mg/L IBA＋0.5 mg/L 2,4-D。

6.2 培养条件

温度 25 ℃，光照时间 12 h，光照强度为 2 000 lx，光照培养 30～45 d，至长出小鳞茎。

6.3 培养方法

将灭菌消毒处理后的外植体，在无菌条件下接种到装有以上培养基的培养瓶中培养 30～45 d，长出愈伤组织后，至长出小鳞茎。

6.4 继代增殖

每隔 45～60 d 增殖 1 次，继代增殖培养基为 MS＋0.2 mg/L 6-BA，温度 25 ℃，暗培养。

6.5 分瓶

将经过继代增殖培养的小鳞茎分瓶接种到装有生根培养基 MS＋活性炭 1 g/L 的培养瓶中，每瓶接种 3 株小鳞茎，在温度 25 ℃ 的条件下，暗培养，至根长 1 cm。

6.6 炼苗

当根长 1 cm 以上时，将瓶盖打开，使之适应 1～2 d，进行炼苗。

7 苗圃育苗

7.1 小鳞茎处理

根长达 1 cm 以上小鳞茎，洗净琼脂并晾干，装入塑料周转箱，置 3～5 ℃ 的低温冷库中贮藏 8～10 周，打破休眠。

7.2 苗圃育苗

应选取 10 年内无百合种植记录，且排水良好，不易旱涝，土质疏松肥沃的沙壤土的地块作栽培的苗圃。环境应符合 GB 3095 的规定，土壤应符合 GB 15618 的规定，水质应符合 GB 5084 的规定。

当小鳞茎栽培 1 年后，倒苗后就可出圃。

8 大田栽培

每年 4 月中下旬，将出圃的球茎进行移栽，株行间距为 10 cm×10 cm。百合的移栽、水肥管理及病虫害防治应符合 DB43/T 215 的规定。

不同地域种球培养出来球茎应分区栽种到不同的地块中，每个地域种之间间隔 2 m。

9 种质评价

9.1 田间测产

不同地域种球分区采收，并测定各区产量。以每个地域种球按 5 点法挖取球茎的产量考察丰产性，以每个地域种球做三次重复考察稳产性。

选出丰产性和稳产性好的种质进行品质分析。

9.2 品质分析

按照《中华人民共和国药典》中品质指标的测定方法测出相应的数据，指标参照《中华人民共和国药典》的标准要求。

达到品质要求的种质进入良种扩繁，重新编号为 FZ001，FZ002……

10 良种扩繁

参照"8 大田栽培"的方式进行良种扩繁。

11 培养基配方

见附录 A。

12 档案管理

12.1 资料记录

龙牙百合提纯复壮的全过程应按《中药材生产质量管理规范（试行）》规定详细记录，见附录 B。

12.2 档案管理

所有基础资料及繁育生产管理记录均应按要求建立档案，并专管，具备条件的应建立计算机档案管理，所有资料应防虫蛀，保存期限 2 年以上。

附　录　A

（资料性附录）

龙牙百合提纯复壮使用培养基配方表

表 A.1　龙牙百合提纯复壮使用培养基配方表

序号	培养基名称	培养基配方
1	诱导愈伤组织培养基	MS＋2 mg/L 6-BA＋0.15 mg/L IBA＋0.5 mg/L 2, 4-D
2	继代增殖培养基	MS＋0.2 mg/L 6-BA
3	生根培养基	MS＋活性炭 1 g/L，25 ℃

附　录　B

（资料性附录）

龙牙百合提纯复壮管理记录表

表 B.1　龙牙百合提纯复壮管理记录表

记录人		日期		编号	
项目		记录			
品种名称					
培养基名称					
温度光照强度					
炼苗时间					
栽培面积土壤类型整地方式					
播种时间播种株距					
底肥追肥					
中耕除草使用农药					
田间测产时间					

ICS 11.120.99
CCS B 38

湖南省中药材产业协会团体标准

T/XZYC 0034—2022

艾草栽培技术规程

Code for cultivating of wormwood plant

2022-11-01 发布   2022-11-01 实施

湖南省中药材产业协会 发布

前　言

本文件按照 GB/T 1.1—2020《标准化工作导则　第 1 部分：标准化文件的结构和起草规则》的规定起草。

本文件由湖南省中药材产业协会标准化管理委员会提出。

本文件由湖南省中药材产业协会归口。

本文件起草单位：湖南农业大学、湖南省高圣生物科技股份有限公司、湖南省澧县农业农村局棉花原种繁殖场、湖南中医药大学、湖南省中药材产业协会、湖南省针灸学会、岳阳职业技术学院、湖南龙艾麒艾草制品有限公司、岳阳市质量计量检验检测中心、长沙博观生物科技有限公司。

本文件主要起草人：江世飞、管桂萍、李健、江虹池、郭纯、曾建国、常小荣、姚金培、刘密、余国梁、刘明新、姜利红、沈四忠、胡还甫、龙新平、刘舒、杨华、任荣军。

艾草栽培技术规程

1 范围

本文件规定了艾草栽培的产地环境、整地施肥、种植、田间管理、病虫害防治、采收与贮存及档案管理。

本文件适用于湖南省区域范围内的艾草种植。

2 规范性引用文件

下列文件中的内容通过文中的规范性引用而构成本文件必不可少的条款。其中，注日期的引用文件，仅该日期对应的版本适用于本文件；不注日期的引用文件，其最新版本（包括所有的修改单）适用于本文件。

GB 3095 环境空气质量标准

GB 4285 农药安全使用标准

GB 5084 农田灌溉水质标准

GB 15618 土壤质量标准

GB/T 8321 农药合理使用准则

NY/T 496 绿色食品肥料使用准则

NY/T 525 有机肥料

NY/T 1276 农药安全使用规范总则

NY/T 1868 肥料合理使用准则 有机肥料

NY/T 1997—2011 除草剂安全使用技术规范通则

《中药材生产质量管理规范》（试行）

《中华人民共和国药典》（2020 年版）

3 术语和定义

本文件没有需要界定的术语和定义。

4 产地环境

按照《中药材生产质量管理规范（试行）》的要求，选择远离居民点和交通要道、周围无污染的地段。环境空气质量应符合 GB 3095 规定。

5 整地施肥

5.1 选地

选择阳光充足，向阳、龟背形或者斜坡地形，地势平坦，排灌方便，有机质丰富的土壤。土壤应符合 GB 15618 规定；灌溉水质应符合 GB 5084 规定。

5.2 清杂消毒

清除残枝落叶，疏除过密的茎基和宿根。将土壤翻晒或每 667 m² 施 50～70 kg 的生石灰消毒；深耕后细耙 2 遍，同时可以用除草机将草根打碎做肥。

5.3 施基肥

每 667 m² 施腐熟有机农家肥 2 000～3 000 kg，或 45％商品有机肥 100 kg，或 45％（20-10-15）配方肥（复合肥）25～35 kg，然后进行翻耕，一般耕深 30 cm。施基肥应遵守 NY/T 1868 的规定。

5.4 整地起垄

翻耕后进行分厢，厢面宜为鱼背形，每厢之间开好排水沟。垄宽 2.2 m，长 15～20 m，畦沟深 25～30 cm，沟宽 30～40 cm，四周围沟，沟深 50～60 cm、沟宽 50～60 cm。

3 年后应再次进行施肥和整地。整地时深耕翻兜，去除老根，促新根。

6 种植

6.1 种苗

种苗来源有根状茎和分株两种途径。

6.2 根状茎

6.2.1 选根

在春季芽苞发芽前，选出 3 年以上，健壮、无病虫害的幼嫩根状茎，并截成 6～8 cm 长的小段，每段包含 2～3 个芽苞。

6.2.2 消毒

将切好的种茎浸入 80％多菌灵 500 倍可湿性粉剂 15～20 min 进行保鲜杀菌。

6.2.3 栽种

宜在 2～3 月艾草芽苞发芽前的雨后栽种，根据天气预报在 3 d 内有雨时下根。

栽植时，每 667 m² 用根 150 kg（纯种，没有老根），有老根则每 667 m² 用根 200～250 kg。

采取条栽方式，每厢栽种 3 列。栽种时在厢面按行距 60 cm，开深 15 cm 栽植沟，然后按照 60 cm 行距，20 cm 株距把根状茎一根根平放在栽植沟内，或者斩断后直接撒播，再覆土压实，浇透水，覆土厚度为 8～10 cm，以艾根不外露为宜。

通常艾根挖出后可存放 5～7 d，最好一周内栽下去，存放期间及时喷水保湿即可，以防失水影响成活率。

第一茬保障基本苗，之后可增殖至 10 多个节，第二茬可以满厢。

6.2.4 苗期管理

土壤较干时应进行浇水保湿，同时及时做好苗期除草工作。

6.3 分株

6.3.1 分株时间

每年 3～4 月，当由根茎生长出的幼苗高达 5～10 cm 时，进行幼苗分株。

6.3.2 分株方法

应选取叶片大且肥厚，茎秆粗壮直立，叶片颜色浓绿，气味浓郁，密被茸毛，幼苗根系发达的种苗母株。选取种苗时应从母株基部分离出健壮、无病虫害的幼苗。

6.3.3 栽种

栽种时：

1) 时间宜选择在 3 月雨后或者阴天进行。种苗从母株分离后应在 2 d 内及时移植到基地栽种并做好根部保湿；

2) 栽种密度以每 667 m² 栽种 0.7 万株为宜；

3) 按株行距 30 cm×40 cm 进行挖穴，将分离出的幼苗进行栽植，每穴宜栽种 2～3 株，栽种时扶正种苗并覆土压实，栽种密度宜为 30 株/m²，栽植深度 5～7 cm，要浇透水，土盖实，如栽种时土壤较干应进行浇水保湿，栽种后 2～3 d 后如没有下雨，应进行滴水保墒。

7 田间管理

7.1 除草

7.1.1 时间

栽植前 10～15 d 土壤封闭除草和出苗后茎叶期除草。

7.1.2 化学除草

艾草是双子叶，阔叶菊科植物，不适合喷洒除阔叶草类的除草剂。

7.1.3 土壤封闭除草

每 667 m² 用 72％异丙甲草胺乳油 100 mg 兑水 40 kg 喷雾除草。

7.1.4 苗后茎叶除草

当日平均气温达到 10℃以上时，每 667 m² 用 10.8％精喹禾灵乳油 60 mL 加 56％二甲四氯钠粉剂 30 g 复配剂兑水 40 kg 喷雾，或 10％草胺磷水剂 100～150 mL 兑水 40 kg 喷雾除草，或用艾叶专用除草剂喷雾除草。

7.1.5 除草剂使用的标准

除草剂使用应符合 NY/T 1997—2011 的规定。

7.1.6 人工除草

艾草长出后，应在 3 月上旬和 4 月上旬进行中耕除草，对于阔叶杂草及部分化学方法除不尽的杂草要及时人工除草。每茬艾草采收后应进行 1 次人工除草。

7.1.7 杂草的清理

杂草拔除后应及时收集运走，防止草籽落在土壤里生长。

7.2 灌溉

栽艾草栽种后应及时浇水，并让土壤一直保持湿润，浇水宜在 9：00 和 17：00 进行。

遇干旱季节，苗高 80 cm 以下时进行叶面喷灌，苗高 80 cm 以上时应进行漫灌。遇洪涝灾难天气，应及时做好排水工作。

7.3 追肥

7.3.1 追肥方法

当艾草长高至 20～30 cm 时，抢雨天每 667 m² 沿行均匀撒施尿素 10～15 kg 或 45％N-P-K（20-10-15）配方肥（复合肥）5～7.5 kg。施肥后结合进行中耕松土，松土深度为

10 cm。肥料使用应符合 NY/T 496 和 NY/T 521 的规定。

7.3.2 注意事项

第一茬视艾苗长势，追肥 1～2 次。氮素追肥使用量应根据天气及艾草长势灵活掌握，第一茬如遇春季多雨时应适当减少尿素施肥量，提倡增施磷钾肥，以防茎秆过嫩后期倒伏。

第二茬可适当加大尿素使用量，增施有机肥以防高温干旱。在每茬艾草采收、除草后，宜用有机肥或者掺杂一定比例的磷钾肥的有机肥进行追施，以促下一茬艾苗萌发。

8 病虫害防治

8.1 防治原则

艾草由于富含挥发油，气味浓郁，病虫害相对较少，但从高产栽培管理出发，同样应加强病虫害的有效防治，同时做到安全用药。农药使用应遵守 GB/T 8321 规定。

8.2 防治对象

艾草的主要虫害有蚜虫、介壳虫、瓢虫、红蜘蛛等；主要病害为锈病和斑枯病。

8.3 防治方法

8.3.1 农业防控

清除残枝叶和杂草，每次采收后应焚烧或深埋残枝败叶和杂草，开春后种植前清除残余的枝叶及杂草；在秋天采收完最后一茬后翻耕土壤，杀灭虫卵，防止虫卵在土中越冬，土壤深度以 30 cm 为宜。

加强田间管理，降低田间湿度，改善通风透光条件；发现病株及时拔除烧毁，病穴用生石灰消毒，可有效减少病害发生。

8.3.2 物理防治

大田采用设诱虫灯或粘虫板，灭杀减少虫害。

8.3.3 生物防治

防治蚜虫用耳霉菌 20～30 mL 兑水 30～40 kg，均匀喷洒叶片。

防治红蜘蛛和介壳虫可用球孢白僵菌菌粉用水溶液稀释配成每毫升含孢子 1 亿个以上的菌液，过滤后把菌液直接喷雾；也可用干糠头或草木灰拌上球孢白僵菌菌粉，使每克混合粉含孢子 1 亿个以上，然后上喷粉机或直接撒在地里。

8.3.4 化学防治

1) 虫害。对蚜虫等虫害的防治，生产中一般用氯虫苯甲酰胺或吡虫啉喷防 1～2 次即可。

2) 病害。对锈病的防治可于发病初期每 667 m² 用 12.5％烯唑醇可湿性粉剂 5～6 g 兑水 50 kg 喷施，或用 250 g/L 嘧菌酯悬浮剂 1 000 倍液喷施。

   对斑枯病的防治可于发病初期每 667 m² 用 25％咪鲜胺乳油 12～16 mL 兑水 50 kg 喷施或 10％苯醚甲环唑水分散粒剂 4 g 兑水 50 kg 喷施，间隔 7 d 一次，连续 2～3 次。

   每茬艾草收割后可于艾草根刚萌芽未出地面时，每 667 m² 用 50％多菌灵可湿性粉剂 1～2 kg 兑水 50 kg 进行一次茬后全覆盖土壤喷雾，可有效预防艾草病害的发生。

　　3）　注意事项。艾草收获前 20 d 应停止喷药。

　　4）　农药使用应符合 GB 4285、GB/T 8321 和 NY/T 1276 的规定。

9　采收与贮存

9.1　采收

9.1.1　时间

在湖南，艾草一年一般可收获 3 茬，第一茬收获期在 5 月中下旬，第二茬在 8 月上中旬，第三茬在 11 月中下旬。

9.1.2　规格

当艾草生长株高达 80～100 cm，下部艾叶开始变黑时即可进行采收。

9.2　收割

选择晴天及时收割，每茬艾掌握在株高 1 m 以内收割，以枝干顶端不分叉为原则，及时采收。收割时尽可能贴近根部，地上留茎秆高度不超过 5 cm，留下根茎，作种株翌年再用。并人工清理附在艾草上的藤蔓，杂草、枯叶等杂质。

9.3　干燥

晴天采收后可放置在空地里自然晾晒 3 d 为宜，其间翻动 1～2 次，第 4 天早上收入仓库中晾干。

雨天采收后应及时从大田转移，放置到干燥的室内晾干，1～2 d 翻动 1 次，七成干后 7 d 翻动 1 次，以防霉变，有条件的，可搭建阳光棚自然晾干。

9.4　贮存

9.4.1　打包

当艾草水分含量低于 13% 时，即可进行打包贮存。

9.4.2　环境

艾草打包后应贮存在干燥、清洁、阴凉、通风、无异味的专用仓库。堆垛时底层应垫木板或油毡，底层离地面 15～20 cm，堆垛高度以 5 层为宜。同时做好防火、防回潮、防虫蛀。

9.4.3　管理

因艾叶易受潮，贮存后按照 1 个月、3 个月、6 个月、12 个月的间隔期，当含水量超过 13%，或空气湿度大于 50% 时，应定期进行翻垛或拆包重晾晒以防霉变。

10　档案管理

所有基础资料及产区生产管理记录均应建立档案，并专管，具备条件的应建立计算机档案管理，所有资料应防虫蛀，保存期限 3 年以上。

附　录　A

（资料性附录）

艾草病虫害防治方法表

表 A.1　艾草病虫害防治方法表

防治对象	症状	推荐药剂	防治方法	安全间隔期
锈病	6～8月阴雨连绵时易发病，初期在叶背出现橙黄色粉状物，后期发病部位长出黑色粉末状物，严重时叶片枯萎脱落，全株枯死	12.5%烯唑醇可湿性粉剂、250 g/L嘧菌酯悬浮剂	加强田间管理，降低田间湿度，改善通风透光条件；发病初期可每667 m² 用12.5%烯唑醇可湿性粉剂5～6 g兑水50 kg喷施，或250 g/L嘧菌酯悬浮剂1 000倍液喷施	收割前20 d要停止用药
斑枯病	5～10月易发生，初期叶片上出现散生的灰褐色小斑点，后逐渐扩大，呈圆形或卵圆形暗褐色病斑，上有黑色小点，斑点会合后造成溃烂，致使茎干破裂，植株死亡	25%咪鲜胺乳油、10%苯醚甲环唑水分散粒剂	发现病株及时拔除烧毁，病穴用生石灰消毒；发病初期可每667 m² 用25%咪鲜胺乳油12～16 mL兑水50 kg喷施或10%苯醚甲环唑水分散粒剂4 g兑水50 kg喷施，间隔7 d一次，连续2～3次	收获前20 d停止喷药
黄叶病、根腐病	植株叶片发黄，植株根部腐烂	50%多菌灵可湿性粉剂	每667 m² 用50%多菌灵可湿性粉剂1～2 kg，兑水50 kg进行一次茬后土壤喷雾，冬季结合中耕除草，深翻土壤，杀灭虫卵	15 d
介壳虫、瓢虫	在枝条上可见介壳虫、瓢虫	酒精	用酒精擦拭病枝，人工捕捉瓢虫成虫和虫卵	—
红蜘蛛	在枝条上可见红蜘蛛	球孢白僵菌菌粉	用球孢白僵菌菌粉用水溶液稀释配成每毫升含孢子1亿个以上的菌液，过滤后把菌液直接喷雾；也可用干糠头或草木灰拌上球孢白僵菌菌粉，使每克混合粉含孢子1亿个以上，然后用喷粉机或直接撒在地里	—
蚜虫	幼苗期由于枝叶较嫩，会有蚜虫发生	耳霉菌、20%氯虫苯甲酰胺悬浮剂、10%吡虫啉可湿性粉剂	用耳霉菌20～30 mL兑水30～40 kg，均匀喷洒叶片。生产中一般用吡虫啉等喷防1～2次即可	15 d

附　录　B

（资料性附录）

艾草栽培管理登记表

表 B.1　艾草栽培管理登记表

编号：＿＿＿＿＿＿＿＿＿＿

栽植地点：＿＿＿＿＿＿＿＿＿＿＿＿＿＿＿＿＿＿＿＿＿＿＿＿＿＿＿＿＿＿＿

海拔：＿＿＿＿＿＿＿＿纬度：＿＿＿＿＿＿＿＿经度：＿＿＿＿＿＿＿＿＿＿

坡向：＿＿＿＿＿＿＿＿＿＿＿＿坡度：＿＿＿＿＿＿＿＿＿＿＿＿＿

面积：＿＿＿＿＿＿＿＿土壤类型：＿＿＿＿＿＿＿整地方式：＿＿＿＿＿＿

栽植时间：＿＿＿＿＿＿＿＿＿栽植密度：＿＿＿＿＿＿＿＿＿＿

底肥：＿＿＿＿＿＿＿＿＿＿＿追肥：＿＿＿＿＿＿＿＿＿＿＿

中耕除草：＿＿＿＿＿＿＿＿＿＿＿＿＿＿＿＿＿＿＿＿＿＿＿＿＿＿＿＿＿

病虫害防治：＿＿＿＿＿＿＿＿＿＿＿＿＿＿＿＿＿＿＿＿＿＿＿＿＿＿＿＿

一茬收割时间：＿＿＿＿＿＿＿＿＿＿＿＿＿＿＿＿＿＿＿＿＿＿＿＿＿

二茬收割时间：＿＿＿＿＿＿＿＿＿＿＿＿＿＿＿＿＿＿＿＿＿＿＿＿＿

三茬收割时间：＿＿＿＿＿＿＿＿＿＿＿＿＿＿＿＿＿＿＿＿＿＿＿＿＿

记录人：＿＿＿＿＿＿＿＿＿＿

日　期：＿＿＿＿＿＿＿＿＿＿

ICS 11.120.99
CCS B 38

湖南省中药材产业协会团体标准

T/XZYC 0035—2022

白术病虫害综合防控技术规程

Code for integrated control for disease and pests of
Atractylodes macrocephala

2022-12-16 发布　　　　　　　　　　　　　　2022-12-20 实施

湖南省中药材产业协会 发布

前　言

本文件按照 GB/T 1.1—2020《标准化工作导则　第 1 部分：标准化文件的结构和起草规则》的规定起草。

请注意本文件的某些内容可能涉及专利。本文件的发布机构不承担识别专利的责任。

本文件由湖南省中药材产业协会提出。

本文件由湖南省中药材产业协会标准化管理委员会归口。

本文件起草单位：湖南农业大学、湖南省农业环境生态研究所、平江县农业农村局、平江县中药材产业协会、湖南岁物者农业科技发展有限公司。

本文件主要起草人：严蓓、刘开林、罗坤、宋荣、朱校奇、徐瑞、周利、涂丁娣、罗越、王秋娇、李旭富、黎毅。

白术病虫害综合防控技术规程

1 范围

本文件规定了白术（*Atractylodes macrocephala* Koidz.）病虫害综合防控技术的防控原则、防控对象、防控方法、档案管理等技术要求。

本文件适用于白术种植中的病虫害综合防控。

2 规范性引用文件

下列文件中的内容通过文中的规范性引用而构成本文件必不可少的条款。其中，注日期的引用文件，仅该日期对应的版本适用于本文件；不注日期的引用文件，其最新版本（包括所有的修改单）适用于本文件。

GB/T 8321　农药合理使用准则（所有部分）

NY/T 1276　农药安全使用规范总则

LY/T 2693　白术栽培技术规程

3 术语和定义

下列术语和定义适用于本文件。

3.1

白术

菊科苍术属的多年生草本植物，学名 *Atractylodes macrocephala* Koidz.，以根茎入药。

3.2

综合防控

综合采用农业防治、物理防治、生物防治和化学防治措施，把有害生物的种群数量控制在经济损害水平以下，达到有效控制农作物病虫害的目的。

4 防控原则

坚持"预防为主、综合防治"的原则，以农业、物理防治为主，化学防治为辅的综合防控技术，将有害生物控制在允许范围内。

5 防控对象

5.1 主要病害

根腐病、立枯病、白绢病、斑枯病等。

5.2 主要虫害

小地老虎、蛴螬、蚜虫、白术子螟等。

6 防控方法

6.1 农业防控

6.1.1 土地选择

宜选择北向、东北向、气候凉爽区域的山坡丘陵，土质疏松肥沃、排水良好、病虫害少的沙壤土。忌连作，不宜与茄科、玄参科等植物轮作，前茬植物宜选择禾本科作物。

6.1.2 清园

冬季及时清除田间枯叶落叶、残株病叶、杂草等，进行无害化处理，减少越冬菌源。

6.1.3 种苗选择

选择无病虫害、健壮的栽种。

6.1.4 种苗消毒

播种前用 25％多菌灵可湿性粉剂或 30％精甲·噁霉灵水剂 500 倍液进行浸种消毒，晾干后种植。

6.1.5 田间管理

加强田间巡查，及时排灌，发现病株、残体及时清除并远离深埋。

6.2 理化诱控

6.2.1 灯光诱杀

每 $2\sim4\ hm^2$ 的地块范围内，安装一台杀虫灯。

6.2.2 性诱剂诱杀

在白术植株顶部上方 $0.2\sim0.3\ m$ 高度放置诱捕器，每 $667\ m^2$ 设置 3 个，诱芯应根据企业产品的特性及有效期说明等定期更换。

6.2.3 毒饵诱杀

在春季和秋季的傍晚，用 5 kg 炒香的麦麸、豆饼、米糠，兑入 50 克 50％辛硫磷乳油，制成毒饵顺垄放置在田间。

6.2.4 诱虫板

蚜虫为害严重时，可在植株上方 $5\sim10\ cm$ 处悬挂双面黄色诱虫板（每 $667\ m^2$ 地悬挂双面黄板诱虫板 $30\sim40$ 块）。

6.3 化学防治

6.3.1 土壤消毒

清园后，每 $667\ m^2$ 撒施生石灰 $50\sim75\ kg$，深翻、晒白 3 d 以上。

6.3.2 药剂防治

禁止使用高毒、高残留化学药剂，提倡农药的交替使用；农药安全间隔期应符合 GB/T 8321 和 NY/T 1276 的相关规定。具体防治药剂及使用方法参见附录 A。

7 其他

7.1 农业废弃物处理

所有农业废弃物应分类，按无害化、资源化处理。

7.2　档案管理

应建立防控档案，具体内容参见附录 B。档案采用纸质档案和电子档案 2 种方式保存，保存时间3 年。

附　录　A
（规范性附录）
白术主要病虫害防治的化学农药及使用方法表

表 A.1　白术主要病虫害防治的化学农药及使用方法表

防治对象	推荐药剂	用药量	施用方法	安全间隔期（d）
根腐病	2.5%咯菌腈悬浮剂	1 000 倍液	喷雾	7
	50%甲基硫菌灵可湿性粉剂	800～1 000 倍液	灌根	7
	32%精甲·噁霉灵种子处理液剂	1 500 倍液	浸种	—
白绢病	70%甲基硫菌灵可湿性粉剂	1 000 倍液	灌根	7
	50%退菌特可湿性粉剂	1 000 倍液	喷雾	7～10
	2×10⁸CFU/mL 枯草芽孢杆菌	300～500 倍液	灌根	—
斑枯病	25%吡唑醚菌酯悬浮剂	1 000 倍液	喷雾	7～10
	20%丙硫唑悬浮剂	1 000～1 500 倍液	喷雾	10
立枯病	240 g/L 噻呋酰胺悬浮剂	400～800 倍液	喷雾	14
	50%甲基硫菌灵可湿性粉剂	800～1 000 倍液	喷雾	7
	32%精甲·噁霉灵种子处理液剂	每 100 kg 种子用 300 mL	浸种	—
小地老虎	5%二嗪磷颗粒剂	1 200～1 500 g	撒施	10
	10%氯氰菊酯乳油	1 000 倍液	喷雾	14
蚜虫	10%氟啶虫酰胺水分散粒剂	每 667 m² 用 30～50 g	喷雾	7～10
	10%吡虫啉可湿性粉剂	1 000 倍液	喷雾	7
蛴螬	50%辛硫磷乳油	1 000 倍液	喷雾	14
	5.7%氟氯氰菊酯乳油	600～1 000 倍液	喷雾	14
白术子螟	50%辛硫磷乳油	1 000～2 000 倍液	喷雾	7

附　录　B

（资料性附录）

病虫害防控档案

表 B.1　病虫害防控档案

日期	主要病虫害名称	发生危害情况	防控方法	防控效果/%

ICS 11.120.99
CCS B 38

湖南省中药材产业协会团体标准

T/XZYC 0036—2022

白术草害综合防控技术规程

Code for weed integrated control of *Atractylodes macrocephala*

2022-12-16 发布

2022-12-20 实施

湖 南 省 中 药 材 产 业 协 会 发布

前　言

本文件按照 GB/T 1.1—2020《标准化工作导则　第 1 部分：标准化文件的结构和起草规则》的规定起草。

请注意本文件的某些内容可能涉及专利。本文件的发布机构不承担识别专利的责任。

本文件由湖南省中药材产业协会提出。

本文件由湖南省中药材产业协会标准化管理委员会归口。

本文件起草单位：湖南农业大学、湖南省农业环境生态研究所、湖南省农业生物技术研究所、平江县农业农村局、平江县中药材产业协会、湖南岁物者农业科技开发有限公司、湖南省草大夫农业发展有限公司。

本文件主要起草人：刘开林、宋荣、周小毛、黎毅、谢进、徐瑞、周佳民、朱校奇、严蓓、王秋娇、李旭富、黄志武、郑千琦、罗越、邵小蓝。

白术草害综合防控技术规程

1 范围

本文件规定了白术 *Atractylodes macrocephala* Koidz. 种植草害综合防控的防控原则、防控对象、防控方法及档案管理等技术要求。

本文件适用于湖南省白术种植草害的综合防控。

2 规范性引用文件

下列文件中的内容通过文中的规范性引用而构成本文件必不可少的条款。其中，注日期的引用文件，仅该日期对应的版本适用于本文件；不注日期的引用文件，其最新版本（包括所有的修改单）适用于本文件。

GB 4285 农药安全使用标准

GB/T 8321 农药合理使用准则（所有部分）

GB 12475 农药贮运、销售和使用的防毒规程

NY/T 393 绿色食品农药使用准则

NY/T 1276 农药安全使用规范总则

3 术语和定义

下列术语和定义适用于本文件。

3.1

白术

菊科苍术属的多年生草本植物，学名 *Atractylodes macrocephala* Koidz. 以根茎入药。

3.2

综合防控

综合采用农业防治、物理防治和化学防治措施，达到有效控制白术草害的目的。

3.3

定向喷雾 Orientational spraying

通过控制喷头的高度或在喷头上装上一个防护罩，控制药液的喷洒方向，使药液接触杂草或土表而不触及作物。

4 防控原则

坚持"预防为主、综合防治"原则，以农业与物理防治为主、化学防治为辅，除早、除小的综合防控技术，把草害控制在经济允许范围之内。

5 防控对象

稗草、马唐、喜旱莲子草、小飞蓬、香附子等常见杂草，详见附录 A。

6 防控方法

6.1 农业防治

生产活动应符合白术栽培技术规程的要求；农业防控措施如下：

1) 适时田园清理；
2) 在播种前一个月提前进行初垦与复垦，诱使土表草籽萌发；
3) 移栽前进行人工或机械除草；
4) 合理密植；
5) 使用充分腐熟的农家肥，基肥宜采用商品有机肥；
6) 封垄前结合中耕除草 1～2 次，封垄后只除草不中耕。

6.2 物理防治

6.2.1 覆盖控草

白术种植后 10～15 d，在种植行厢面上覆盖茅草、秸秆等农林废弃物抑草，覆盖厚度 5～7 cm。

6.2.2 人工除草

4～8 月，厢面杂草生长旺盛时期和开花结实前，结合中耕人工除草 2～3 次。及时人工连根拔除蕨、喜旱莲子草、杠板归等恶性杂草。

6.2.3 机械除草

药园梯壁、路边、沟边等空地杂草或小灌木可进行机械除草。

6.3 化学防治

移栽后 2～3 d 宜采用封闭式除草，均匀地喷施于土表层，喷施时宜保持土壤湿润；杂草 2～3 叶期进行茎叶除草，定向喷雾处理，见附录 B。

禁止使用高毒、高残留化学除草剂，提倡化学除草剂的交替使用；农药安全间隔期应符合 GB/T 8321 和 NY/T 1276 的相关规定，具体防治药剂及使用方法参见附录 B。

7 档案管理

7.1 记载内容

草害防控过程中应全程建立防控档案，具体内容参见附录 C。

7.2 档案保存

所有基础资料及生产管理记录须建立有专人管理、维护的档案，档案资料保留 3 年以上。

附 录 A

（资料性附录）

白术种植田主要杂草种类表

表 A.1 白术种植田主要杂草种类表

科名	种名	拉丁名	生活型	危害
禾本科	稗	Echinochloa crusgalli	一年生	优势杂草
	狗尾草	Setaria viridis	一年生	常见杂草
	画眉草	Eragrostis pilosa	一年生	优势杂草
	马唐	Digitaria sanguinalis	一年生	优势杂草
	牛筋草	Eleusine indica	一年生	优势杂草
	看麦娘	Alopecurs aequalis	一年生	优势杂草
	狗牙根	Cynodon dactylon	多年生	常见杂草
	白茅	Imperata cylindrica	多年生	常见杂草
	早熟禾	Poa annua	一年生	常见杂草
苋科	反枝苋	Amaranthus retroflexus	一年生	常见杂草
	喜旱莲子草	Alternanthera philoxeroides	多年生	优势杂草
马齿苋科	马齿苋	Portulaca oleracea	一年生	常见杂草
蔷薇科	鸡冠草	Potentilla bifurca	多年生	常见杂草
蓼科	酸模叶蓼	Persicaria lapathifolia	一年生或多年生	常见杂草
	杠板归	Polygonum perfoliatum	一年生	常见杂草
藜科	灰绿藜	Chenopodium glaucum	一年生	优势杂草
十字花科	独行菜	Lepidium apetalum	一年生或两年生	常见杂草
	荠菜	Capsella bursa-pastoris	一年生或两年生	常见杂草
旋花科	田旋花	Convolvulus arvensis	多年生	常见杂草
莎草科	香附子	Cyperus rotundus	多年生	优势杂草
	碎米莎草	Cyperus iria	一年生	优势杂草
菊科	蓟	Cirsium japonicum	多年生	常见杂草
	山莴苣	Lagedium sibiricum	两年生	常见杂草
	小飞蓬	Erigeron canadensis	一年生	常见杂草
	黄鹌菜	Youngia japonica	一年生或两年生	常见杂草
	鬼针草	Bidens pilosa	一年生	优势杂草
酢浆草科	红花酢浆草	Oxalis corniculata	一年生	优势杂草
紫草科	附地菜	Trigonotis peduncularis	一年生或两年生	优势杂草
玄参科	蚊母草	Purslane speedwell	一年生或两年生	常见杂草
天南星科	半夏	Pinellia ternata	多年生	常见杂草
茜草科	猪殃殃	Galium spurium	一年生	优势杂草
蕨科	蕨	Pteridium aquilinum	多年生	常见杂草

附　录　B
（资料性附录）
白术种植主要杂草防控常用除草剂及使用方法

表 B.1　白术种植主要杂草防控常用除草剂及使用方法

类型	除草剂名称	防治对象	每 667 m² 推荐剂量/g 或 mL	施药方法
封闭除草剂	960 g/L 精异丙甲草胺乳油	可防治一年生禾本科杂草、部分双子叶杂草和一年生莎草科杂草，如稗草、马唐、臂形草、牛筋草、狗尾草、异型莎草、碎米莎草、荠菜、苋、鸭趾草及蓼等	40～75	土壤处理
	330 g/L 二甲戊灵	稗草、马唐、牛筋草、千金子、狗尾草、碎米莎草，部分阔叶杂草如藜、马齿苋、凹头苋等	100～150	土壤处理
	50％乙草胺乳油	马唐、苘麻、牛筋草、马齿苋、田旋花、龙葵、苍耳等一年禾本科杂草和部分小粒种子阔叶杂草	120～167	土壤处理
	250 g/L噁草酮乳油	一年生杂草	115～130	土壤处理
	360 g/L 异噁草松微囊悬浮剂	一年生杂草	26～33	土壤处理
茎叶处理除草剂	40％氰氟草酯可分散油悬浮剂	千金子、稗草等禾本科杂草	50～70	茎叶处理
	25％二氯喹啉酸悬浮剂	稗草、阔叶杂草及莎草科杂草	8～16	茎叶处理
	40％敌稗·氰氟草酯乳油	千金子、稗草、马唐、双穗雀麦、狗尾草、牛筋草、看麦娘、青稗等一年生禾本科杂草	80～100	茎叶处理
	240 g/L烯草酮乳油	一年生禾本科杂草	30～35	茎叶处理
	108 g/L 高效氟吡甲禾灵乳油	马唐、狗尾草、牛筋草、看麦娘等一年生禾本科杂草	30～40	茎叶处理
	20％乙羧氟草醚乳油	猪殃殃、婆婆纳、堇菜、苍耳属等一年生阔叶杂草	20～27	定向喷雾
	15％炔草酯微乳剂	棒头草、野燕麦、看麦娘、茵草等一年生禾本科杂草	25～30	茎叶处理
	200 g/L草铵膦水剂	香附子、小飞蓬、碎米莎草、马齿苋、千金子、狗尾草等一年生禾本科杂草及阔叶杂草	350～500	定向喷雾

附　录　C
（资料性附录）
白术杂草防控记录档案

表 C.1　白术杂草防控记录档案

日期	杂草名称	发生时间	防控方法	防控效果/%

ICS 11.120.99
CCS B 38

湖南省中药材产业协会团体标准

T/XZYC 0037—2023

白术组织培养育苗技术规程

Code for propagation via tissue culture of *Atractylodes macrocephala*

2023-06-20 发布　　　　　　　　　　　　　　　　2023-06-20 实施

湖南省中药材产业协会 发布

前　　言

本文件按照 GB/T 1.1—2020《标准化工作导则第 1 部分：标准化文件的结构和起草规则》的规定起草。

请注意本文件的某些内容可能涉及专利。本文件的发布机构不承担识别专利的责任。

本文件由湖南省中药材产业协会标准化管理委员会提出。

本文件由湖南省中药材产业协会归口。

本文件起草单位：湖南省农业环境生态研究所，湖南岳麓山中药材种业创新中心有限公司、湖南岁物者农业科技发展有限公司、平江县中药材产业协会、平江县农业农村局。

本文件主要起草人：谢进、朱校奇、宋荣、周利、孙梦姗、彭斯文、徐瑞、周佳民、郑思乡、蔡柳、袁野、黄婷、黎毅、王秋娇、李旭富。

白术组织培养育苗技术规程

1 范围

本文件规定用于白术组织培养育苗过程中外植体采集、外植体处理、培养基制备、组织培养、炼苗与移栽、出苗、包装运输、档案管理等技术要求。

本文件适用于湖南省白术组织培养育苗。

2 规范性引用文件

下列文件中的内容通过文中的规范性引用而构成本文件必不可少的条款。其中，注日期的引用文件，仅该日期对应的版本适用于本文件；不注日期的引用文件，其最新版本（包括所有的修改单）适用于本文件。

GB 4285　农药安全使用标准

GB/T 6001　育苗技术规程

GB/T 8321　农药合理使用准则（所有部分）

LY/T 1882　林木组织培养育苗技术规程

3 术语和定义

下列术语和定义适用于本文件。

3.1

白术

白术 *Atractylodes macrocephala* Koidz. 是菊科苍术属多年生草本植物。

4 外植体收集

取无病害、根系发达、健壮的、两年生的白术根状茎。

5 外植体处理

5.1 清洗

放入器皿中用洗衣粉等清洁剂清洗后用自来水流水冲洗 1～2 h，切取 2～3 cm 芽点，用解剖刀切下。

5.2 消毒

清洗好的外植体转入超净工作台进行操作，将芽块放入灭菌后的烧杯内，用2%次氯酸钠处理5 min，无菌水冲洗 3～5 次；再用 0.1%升汞处理 5 min，无菌水冲洗 3～5 次，即可转接入初代培养基中。

6 培养基制备

6.1 培养基配方

初代培养基、继代培养基、生根培养基的配方见附录 A。

6.2 培养基配置、灭菌与保存

参照 LY/T 1882 执行。

7 组织培养

7.1 培养条件

培养温度为 25 ℃±2 ℃，光照时间 12 h/d，光照强度 1 500～2 000 lx。

7.2 初代培养

清理后的外植体在接种盘中切掉芽块下部，只留取 0.5～1 cm 大小的芽点，接种到培养基中，培养时间 30～50 d，分化产生 4～6 个丛生芽时，转入继代培养基中培养。

7.3 继代培养

切取丛生芽转入继代培养基中进行继代培养，转入生根培养基中进行生根培养。继代培养周期以 30～45 d 为宜。

7.4 生根培养

将反复接种继代培养 4～5 次丛生苗，转入生根培养基，在超净工作台上切割为单株，接种到生根培养基中培养，培养 25～30 d，得到 2～4 cm 继代苗即进行炼苗移栽。

7.5 炼苗

选取拥有 1 个以上的健壮根状茎，生长 4～5 条根时，进行炼苗，在 20～25 ℃ 温室中，自然散射光下炼苗，封口炼苗 5～7 d，开瓶炼苗 3～5 d 后即可移栽。

8 移栽

8.1 容器

选用穴盘或底部有孔的育苗盘。

8.2 基质

珍珠岩、蛭石、泥炭土体积比为 1∶2∶3。

8.3 方法

取出生根苗，自来水冲洗干净根部培养基，用甲基硫菌灵或多菌灵 1 000 倍液浸泡根部 5～8 min，吸干水分，再移栽入已准备好的基质中。移栽前将基质浇透水，移栽完成后浇定根水。

8.4 苗期管理

8.4.1 大棚温湿度

移栽初期温度保持在 18～25 ℃，湿度 85％～90％，基质含水量 70％～80％，适当遮阴，2 周后转入正常管理，空气湿度在 75％～85％，定期浇水，保持基质湿度为 30％～50％。

8.4.2 追肥

新叶长出后，每隔 15～20 d 用氮磷钾（N20-P20-K20）或（N25-P10-K20）水溶性肥 600～800 倍液浇苗 1 次。

8.4.3 病害管理

　　主要病害及防治方法：立枯病，用50％多菌灵可湿性粉剂800倍液喷雾。对苗期病害以预防为主，综合防治。施用农药应符合 GB 4285 和 GB/T 8321（所有部分）的规定。

9　苗木出圃

　　当组培苗根状茎长 3 cm 以上，重量在 5～10 g 以上，在自然环境下 3～5 d 即可以出苗，按照 GB/T 6001 规定执行。

10　包装、标志、运输

10.1　包装

　　采用干燥、清洁、无异味的材料，外包装应用纸箱。

10.2　标志

　　每箱应贴上标签，注明品种、数量、产地、出苗日期等。

10.3　运输

　　运输过程要避免日晒、雨淋，高温和严寒，温度控制在 5～25 ℃，防倒置。

11　档案管理

11.1　记载内容

　　白术组织培养育苗培育过程中外植体采集、外植体处理、培养基制备、组织培养、炼苗与移栽、出苗、包装等内容，应逐项如实记载，记载表格见附录 B。

11.2　档案保存

　　所有基础资料及生产管理记录须建立有专人管理、维护的档案，档案采用纸质档案和电子档案 2 种方式保存，保存时间 3 年。

附 录 A

（资料性附录）

白术组织培养育苗培养基配方

表 A.1 白术组织培养育苗培养基配方

培养基成分类别	培养基成分	初代培养基/mg·L^{-1}	继代培养基/mg·L^{-1}	生根培养基/mg·L^{-1}
大量元素	NH_4NO_3	1 650	1 650	825
	KNO_3	1 900	1 900	950
	$MgSO_4 \cdot 7H_2O$	370	370	185
	KH_2PO_4	170	170	85
	$CaCl_2 \cdot 2H_2O$	440	440	220
铁盐	$FeSO_3 \cdot 7H_2O$	27.8	27.8	27.8
	Na_2-EDTA	37.3	37.3	37.3
微量元素	$MnSO_4 \cdot 4H_2O$	22.3	22.3	22.3
	$ZnSO_4 \cdot 7H_2O$	8.6	8.6	8.6
	$CuSO_4 \cdot 5H_2O$	0.025	0.025	0.025
	$Na_2MoO_4 \cdot 2H_2O$	0.25	0.25	0.25
	$CoCl_2 \cdot 6H_2O$	0.025	0.025	0.025
	KI	0.83	0.83	0.83
	H_3BO_3	6.2	6.2	6.2
有机营养成分	烟酸	0.5	0.5	0.5
	盐酸硫胺素	0.1	0.1	0.1
	盐酸吡哆醇	0.5	0.5	0.5
	甘氨酸	2.0	2.0	2.0
	肌醇	100	100	100
防褐变剂	抗坏血酸	10	10	10
植物生长调节剂	6-苄氨基嘌呤（6-BA）	—	1	—
	吲哚-3-乙酸（IAA）	—	—	0.5
	吲哚丁酸（IBA）	—	—	—
	萘乙酸（NAA）	—	—	0.2
糖	蔗糖	30 000	60 000	30 000
凝固剂	琼脂	5 000	5 000	5 000
pH		5.8	5.8	5.8

附 录 B
（资料性附录）
白术组织培养育苗生产档案记载表

表 B.1 白术组织培养育苗生产档案记载表

编号：_____ 记录人：_____ 日期：_____

序号	诱导培养接种时期	增殖培养接种时期	生根培养接种时期	炼苗时期	移栽时期	追肥记录	农药使用记录	出苗时间	包装
1									
2									
3									
4									
5									
……									

ICS 11.120.99
CCS B 38

湖南省中药材产业协会团体标准

T/XZYC 0038—2023

白术采收与产地初加工技术规程

Code for harvesting and primary processing of *Atractylodis Macrocephalae Rhizoma*

2023-06-20 发布　　　　　　　　　　　　　　　2023-06-20 实施

湖南省中药材产业协会 发布

前　　言

本文件按照 GB/T 1.1—2020《标准化工作导则　第 1 部分：标准化文件的结构和起草规则》的规定起草。

本文件由湖南省中药材产业协会标准化管理委员会提出。

本文件由湖南省中药材产业协会归口。

本文件起草单位：湖南省农业环境生态研究所，湖南农业大学，湖南省中药材产业协会，湖南岁物者农业科技发展有限公司，平江县中药材产业协会。

本文件主要起草人：孙梦姗、朱校奇、宋荣、周利、谢进、杨子墨、蔡柳、袁野、郑思乡、周佳民、徐瑞、彭斯文、黎毅、王秋娇。

白术采收与产地初加工技术规程

1 范围

本文件规定了白术的术语和定义、采收、产地初加工、质量要求、包装、贮藏、档案管理等内容。

本文件适用于白术的采收与产地初加工。

2 规范性引用文件

下列文件中的内容通过文中的规范性引用而构成本文件必不可少的条款。其中，注日期的引用文件，仅该日期对应的版本适用于本文件；不注日期的引用文件，其最新版本（包括所有的修改单）适用于本文件。

GB/T 191 包装储运图示标志

GB/T 6388 运输包装收发货标志

SB/T 11082 中药材包装技术规范

SB/T 11094 中药材仓储管理规范

SB/T 11095 中药材仓库技术规范

SB/T 11183 中药材产地加工技术规范

《中华人民共和国药典》（2022 年版）

《中药材生产质量管理规范》（2022 年版）

3 术语和定义

下列术语和定义适用于本文件。

3.1

白术 *Atractylodis Macrocephalae* Rhizoma

为菊科植物白术 *Atractylodes macrocephala* Koidz. 的干燥根茎。具有健脾益气，燥湿利水，止汗，安胎等功效。

3.2

产地初加工 Primary processing

将白术鲜品进行整理、清洗、干燥、包装等初步处理，一定程度上有利于保障中药材质量的作业。

4 采收

4.1 采收时间

每年 11 月下旬至 12 月下旬，当茎秆由绿色转枯黄、下部叶枯黄、上部叶变脆时采挖。

4.2 采收方法

可采用人工或机械采挖，机械采收时把干枯的白术地上植株粉碎清出，筛出的鲜白术，避光暂存。

4.3 分级

鲜白术按每只重量分为四个等级，具体分级见附录 A。

4.4 鲜白术贮藏

初加工过程应在一个月时间内完成，鲜白术应在通风处薄摊贮藏，不可堆高淋雨。

5 产地初加工

5.1 基本要求

白术的产地初加工应符合《中药材生产质量管理规范》及 SB/T 11183 的相关规定。

5.2 生晒术初加工

（1）场地要求：晾晒场地应为硬化地面、无尘土及周边环境无污染，便于通风及阳光翻晒。

（2）方法：将鲜白术日晒至干燥，含水量不超过 25%，一般干到表面坚硬，不易折断的程度。在翻晒时，要逐步搓擦去根须。生晒过程中遇雨天，要薄摊在通风处，厚度不超过 10 cm，切勿堆高淋雨。不可晒后再烘，更不能晒晒烘烘。

5.3 烘术初加工

5.3.1 烘炕设备

（1）烘炕标准：宜选用红砖、水泥板等材料，根据需要烘干的白术数量，搭建使用木柴进行烧火烘干的烘炕，烘炕面积按 150～200 kg/m² 鲜白术进行搭建烘干。

（2）设备要求：农户初级加工采用自建烘炕进行烘干，规模中药饮片加工企业可以采用热风干燥烘干设备进行烘干。

（3）燃料要求：烘炕烧火用木柴要选用无芳香气味的杂木作燃料，不能使用焦炭作燃料，切勿使用松材作燃料，以免影响外色。

5.3.2 烘干

（1）初烘：将鲜白术按 150～200 kg/m² 铺至炕面，开始时保持烘炕温度 80 ℃左右。1 h 后，将炕温降至 60 ℃左右，将白术上下翻转、耙动，使须根全部脱落，修除术秆上的茸毛。

（2）二次烘干：将初烘的白术再烘 8～12 h，温度为 60～70 ℃，约 6 h 翻 1 次，达七八成干（含水量 20% 左右）时，全部出炕。

（3）成型：将二次烘干后的白术分别堆置室内 6～7 d（不宜堆高），后再次上炕，温度为 50～60 ℃，约 6 h 翻 1 次，直至干燥（含水量约为 15%）为止。

6 质量要求

经产地初加工的白术应符合《中华人民共和国药典》（2020 年版）"白术"项下的质量要求。

7 包装

白术药材的包装应防虫、防霉、防潮，且符合 GB/T 191、GB/T 6388 及 SB/T 11082 的规定。

8 贮藏

8.1 白术药材的贮藏应符合 SB/T 11094 及 SB/T 11095 的规定。

8.2 白术药材应贮藏在清洁、通风干燥、阴凉处。

8.3 贮藏白术药材的仓库必须干净、无虫害，并具有防鼠、虫、禽畜的措施。不允许有虫蛀、霉变、腐烂等现象发生，并定期检查，发现变质，应当剔除。

9 档案管理

9.1 资料记录

白术药材生产全过程应详细记录，具体资料记载目录参见附录 B。

9.2 资料管理

所有基础资料及生产管理记录均应建立有专人管理、维护的档案。档案资料应保留 2 年。

附　录　A
（规范性附录）
鲜白术质量分级表

表 A.1　鲜白术质量分级表

等级	单只重量/g
一级品	＞30
二级品	20～30
三级品	10～20
四级品	＜10

附　录　B

（资料性附录）

白术生产记录表

表 B.1　白术生产记录表

采收记录		
采收日期：	采收部位：	
采收方法：		
收获量：	产量：	
外观特征：		
记录人：	技术负责人：	
产地初加工记录		
加工日期：	加工地点：	
加工方法：		
干重：	产量：	折干率：
药材外观特征：		
质量检测结果：		
记录人：	技术负责人：	
包装记录		
包装材料：		
包装方法：		
包装时间：	包装人：	
数量：批号：		
附记：		
记录人：	技术负责人：	
贮藏记录		
库房地点：	入库时间：	
入库量：	入库人：	
贮藏方法：		
附记：		
记录人：	库管员：	

ICS 11.120.99
CCS B 38

湖南省中药材产业协会团体标准

T/XZYC 0039—2023

博落回草害综合防控技术规程

Code for weed integrated control of *Macleaya cordata*

2023-06-20 发布　　　　　　　　　　　　　　2023-06-20 实施

湖南省中药材产业协会 发布

前　言

本文件按照 GB/T 1.1—2020《标准化工作导则　第 1 部分：标准化文件的结构和起草规则》的规定起草。

请注意本文件的某些内容可能涉及专利。本文件的发布机构不承担识别专利的责任。

本文件由湖南省中药材产业协会标准化管理委员会提出。

本文件由湖南省中药材产业协会归口。

本文件起草单位：湖南省农业环境生态研究所、湖南农业大学、湖南美可达生物资源股份有限公司、新宁县永鑫药材开发有限公司。

本文件主要起草人：周利、曾建国、孙梦姗、宋荣、谢进、蔡柳、周佳民、郑思乡、袁野、向维、陈谦、章诗波、陈嘉威、杨美云。

博落回草害综合防控技术规程

1 范围

本文件规定了博落回（*Macleaya cordata*）种植地草害综合防控的防控原则、防控对象、防控方法及档案管理等技术要求。

本文件适用于湖南省博落回种植草害的综合防控。

2 规范性引用文件

下列文件中的内容通过文中的规范性引用而构成本文件必不可少的条款。其中，注日期的引用文件，仅该日期对应的版本适用于本文件；不注日期的引用文件，其最新版本（包括所有的修改单）适用于本文件。

GB/T 8321　农药合理使用准则（所有部分）

NY/T 1276　农药安全使用规范总则

3 术语和定义

下列术语和定义适用于本文件。

3.1

博落回

博落回 *Macleaya cordata* （Milbd.）R. Br. 是罂粟科博落回属多年生直立草本植物。主要采集其叶片及果荚进行血根碱、白屈菜红碱等苄基异喹啉类生物碱的提取，用于中兽药产品的生产。

3.2

综合防控

根据生态学的原理和经济学的原理，综合采用农业防治、物理防治和化学防治措施，把草害的种类和数量控制在经济损害水平以下，达到有效控制草害的目的。

4 防控原则

坚持"预防为主、综合防治"原则，采取以农业、物理防治为主、化学防治为辅的综合防控技术体系，将有害杂草控制在允许范围内。

5 防控对象

博落回田间主要杂草有旱稗、狗尾草、马唐、马齿苋、扛板归、小飞蓬、鬼针草、鼠曲草等一年生杂草、商陆、火岩母、喜旱莲子草、香附子、蕨等多年生杂草。详见附录A。

6 防控方法

6.1 农业防治

生产活动应符合博落回栽培技术规程的要求，农业防治措施如下：

1) 适时田园清理；
2) 在播种前一个月提前进行初垦与复垦，诱使土表草籽萌发；
3) 移栽前进行人工或机械除草；
4) 合理密植；
5) 使用充分腐熟的农家肥，基肥宜采用商品有机肥；
6) 封垄前结合中耕除草1～2次，封垄后只除草不中耕。

6.2 物理防治

6.2.1 人工除草

4～8月，厢面杂草生长旺盛时期和开花结实前，结合中耕人工除草2～3次。及时人工连根拔除喜旱莲子草、杠板归、蕨等恶性杂草。

6.2.2 机械除草

药园梯壁、路边、沟边等空地杂草或小灌木可进行机械除草。

6.3 化学防治

6.3.1 防治时期

1) 移栽后2～3 d宜采用封闭式除草，均匀地喷施于土表层，喷施时宜保持土壤湿润；杂草2叶～3叶期进行茎叶除草，定向喷雾处理，见附录B。
2) 杂草幼苗期实施茎叶定向喷雾处理，宜选用高效低毒除草药剂进行防治。

6.3.2 使用方法

禁止使用高毒、高残留化学除草剂，提倡化学除草剂的交替使用；农药安全间隔期应符合GB/T 8321和NY/T 1276的相关规定，具体防治药剂及使用方法参见附录B。

7 档案管理

7.1 记载内容

草害防控过程中应全程建立防控档案，具体内容参见附录C。

7.2 档案保存

所有基础资料及生产管理记录须建立有专人管理、维护的档案，档案资料保留3年以上。

附 录 A
（资料性附录）
湖南省博落回种植田主要杂草种类表

表 A.1 湖南省博落回种植田主要杂草种类表

科名	种名	拉丁名	生活型	危害
禾本科	旱稗	*Echinochloa hispidula*	一年生	优势杂草
	狗尾草	*Setaria viridis*	一年生	常见杂草
	画眉草	*Eragrostis pilosa*	一年生	优势杂草
	马唐	*Digitaria sanguinalis*	一年生	优势杂草
	牛筋草	*Eleusine indica*	一年生	优势杂草
	看麦娘	*Alopecurs aequalis*	一年生	优势杂草
	狗牙根	*Cynodon dactylon*	多年生	常见杂草
	白茅	*Imperata cylindrica*	多年生	常见杂草
	早熟禾	*Poa annua*	一年生	常见杂草
苋科	反枝苋	*Amaranthus retroflexus*	一年生	常见杂草
	喜旱莲子草	*Alternanthera philoxeroides*	多年生	优势杂草
马齿苋科	马齿苋	*Portulaca oleracea*	一年生	常见杂草
蔷薇科	鸡冠草	*Potentilla bifurca*	多年生	常见杂草
蓼科	酸模叶蓼	*Persicaria lapathifolia*	一年生或多年生	常见杂草
	杠板归	*Polygonum perfoliatum*	一年生	常见杂草
藜科	灰绿藜	*Chenopodium glaucum*	一年生	优势杂草
十字花科	独行菜	*Lepidium apetalum*	一年生或两年生	常见杂草
	荠菜	*Capsella bursa-pastoris*	一年生或两年生	常见杂草
旋花科	田旋花	*Convolvulus arvensis*	多年生	常见杂草
莎草科	香附子	*Cyperus rotundus*	多年生	优势杂草
	碎米莎草	*Cyperus iria*	一年生	优势杂草
菊科	蓟	*Cirsium japonicum*	多年生	常见杂草
	山莴苣	*Lagedium sibiricum*	两年生	常见杂草
	小飞蓬	*Erigeron canadensis*	一年生	常见杂草
	黄鹌菜	*Youngia japonica*	一年生或两年生	常见杂草
	鬼针草	*Bidens pilosa*	一年生	优势杂草
酢浆草科	红花酢浆草	*Oxalis corniculata*	一年生	优势杂草
紫草科	附地菜	*Trigonotis peduncularis*	一年生或两年生	优势杂草
玄参科	蚊母草	*Purslane speedwell*	一年生或两年生	常见杂草
天南星科	半夏	*Pinellia ternata*	多年生	常见杂草
茜草科	猪殃殃	*Galium spurium*	一年生	优势杂草
蕨科	蕨	*Pteridium aquilinum*	多年生	常见杂草
商陆科	商陆	*Phytolacca acinosa* Roxb	多年生	常见杂草

附　录　B

（资料性附录）

博落回主要杂草防控常用除草剂及使用方法表

表 B.1　博落回主要杂草防控常用除草剂及使用方法表

类型	除草剂名称	防治对象	每 667 m² 推荐剂量（g 或 mL）	施药方法
封闭除草剂	960 g/L 精异丙甲草胺乳油	可防除一年生禾本科杂草、部分双子叶杂草和一年生莎草科杂草，如稗草、马唐、臂形草、牛筋草、狗尾草、异型莎草、碎米莎草、荠菜、苋、鸭趾草及蓼等	40～75	整地前土壤全园喷雾
	330 g/L 二甲戊灵乳油	稗草、马唐、牛筋草、千金子、狗尾草、碎米莎草等有较好防效。部分阔叶杂草如藜、马齿苋、凹头苋等有作用	100～150	整地前土壤全园喷雾
	50％乙草胺乳油	马唐、苘麻、牛筋草、马齿苋、田旋花、龙葵、苍耳等一年禾本科杂草和部分小粒种子阔叶杂草	120～167	整地前土壤全园喷雾
	250 g/L 噁草酮乳油	一年生杂草	115～130	整地前土壤全园喷雾
	360 g/L 异噁草松微囊悬浮剂	一年生杂草	26～33	整地前土壤全园喷雾
	200 g/L 草铵膦水剂	香附子、小飞蓬、碎米莎草、马齿苋、千金子、狗尾草等一年生禾本科杂草及阔叶杂草	350～500	整地前土壤全园喷雾
茎叶处理除草剂	40％氰氟草酯可分散油悬浮剂	千金子、稗草等禾本科杂草	50～70	定向茎叶喷雾
	25％二氯喹啉酸悬浮剂	稗草、阔叶杂草及莎草科杂草	8～16	定向茎叶喷雾
	40％敌稗·氰氟草酯乳油	千金子、稗草、马唐、双穗雀麦、狗尾草、牛筋草、看麦娘、青稗等一年生禾本科杂草	80～100	定向茎叶喷雾
	240 g/L 烯草酮乳油	一年生禾本科杂草	30～35	定向茎叶喷雾
	108 g/L 高效氟吡甲禾灵乳油	马唐、狗尾草、牛筋草、看麦娘等一年生禾本科杂草	30～40	定向茎叶喷雾
	20％乙羧氟草醚乳油	猪殃殃、婆婆纳、堇菜、苍耳属等一年生阔叶杂草	20～27	定向茎叶喷雾
	15％炔草酯微乳剂	棒头草、野燕麦、看麦娘、茵草等一年生禾本科杂草	25～30	定向茎叶喷雾

附　录　C
（资料性附录）
杂草防控记录档案

表 C.1　杂草防控记录档案

日期	杂草名称	发生时间	防控方法	防控效果/%

ICS 11.120.99
CCS B 38

湖南省中药材产业协会团体标准

T/XZYC 0040—2023

山银花良种采穗圃营建技术规程

Code of practice for the construction of Lonicerae Flos

2023-08-29 发布
2023-08-29 实施

湖南省中药材产业协会 发布

前　言

　　本文件按照 GB/T 1.1—2020《标准化工作导则　第 1 部分：标准化文件的结构和起草规则》的规定起草。

　　请注意本文件的某些内容可能涉及专利，本文件的发布机构不承担识别专利的责任。

　　本文件由湖南省中药材产业协会标准化管理委员会提出。

　　本文件由湖南省中药材产业协会归口。

　　本文件起草单位：湖南省林业科学院、湖南农业大学、湘西森旺中药材种植开发有限公司。

　　本文件主要起草人：陈艺、王晓明、曾慧杰、蔡能、李永欣、乔中全、王湘莹、汪启明、秦海强。

山银花良种采穗圃营建技术规程

1 范围

本文件规定了山银花采穗圃选址、采穗圃设计、新造林采穗圃的营建、高接换冠采穗圃营建、采穗圃病虫害防治、档案建立等技术要求。

本文件适用于山银花良种采穗圃的营建。

2 规范性引用文件

下列文件中的内容通过文中的规范性引用而构成本文件必不可少的条款。其中，注日期的引用文件，仅该日期对应的版本适用于本文件；不注日期的引用文件，其最新版本（包括所有的修改单）适用于本文件。

GB 5084　农田灌溉水质标准

GB 15569　农业植物调运检疫规程

GB 15618　土壤环境质量农用地土壤污染风险管控标准

GB 20464　农作物种子标签通则

DB43/T 1844　灰毡毛忍冬栽培技术规程

3 术语和定义

下列术语和定义适用于本文件。

3.1

山银花　Lonicerae Flos

为忍冬科忍冬属植物灰毡毛忍冬 *Lonicera macranthoides* Hand.-Mazz.、红腺忍冬 *Lonicera hypoglauca* Miq.、华南忍冬 *Lonicera confusa* DC. 或黄褐毛忍冬 *Lonicera fulvotomentosa* Hsu et S. C. Cheng 的干燥花蕾或带初开的花。

3.2

高接换冠　Crown grafting

利用原山银花植株的树体骨架，在树冠部位，换接其他品种的嫁接方法。

4 采穗圃选址

选择海拔 400～1 400 m，交通便利、光照充足、排水通畅、土层深厚、土壤肥沃、酸性至微酸性的地块。

5 环境要求

土壤环境质量符合 GB 15618 的要求，灌溉水符合 GB 5084 要求，环境空气质量符合 GB 3095 的要求。

6 采穗圃设计

6.1 种植规划

分品种行状栽植。水平带整地要与等高线一致。绘制定植图，设立永久标志，注明良种名称或编号。

6.2 辅助设施

包括排灌、道路、管理房、工具房等辅助设施。

6.3 建圃良种

符合生产发展区域需要，国家或省级林木品种审定委员会审定的品种。

7 新造林采穗圃营建

7.1 整地

7.1.1 整地时间

秋冬季节。

7.1.2 整地方式

翻耕土壤 30 cm。山地、丘陵适当保留山顶、山脊天然植被或沿一定等高线保留 10～15 m 宽的天然植被。

7.1.3 挖穴

穴规格为（40～50）cm×（40～50）cm×（40～50）cm，挖穴时将表土和底土分开。

7.2 栽植

7.2.1 密度

株行距为（1.5～2）m×2 m 密度定植。

7.2.2 苗木选择

嫁接苗或扦插苗。苗木分枝数≥2 个，地径≥0.8 cm，根系发达。

7.2.3 定植

按照 DB43/T 1844 规定执行

7.3 抚育管理

7.3.1 松土除草

按照"除早、除小、除了"的原则及时除草，结合除草松土。

7.3.2 培土覆盖

在树盘覆盖厚度为 5～10 cm 的稻草、麦草等秸秆。亦可覆盖黑色或银灰色可降解地膜。防止根系露出地面。

7.3.3 树体管理

按照 DB43/T 1844 执行。

8 高接换冠采穗圃营建

8.1 穗条选择与处理

8.1.1 无性系的选择

选择适宜本区域种植的良种。

8.1.2 穗条要求

选用生长健壮、无病虫害、直径 0.5～0.8 cm 的木质化枝条作接穗。采下的穗条保湿，按良种号捆扎并做好标记。

8.2 嫁接时间

1～3 月初。

8.3 嫁接方法与步骤

8.3.1 切砧

在砧木选择平直光滑的一侧，用嫁接刀沿皮层与木质部交界处垂直纵切一刀，切口长度 2.0～2.5 cm。

8.3.2 削穗

选取与砧木粗度相近的健壮接穗，剪取长 3～4 cm 的接穗，上端带一对健壮芽。在芽的下部平直的一面削一个长 2.0～2.5 cm 平滑的长削面，深达木质部。在长削面的背面削一个马蹄形的斜面，与长削面相交约呈 45°。

8.3.3 插接穗

将接穗长削面插入砧木切口中，使两者的形成层应至少一边对齐。接穗长削面宜稍高出砧木切口。

8.3.4 绑扎

用嫁接薄膜包扎固定，砧木和接穗的切口全部用嫁接薄膜包扎好，以不渗水为宜。

8.3.5 保湿遮阴

绑扎接穗后，随即罩上塑料袋密封保湿，高温时用牛皮纸扎在塑料袋外层遮阴。

8.4 嫁接后管理

8.4.1 解膜

接芽长 10 cm 左右即可解膜。

8.4.2 除萌与扶绑

及时除掉砧木上的萌芽枝条，直到砧木不再出现萌芽枝为止，同时及时将接穗新梢扶绑在砧木或支架上，避免风折。

8.5 抚育管理

按 7.3 的规定执行。

9 病虫害防治

按照 DB43/T 1844 规定执行。

10 采穗与贮存

10.1 穗条质量要求

选用生长健壮、无病虫害、直径 0.4～1.0 cm 的半木质化或木质化枝条作穗条。

10.2 穗条采集方法

剪穗时枝条基部应留下两节。

10.3 穗条处理

穗条 50 株/捆，按无性系号捆扎，保湿、避强光直射。贴好标签，标签使用应符合 GB 20464 的要求。

10.4 穗条贮存

10.4.1 扦插枝条

随采随用。将萌动的嫩枝穗条用湿布包好，置于背阴处，并随时洒水保湿。

10.4.2 嫁接枝条

随采随用。如需贮藏，应将地下堆一层厚 10 cm 的沙子或黄心土，喷水湿润，穗条基部浸湿后，轻轻插入沙子或黄心土中。穗条贮藏不应超过 3～5 d。

11 穗条运输、检疫

11.1 穗条运输

保湿运输。

11.2 穗条检疫

检疫应符合 GB 15569 的要求。

12 档案管理

建立健全采穗圃技术档案，包括采穗圃面积、地形图、品种、品种定植图、营林措施、采穗时间、采穗量、调运去向等档案。

ICS 11.120.99
CCS B 38

湖南省中药材产业协会团体标准

T/XZYC 0041—2023

山银花整形修剪技术规程

Code of practice for shaping and pruning of Lonicerae Flos

2023-08-29 发布　　　　　　　　　　　　　　2023-08-29 实施

湖南省中药材产业协会 发布

前　言

本文件按照 GB/T 1.1—2020《标准化工作导则 第 1 部分：标准化文件的结构和起草规则》的规定起草。

请注意本文件的某些内容可能涉及专利。本文件的发布机构不承担识别专利的责任。

本文件由湖南省中药材产业协会标准化管理委员会提出。

本文件由湖南省中药材产业协会归口。

本文件起草单位：湖南省林业科学院、溆浦森鑫特色农业开发有限公司、溆浦双兴生物科技有限公司、怀化市九天界生态农业科技有限公司。

本文件主要起草人：李永欣、王晓明、曾慧杰、蔡能、乔中全、陈艺、王湘莹、刘武、廖玉元、吴念庆。

山银花整形修剪技术规程

1 范围

本文件规定了山银花整形修剪的时期、整形修剪及档案管理等技术要求。

本文件适用于山银花栽培过程中的整形修剪。

2 规范性引用文件

下列文件中的内容通过文中的规范性引用而构成本文件必不可少的条款。其中，注日期的引用文件，仅该日期对应的版本适用于本文件；不注日期的引用文件，其最新版本（包括所有的修改单）适用于本文件。

DB43/T 1844　灰毡毛忍冬栽培技术规程

3 术语和定义

下列术语和定义适用于本文件。

3.1

山银花　Lonicerae Flos

为忍冬科忍冬属植物灰毡毛忍冬 *Lonicera macranthoides* Hand.-Mazz.、红腺忍冬 *Lonicera hypoglauca* Miq.、华南忍冬 *Lonicera confusa* DC. 或黄褐毛忍冬 *Lonicera fulvotomentosa* Hsu et S. C. Cheng 的总称。

3.2

整形　Shaping

是指通过一定的修剪措施，形成栽培所需要的树体结构形态。

3.3

修剪　Trimming

指的是服从整形的要求，去除树体的部分枝、叶器官，达到调节树势、更新造型的目的。

4 时期

栽植后 3 年内以整形为主，投产后以修剪为主。萌芽后至现蕾前，结合采花后进行生长期修剪；冬季生长停止至萌芽前进行休眠期修剪。

5 整形修剪

5.1 株形

宜修剪成自然开心形或多主干形。

5.2 自然开心形

5.2.1 主干培养

幼树定植后，在树蔸附近立一根粗 2～3 cm、高 1.2～1.5 m 的树干或竹竿，将主干轻缚其上，培养直立粗壮的主干。定干高度 30～40 cm。

5.2.2 主枝培养

从主干萌发的粗壮枝条中，选留 3～4 个作为主枝。当主枝生长至 30～40 cm 时，培养 2～4 个副主枝。

5.2.3 侧枝培养

每个副主枝上培养 2～3 对侧枝。

5.3 多主干形

5.3.1 主干培养

幼树定植后，从植株基部选择均匀分布的 3～5 个枝条培养成主干，长 30～40 cm。

5.3.2 主枝培养

每个主干上培养 2～3 个主枝；当主枝生长至 30～40 cm 时，培养 2～3 个副主枝。

5.3.3 侧枝培养

每个副主枝上培养 2～3 对侧枝。

6 修剪原则

按照 DB43/T 1844 执行。

7 档案管理

建立档案，内容和格式见附录，档案保存 3 年以上。

附　录
（资料性附录）
山银花整形修剪记录表

表 1　山银花整形修剪记录表

序号	日期（年/月/日）	整形修剪措施	记录人
1			
2			
3			
…			

ICS 11.120.99
CCS B 38

湖南省中药材产业协会团体标准

T/XZYC 0042—2023

栀子组织培养育苗技术规程

Code of practice for propagation via tissue culture of *Gardenia jasminoides*

2023-08-29 发布　　　　　　　　　　　　　　　　2023-08-29 实施

湖南省中药材产业协会 发布

前　言

本文件按照 GB/T 1.1—2020《标准化工作导则　第 1 部分：标准化文件的结构和起草规则》的规定起草。

请注意本文件的某些内容可能涉及专利，本文件的发布机构不承担识别专利的责任。

本文件由湖南省中药材产业协会标准化管理委员会提出。

本文件由湖南省中药材产业协会归口。

本文件起草单位：湖南省林业科学院、湖南洋利农林科技有限责任公司、湖南海泰博农生物科技有限公司。

本文件主要起草人：蔡能、王晓明、邝鼎、李永欣、杨莉、陈艺、曾慧杰、袁迎登、王湘莹、吕杰、乔中全、陈自强。

栀子组织培养育苗技术规程

1 范围

本文件规定了栀子 *Gardenia jasminoides* 组织培养育苗的培养基制备、外植体采集与处理、组织培养、移栽、容器苗培育、苗木出圃、档案管理等技术要求。

本文件适用于栀子组织培养育苗。

2 规范性引用文件

下列文件中的内容通过文中的规范性引用而构成本文件必不可少的条款。其中，注日期的引用文件，仅该日期对应的版本适用于本文件；不注日期的引用文件，其最新版本（包括所有的修改单）适用于本文件。

GB/T 6000　主要造林树种苗木质量分级

GB/T 23473　林业植物及其产品调运检疫规程

LY/T 1000　容器育苗技术

LY/T 1829　林业植物产地检疫技术规程

LY/T 1882　林木组织培养育苗技术规程

LY/T 2289　林木种苗生产经营档案

DB 43/T 2487　栀子扦插育苗技术规程

3 术语和定义

下列术语和定义适用于本文件。

3.1

栀子　*Gardenia jasminoides*

为茜草科栀子属的栀子（原变种），俗名野栀子、黄栀子、栀子花、山栀子等。果实做药用或食品、化工原料。

4 培养基制备

4.1 培养基配方

初代培养基、继代培养基、生根培养基的配方按附录的规定执行。

4.2 培养基配制、灭菌与保存

按照 LY/T 1882 执行。

5 外植体采集与处理

5.1 采集时间

在春季至秋季晴天叶片表面无水时采集。

5.2 外植体选择

在生长健壮、无病虫害的 3～5 年生植株的当年生嫩枝上剪取带芽的枝条，留叶柄基部，去掉叶片。及时将采集的枝条保湿带回实验室。

5.3 清洗

先用自来水冲洗外植体 3～5 次，每次 5～7 min，然后用软毛刷蘸中性洗洁精溶液轻轻刷洗，再用流水冲洗 3～5 min 至外植体洁净。

5.4 消毒

在超净台上用无菌滤纸将外植体表面水分吸干，剪成带多个芽的小段。将外植体在 75％酒精中浸泡 30 s 后再投入 0.1％升汞溶液（添加 1 滴吐温 80）消毒 13 min，最后用无菌水冲洗 4～5 次，用无菌滤纸吸干外植体表面水分。

6 组织培养

6.1 培养条件

培养室温度为（25±2）℃，每天光照时间为 12 h，光照强度为 1 500～2 000 lx。

6.2 初代培养

在超净台上将消毒好的外植体切成长 1.5～2.5 cm 带芽的小茎段，基部向下接种在初代培养基上。培养 30 d 左右。

6.3 继代培养

6.3.1 初代转接

当初代培养诱导的新芽长 1.5 cm 以上时，在超净台上将新芽切下并接种在继代培养基上。

6.3.2 继代转接

在超净台上将继代培养增殖的丛生芽按 2～3 个芽为一个单位分开，切去基部过多的愈伤组织，接种在新的继代培养基上。

6.3.3 继代周期

每隔 25 d～30 d 将继代苗转接到新的继代培养基，继代培养控制在 50 代内。

6.3.4 增殖材料更新

增殖材料继代培养超过 50 代或出现退化导致苗细弱时，重新采集外植体更新繁殖材料。

6.4 生根培养

在超净台上从继代培养的组培苗中挑选高 2.5～4.0 cm 的健壮苗，分割成单株后转接在生根培养基上进行生根培养。待长出完整的根系后炼苗移栽。

7 移栽

7.1 移栽盘

选用 50 孔或 72 孔的穴盘或底部有孔的育苗盘。

7.2 基质配制

基质为泥炭土：珍珠岩＝（3～4）：1（体积比）。基质提前 1 周用 70％甲基硫菌灵或 75％百菌清或 58％甲霜·锰锌可湿性粉剂 1 000 倍液消毒。

7.3　时间

宜在 3 月下旬至 5 月初、9 月中旬至 10 月初移栽。

7.4　炼苗

当组培苗根长 1.0～1.5 cm 时炼苗。在温室大棚炼苗，温度 15～30 ℃，闭口炼苗 3～4 d，敞口炼苗 3～4 d。

7.5　移栽方法

从培养瓶中取出炼苗后的生根苗，清水洗净根部培养基。用 58％瑞毒霉·锰锌可湿性粉剂 1 000 倍液浸泡 3～4 min 后移栽至基质中，用该瑞毒霉·锰锌溶液淋透移栽基质。

7.6　移栽苗管理

将移栽的组培苗置于遮光率 85％、有自动喷雾设备的温室大棚中。根据天气和基质干湿情况及时喷雾补水，保持基质湿润。每隔 10～15 d 用 58％瑞毒霉·锰锌可湿性粉剂 800 倍液喷洒 1 次。移栽 50～60 d 后进行容器苗培育。

8　容器苗培育

8.1　容器

选用规格 9 cm×9 cm 或 10 cm×10 cm 的营养杯。

8.2　基质

泥炭土∶珍珠岩＝4∶1（体积比）。

8.3　基质消毒

栽植前 1～2 d，用 70％甲基硫菌灵、75％百菌清或 58％甲霜·锰锌可湿性粉剂 1 000 倍液淋透基质。

8.4　栽植方法

在营养杯中装填约 1/2 的基质，将组培苗栽植在营养杯中，加满基质，淋足定根水。

8.5　苗木管理

8.5.1　光照控制

容器苗置于遮光率 85％的遮阳棚内 20～30 d 后，选择阴天，揭去遮阳网。

8.5.2　水分管理

根据基质的干湿情况适时浇水或喷水，保持基质湿润。

8.5.3　施肥

栽植后 15 d 开始施肥，每隔 15～20 d 用氮磷钾（20-20-20）或（25-10-20）水溶性肥 600～800 倍液浇苗 1 次。

8.5.4　除草

按照 LY/T 1000 执行。

8.5.5　病虫害防治

按照 DB 43/T 2487 执行。

9 苗木出圃

9.1 苗木规格

1年生组培容器苗，苗高≥20 cm，地径≥0.3 cm，根系发达，植株健壮。

9.2 苗木出圃

容器苗全年可出圃。包装时应采用有透气孔的容器。

9.3 苗木检验检疫

苗木检测方法和检验规则按照 GB/T 6000 执行。苗木检疫按照 GB/T 23473 和 LY/T 1829 执行。

10 档案管理

按照 LY/T 2289 执行。

附　录

（规范性附录）

栀子组织培养培养基配方

栀子组织培养培养基配方

培养基成分类别	培养基成分	初代培养基/ mg·L^{-1}	继代培养基/ mg·L^{-1}	生根培养基/ mg·L^{-1}
大量元素	NH_4NO_3	1 650	1 650	825
	KNO_3	1 900	1 900	950
	$MgSO_4 \cdot 7H_2O$	370	370	185
	KH_2PO_4	170	170	85
	$CaCl_2 \cdot 2H_2O$	440	440	220
铁盐	$FeSO_4 \cdot 7H_2O$	27.8	27.8	27.8
	$Na_2\text{-EDTA}$	37.3	37.3	37.3
微量元素	$MnSO_4 \cdot 4H_2O$	22.3	22.3	22.3
	$ZnSO_4 \cdot 7H_2O$	8.6	8.6	8.6
	H_3BO_3	6.2	6.2	6.2
	KI	0.83	0.83	0.83
	$Na_2MoO_4 \cdot 2H_2O$	0.25	0.25	0.25
	$CuSO_4 \cdot 5H_2O$	0.025	0.025	0.025
	$CoCl_2 \cdot 6H_2O$	0.025	0.025	0.025
有机营养成分	烟酸	0.5	0.5	0.5
	盐酸硫胺素	0.1	0.1	0.1
	盐酸吡哆醇	0.5	0.5	0.5
	甘氨酸	2.0	2.0	2.0
	肌醇	100	100	100
植物生长调节物质	6-苄氨基嘌呤	2.0	1.0	—
	吲哚丁酸	1.0	—	—
	萘乙酸	—	0.1	0.2
糖类	蔗糖	30 000	30 000	15 000
凝固剂	琼脂粉（琼脂）	5 000（7 000）	5 000（7 000）	5 000（7 000）
pH	—	5.8	5.8	5.8

ICS 11.120.99
CCS B 38

湖南省中药材产业协会团体标准

T/XZYC 0043—2023

"湘九味"药材生产管理规范
第1部分：湘莲

Specification for production and management of Xiangjiuwei
medicinal materials：Part 1 Hunan lotus seeds

2023-12-15 发布　　　　　　　　　　　　　　2023-12-15 实施

湖南省中药材产业协会 发布

前　言

本文件按照 GB/T 1.1—2020《标准化工作导则　第 1 部分：标准化文件的结构和起草规则》的规定起草。

请注意本文件的某些内容可能涉及专利。本文件的发布机构不承担识别专利的责任。

T/XZYC《"湘九味"药材生产管理规范》包括以下 9 个部分：

——第 1 部分：湘莲；

——第 2 部分：百合；

——第 3 部分：玉竹；

——第 4 部分：枳壳（实）；

——第 5 部分：杜仲；

——第 6 部分：黄精；

——第 7 部分：茯苓；

——第 8 部分：山银花；

——第 9 部分：博落回。

本文件是 T/XZYC《"湘九味"药材生产管理规范》的第 1 部分。

本文件由湖南省中药材产业协会提出并归口。

本文件起草单位：湖南省中药材产业协会、湖南省现代农业企业协会、湖南省标准化协会。

本文件主要起草人：曾建国、申圭良、杨子墨、黄艾娜、向维、杨益黎、曾凡荣、唐国伟、刘纯、曾明会、毕敏、曾娟华、叶素丰。

引　言

　　"湘九味"药材是在湖南省境内种植的优质且在全国颇具影响力的道地药材或特色药材，是湖南品牌药材的通称，包括湘莲、百合、玉竹、枳壳（实）、杜仲、黄精、茯苓、山银花、博落回。为深入贯彻省委、省政府"打造湘九味、振兴湘中药"发展目标，大力挖掘湖湘中医药历史文化，支撑湖南中药材产业而精心培育的"品牌"，特制订系列团体标准来指导九大中药材产业的发展。

　　湘莲是药食同源的大宗道地药材。据可考历史，"湘莲"在湖南栽培至少有 3 000 年的历史。我省湘潭、岳阳等地是湘莲的主产区，湘潭是全国著名的"湘莲之乡"、全国最大的湘莲交易物流中心和出口基地，"湘莲"已获国家地理标志保护产品、国家地理标志证明商标认证，"衡阳台源乌莲"获国家农产品地理标志认证。基于此，有必要对我省湘莲产业的生产管理进行规范，以促进产业健康、规范、高质量发展。

"湘九味"药材生产管理规范 第1部分：湘莲

1 范围

本文件规定了湘莲生产管理中的栽培、采收与初加工、综合利用、标志、包装和贮运、档案管理等方面的要求。

本文件适用于"湘九味"药材湘莲的生产管理活动。

2 规范性引用文件

下列文件中的内容通过文中的规范性引用而构成本文件必不可少的条款。其中，注日期的引用文件，仅该日期对应的版本适用于本文件；不注日期的引用文件，其最新版本（包括所有的修改单）适用于本文件。

GB/T 191　包装储运图示标志

GB 4285　农药安全使用标准

GB 5749　生活饮用水卫生标准

GB/T 6388　运输包装收发货标志

GB 7718　食品安全国家标准 预包装食品标签通则

GB/T 8321　农药合理使用准则

SB/T 11082　中药材包装技术规范

SB/T 11094　中药材仓储管理规范

SB/T 11095　中药材仓库技术规范

SB/T 11173　中药材商品规格等级通则

DB43/T 439　地理标志产品 湘莲

DB43/T 1001　莲藕病虫草害防治技术规程

DB43/T 1257　莲藕抗腐败病室内鉴定技术规程

DB43/T 1448　莲藕腐败病测报技术规程

DB43/T 1449　莲藕叶部病害诊断和综合防治技术规程

《中华人民共和国药典》（2020 年版）

《中药材生产质量管理规范》（2022 年版）

3 术语和定义

下列术语和定义适用于本文件。

3.1

湘莲

"湘九味"药材之一，在湖南省范围内种植加工的睡莲科植物莲的干燥成熟种子。

4 栽培

4.1 选地

应选择产地环境优良、水源条件好，排灌方便的地块。基地土壤以河湖冲积土、沙壤土为主，土层深厚，土质疏松，前作为非睡莲科植物。

4.2 整地

稻田要求田平泥活，池塘塘底要求整平，地块应施足基肥。

4.3 种藕准备

4.3.1 种藕选择应以莲藕进行无性繁殖，选具有品种特征、有 2～3 个完整节、藕芽完整的优质种藕。

4.3.2 种藕移栽前，应进行消毒杀菌。

4.4 定植

4.4.1 时间一般在 4 月上旬，当气温稳定在 16 ℃以上时进行。

4.4.2 栽种密度应符合 DB43/T 439 中相关要求。

4.4.3 栽植种藕时，藕头向外呈辐射状，藕头朝上，按 15°～20°斜植入泥 10～15 cm，尾梢朝上，保持种藕不浮出，栽植后灌水保温。

4.5 苗期管理

4.5.1 应在栽植田内均匀覆盖一层干草，遇寒潮天气宜适当加深水层保温。

4.5.2 当主鞭上出现 6～7 片立叶时，选择晴天午后，细心拨开土层泥土，将老藕种从莲藕着生处切断取出，并将田内翻耕一次；宜酌情采除部分未挺出水面的荷叶。

4.6 花篷期管理

8 月中旬后应及时摘取病叶、无效的未挺出水面的荷叶和无篷无花的老立叶。

4.7 土肥水管理

按情况选择合适的时间进行施肥、水位管理，具体要求参见 DB43/T 439 中相关规定。

4.8 病虫害防治

对病虫害应以预防为主，首先考虑农业、物理和生物防治，科学使用化学药剂。具体可参见 DB43/T 1001、DB43/T 1257、DB43/T 1448、DB43/T 1449 中相关规定。农药使用符合 GB 4285、GB/T 8321 的规定。

5 采收与初加工

5.1 采收

5.1.1 采收时间

湘莲在秋季采摘，分批采收，成熟一批采收一批。

5.1.2 采收方法

采用人工或机械采割莲房。

5.1.3 采收标准

当莲蓬出现褐色斑纹，莲子和莲蓬之间稍有分离、果实饱满为宜。

5.2 初加工

5.2.1 加工前处理

莲子采收后应先除杂。

5.2.2 加工工艺

湘莲的加工工艺为：脱粒、分拣→剥壳、分拣→（去膜、色选）→去除莲芯→清洗→干燥→拣选、除杂。

5.2.3 加工方法

5.2.3.1 脱粒、分拣

采用机械或手工两种方式去莲蓬、脱粒，剔除不饱满、空壳类莲子。

5.2.3.2 剥壳、分级

采用机械进行剥壳（果皮），将脱粒后的莲子倒入机械进行剥壳，防止划伤籽粒，通过振动筛将莲子按大小分为多个等级。

5.2.3.3 去膜、色选

莲子去除果皮后，通过手工或莲子去皮机进行莲膜的去除，以去膜干净、不伤莲肉，保持洁白为准。如加工红莲，不应去膜。

5.2.3.4 去除莲芯

采用人工或机械去除莲子心，捅去莲子心（胚），无残留和破损，保持莲子的完整性。

5.2.3.5 清洗

去除莲子心后，用符合 GB 5749 生活饮用水卫生标准的清水冲洗，冲洗干净、沥干。

5.2.3.6 干燥

莲子干燥方法有自然晾干和烘干两种方法，以采用热风循环干燥箱进行烘干为宜。

5.2.3.7 捡选、除杂

将干燥后的莲子进行拣选、除杂，达到药材或其他标准。

5.3 产品要求

5.3.1 红莲颗粒卵圆，呈短椭圆形，无虫蛀、无霉变。表皮棕红色，有细纹，莲肉乳白，色泽基本一致。气味清香、无异味。

5.3.2 白莲颗粒呈短椭圆形，均匀饱满，无虫蛀、无霉变。表面乳白色，胚芽端留有紫褐色环，色泽基本一致。气味清香、无异味。

5.3.3 产品生产应符合《中药材生产质量管理规范》中相关要求。

5.3.4 产品质量分级符合 SB/T 11173 中相关要求。

6 综合利用

6.1 加工产品为莲子、莲心胶囊等药品应符合《中华人民共和国药典》中相关要求，同时符合其他药品质量和管理相关标准要求。

6.2 加工产品为莲子藕粉、莲子心茶、莲子原液等食品或保健品应符合食品和相关产品标准和要求。

7 标志

7.1 产品标签标志应醒目、清晰、整齐，符合 GB/T 191、GB 7718 的规定。

7.2 产品标志应符合"湘九味"品牌标志相关要求。

7.3 标志的内容应符合 GB/T 6388 的规定。

8 包装和贮运

8.1 包装

包装材料应干燥、清洁，并且防虫、防潮、防霉，并符合 SB/T 11082 的规定。

8.2 贮运

8.2.1 湘莲贮存应符合 SB/T 11094 及 SB/T 11095 的有关规定。

8.2.2 运输工具应干净卫生，运输时应防潮、防雨、防暴晒、防风沙。装卸货时应小心轻放，避免损坏外包装。

9 档案管理

9.1 应建立生产档案，并记录湘莲栽种、采收、储运、加工、包装、贮存等相关内容。

9.2 湘莲生产记录应符合溯源相关要求。

ICS 11.120.99
CCS B 38

湖南省中药材产业协会团体标准

T/XZYC 0044—2023

"湘九味"药材生产管理规范
第2部分：百合

Specification for production and management of Xiangjiuwei medicinal
materials：Part 2 Lily Bulbus

2023-12-15 发布　　　　　　　　　　　　　　　　2023-12-15 实施

湖南省中药材产业协会　发布

前　言

本文件按照 GB/T 1.1—2020《标准化工作导则　第 1 部分：标准化文件的结构和起草规则》的规定起草。

请注意本文件的某些内容可能涉及专利。本文件的发布机构不承担识别专利的责任。

T/XZYC《"湘九味"药材生产管理规范》包括以下 9 个部分：

——第 1 部分：湘莲；

——第 2 部分：百合；

——第 3 部分：玉竹；

——第 4 部分：枳壳（实）；

——第 5 部分：杜仲；

——第 6 部分：黄精；

——第 7 部分：茯苓；

——第 8 部分：山银花；

——第 9 部分：博落回。

本文件是 T/XZYC《"湘九味"药材生产管理规范》的第 2 部分。

本文件由湖南省中药材产业协会提出并归口。

本文件起草单位：湖南省现代农业企业协会、湖南省中药材产业协会、湖南省标准化协会。

本文件主要起草人：申圭良、曾建国、杨子墨、向维、杨益黎、曾凡荣、黄艾娜、刘纯、曾明会、毕敏、曾娟华、叶素丰。

引　言

　　"湘九味"药材是在湖南省境内种植的优质且在全国颇具影响力的道地药材或特色药材，是湖南品牌药材的通称，包括湘莲、百合、玉竹、枳壳（实）、杜仲、黄精、茯苓、山银花、博落回。为深入贯彻省委、省政府"打造湘九味、振兴湘中药"发展目标，大力挖掘湖湘中医药历史文化，支撑湖南中药材产业而精心培育的"品牌"，特制订系列团体标准来指导九大中药材产业的发展。

　　百合是药食同源的大宗道地药材。我省隆回龙牙百合已有上千年种植历史，也是国内百合（龙牙百合和卷丹百合）最大产区。"隆回龙牙百合""龙山百合"均获国家农产品地理标志登记，并被认定为地理标志保护产品和国家地理标志证明商标。基于此，有必要对我省百合产业的生产管理进行规范，以促进产业健康、规范、高质量发展。

"湘九味"药材生产管理规范　第 2 部分：百合

1　范围

本文件规定了百合生产管理中的育苗、栽培、采收与初加工、综合利用、标志、包装和贮运、档案管理等方面的要求。

本文件适用于"湘九味"药材百合的生产管理活动。

2　规范性引用文件

下列文件中的内容通过文中的规范性引用而构成本文件必不可少的条款。其中，注日期的引用文件，仅该日期对应的版本适用于本文件；不注日期的引用文件，其最新版本（包括所有的修改单）适用于本文件。

GB/T 191　包装储运图示标志

GB 4285　农药安全使用标准

GB 5749　生活饮用水卫生标准

GB/T 6388　运输包装收发货标志

GB 7718　食品安全国家标准 预包装食品标签通则

GB/T 8321　农药合理使用准则系列标准

SB/T 11082　中药材包装技术规范

SB/T 11094　中药材仓储管理规范

SB/T 11095　中药材仓库技术规范

SB/T 11173　中药材商品规格等级通则

DB43/T 215.2　地理标志产品　隆回龙牙百合　第 2 部分：栽培管理技术规范

DB43/T 2272　百合主要土传病害综合防控技术规程

DB43/T 2099　卷丹百合病虫害绿色防控技术规程

DB43/T 2011　百合病虫害绿色防控技术规程

《中华人民共和国药典》（2020 年版）

《中药材生产质量管理规范》（2022 年版）

3　术语和定义

下列术语和定义适用于本文件。

3.1

百合

"湘九味"药材之一，百合科植物卷丹、百合（龙牙百合）或细叶百合的干燥肉质鳞叶。

4 育苗

4.1 选种

选择品种纯、个大、座高、片长肉厚、无病虫机械损伤的百合鳞茎。

4.2 苗床准备

选择背风向阳、透气透水性良好的壤土或沙壤土进行整地、施肥。

4.3 播种

去除外层老片、干片之后进行鳞片处理，选晴天或阴天播种。根据海拔、气候条件、品种选择相应的播种时间。

4.4 苗床管理

雨水节气前后清除覆盖，及时清除杂草，及时进行病虫害防治。具体可参照 DB43/T 215.2 中 3.5、3.6 相关要求。

4.5 种球采收

4.5.1 根据种球成熟情况，选择 7 月下旬至 8 月下旬，阴天或晴天露水干后采收，阴雨天、雨后初晴天不宜采挖。

4.5.2 种球应选择品种纯度达到 100％，鳞片整齐，无病虫伤害、无异味、无霉烂，鳞片抱合紧密，根系发达粗壮，呈黄白色，根毛多。

4.5.3 应对采收之后的种球进行处理、分级、包装、贮藏等。

5 栽培

5.1 选地

选择海拔 300～1 200 m，pH 5.5～7.0，有机质含量高，疏松肥沃，排水良好的地块，前茬非百合和其他百合科作物为宜。

5.2 整地

栽种前深翻地块，清除杂草和前作残留物，耙细整平，并施肥，做垄开沟。

5.3 种球准备

5.3.1 龙牙百合种球应选择色白形正、无病虫伤害、无霉烂、无破损、肉质根发达的种球，有 2 个以上球茎抱合。栽种前用削成尖刀状的竹片，在球茎分离处将鳞茎盘均匀切开，分成数个种球。

5.3.2 丹卷百合应选择 2～4 个头的百合鳞茎作种球，单头重量 30～40 g，平头、无病虫伤害、无霉烂、无破损。

5.4 定植

根据品种、当地地理位置、气候条件，栽种时间以 8 月下旬至 9 月下旬或 9 月至 10 月下旬为宜，栽种时应根据品种不同选择合适的栽种密度和方法。

5.5 土肥水等田间管理

应适时进行除草、追肥、排灌、打顶摘蕾等作业。

5.6 病虫害防治

对病虫害应以预防为主，首先考虑农业防治、物理防治和生物防治，科学使用化学药剂。具体可参考 DB43/T 2272、DB43/T 2099、DB43/T 2011，农药使用符合 GB 4285、GB/T 8321 的规定。

6 采收与初加工

6.1 采收

6.1.1 采收时间

种植后次年 8 月初至 9 月中上旬，百合茎叶变黄、地下鳞茎已完全成熟时选择无雨天采收。

6.1.2 采收方法

挖取鳞茎，除去茎秆、泥土及须根，选出破损鳞茎，避免机械和人为损伤。

6.1.3 存放

置阴凉、通风、避光处存放。

6.2 初加工

6.2.1 加工前处理

百合采收后应除去须根、泥沙。

6.2.2 加工工艺

百合的加工工艺为：剥片→水洗→烫片（蒸片）→干燥。

6.2.3 加工方法

6.2.3.1 剥片

百合剥片宜用手剥，也可用刀切除鳞茎基部，剥取鳞片。

6.2.3.2 水洗

用清水洗净鳞片，去除杂质。

6.2.3.3 烫片或蒸片

当百合采用烫片方式时，将鳞片投入沸水中，水面应没过鳞片。鳞片煮熟透，捞出，用凉清水淋洗降温。烫片 2～3 次换一次水。当百合采用蒸片方式时，将鳞片放在水已沸腾的蒸锅或蒸笼中蒸熟透，取出，用凉清水淋洗降温。水质符合 GB5749 规定。

6.2.3.4 干燥

将蒸好或烫煮好的百合片均匀平铺在干净的垫物上，在太阳下暴晒至水分不大于13%。或者将蒸好或烫煮好的百合片在 35～80 ℃温度下烘干至水分不大于 13%。

6.3 产品要求

6.3.1 初加工后的百合干片呈乳白色、微黄色或淡黄色。形状呈片状、无霉变、虫蛀、烤焦现象。具有该产品固有的滋味、气味，无苦味、腐败味及其他异味。

6.3.2 产品生产应符合《中药材生产质量管理规范》中相关要求。

6.3.3 产品质量分级符合 SB/T 11173 中相关要求。

7 综合利用

7.1 加工产品为百合固金汤等药品应符合《中华人民共和国药典》中相关要求，同时符合其他药品质量和管理相关标准要求。

7.2 加工产品为百合粥、百合粉等食品、保健品应符合食品标准和要求。

7.3 加工产品为日化产品等应符合相关产品标准和要求。

8 标志

8.1 产品标签标志应醒目、清晰、整齐，符合 GB/T 191、GB 7718 的规定。

8.2 产品标志应符合"湘九味"品牌标志相关要求。

8.3 标志的内容应符合 GB/T 6388 的规定。

9 包装和贮运

9.1 包装

包装材料应干燥、清洁，并符合 SB/T 11082 的规定。

9.2 贮运

9.2.1 贮存应符合 SB/T 11094 及 SB/T 11095 的有关规定。

9.2.2 运输工具应干净卫生，运输时应防潮、防雨、防暴晒、防风沙。装卸货时应小心轻放，避免损坏外包装。

10 档案管理

10.1 应建立生产档案，并记录百合栽种、采收、贮运、加工、包装、贮存等相关内容，保存期限不少于 3 年。

10.2 百合生产记录应符合溯源相关要求。

ICS 11.120.99
CCS B 38

湖南省中药材产业协会团体标准

T/XZYC 0045—2023

"湘九味"药材生产管理规范
第3部分：玉竹

Specification for production and management of Xiangjiuwei medicinal materials：Part 3 *Polygonatum odoratum*

2023-12-15 发布 2023-12-15 实施

湖南省中药材产业协会 发布

前　言

本文件按照 GB/T 1.1—2020《标准化工作导则　第 1 部分：标准化文件的结构和起草规则》的规定起草。

请注意本文件的某些内容可能涉及专利。本文件的发布机构不承担识别专利的责任。

T/XZYC《"湘九味"药材生产管理规范》包括以下 9 个部分：

——第 1 部分：湘莲；

——第 2 部分：百合；

——第 3 部分：玉竹；

——第 4 部分：枳壳（实）；

——第 5 部分：杜仲；

——第 6 部分：黄精；

——第 7 部分：茯苓；

——第 8 部分：山银花；

——第 9 部分：博落回。

本文件是 T/XZYC《"湘九味"药材生产管理规范》的第 3 部分。

本文件由湖南省中药材产业协会提出并归口。

本文件起草单位：湖南省中药材产业协会、湖南省现代农业企业协会、湖南省标准化协会。

本文件主要起草人：曾建国、杨子墨、申圭良、向维、杨益黎、唐国伟、曾凡荣、黄艾娜、刘纯、曾明会、毕敏、曾娟华、叶素丰。

引　言

　　"湘九味"药材是在湖南省境内种植的优质且在全国颇具影响力的道地药材或特色药材，是湖南品牌药材的通称，包括湘莲、百合、玉竹、枳壳（实）、杜仲、黄精、茯苓、山银花、博落回。为深入贯彻省委、省政府"打造湘九味、振兴湘中药"发展目标，大力挖掘湖湘中医药历史文化，支撑湖南中药材产业而精心培育的"品牌"，特制订系列团体标准来指导九大中药材产业的发展。

　　玉竹是药食同源的大宗道地药材。湖南是国内玉竹最大产区，主要分布在以衡邵盆地为核心的邵阳市、衡阳市及与此地接壤的郴州市、娄底市、益阳市、张家界市等地。邵东种植药材历史悠久，"邵东玉竹"获国家农产品地理标志认证和国家地理标志保护产品，"邵东流泽玉竹"获国家地理标志证明商标。基于此，有必要对我省玉竹产业的生产管理进行规范，以促进产业健康、规范、高质量发展。

"湘九味"药材生产管理规范　第3部分：玉竹

1　范围

本文件规定了玉竹生产管理中的栽培、采收与初加工、综合利用、标志、包装和贮运、档案管理等方面的要求。

本文件适用于"湘九味"药材玉竹的生产管理活动。

2　规范性引用文件

下列文件中的内容通过文中的规范性引用而构成本文件必不可少的条款。其中，注日期的引用文件，仅该日期对应的版本适用于本文件；不注日期的引用文件，其最新版本（包括所有的修改单）适用于本文件。

GB/T 191　包装储运图示标志

GB 4285　农药安全使用标准

GB/T 6388　运输包装收发货标志

GB 7718　食品安全国家标准 预包装食品标签通则

GB/T 8321　农药合理使用准则

SB/T 11082　中药材包装技术规范

SB/T 11094　中药材仓储管理规范

SB/T 11095　中药材仓库技术规范

SB/T 11173　中药材商品规格等级通则

DB43/T 394　玉竹栽培技术规范

DB43/T 2022　玉竹林下栽培技术规程

DB43/T 2271　玉竹种植主要杂草综合防控技术规程

《中华人民共和国药典》（2020年版）

《中药材生产质量管理规范》（2022年版）

3　术语和定义

下列术语和定义适用于本文件。

3.1

玉竹

"湘九味"药材之一，百合科植物玉竹的干燥根茎。

4　栽培

4.1　选地

选土壤深厚的壤土、沙壤土、水稻土等地块，坡地的坡向以南坡为宜，有良好的排水条件，前茬以非玉竹和其他百合科作物为宜。

4.2 整地

在播种前将土地进行全面翻挖，并进行分厢与开沟，整地前厢面撒施底肥。具体可参见 DB43/T 394、DB43/T 2022 中相关要求。

4.3 种茎准备

选择生长健壮、粗细适宜、无病虫害的一年生分支根茎作为种茎，并在种植前应进行消毒等相关处理和准备。

4.4 定植

根据品种、地理位置、栽种环境，栽种时间以 8 月上旬至 9 月下旬或 10 月至 11 月下旬为宜，栽种时应根据不同环境选择合适的栽种密度和方法。具体可参见 DB43/T 394、DB43/T 2022 中相关要求。

4.5 田间管理

适时进行定植覆盖、除草、肥水、冬培管理等作业。主要杂草防治要求参照 DB43/T 2271 执行。

4.6 病虫害防治

对病虫害应以预防为主，首先考虑农业防控、物理防控和生物防治，科学使用化学药剂。农药使用符合 GB 4285、GB/T 8321 的规定。

5 采收与初加工

5.1 采收

5.1.1 采收时间

玉竹栽种后，一般 2～3 年采收。采收适期 9～10 月，晴天为宜。

5.1.2 采收方法

用圆齿耙头自厢沟位置起挖，深 25 cm，由下往上翻挖，将肉质根茎整块翻出，去掉地上茎，置于厢面适度晾晒，轻摇去土运出。

5.1.3 留种

选用无病害发生地块的玉竹留种，宜随采随栽，种苗储藏于地窖或阴凉通风处，不宜超过 15 d。

5.2 初加工

5.2.1 加工前处理

玉竹采收后应除去泥土。

5.2.2 加工工艺

玉竹的加工工艺为：初步干燥→揉搓去毛→再次干燥→刨片（玉竹片）。

5.2.3 加工方法

5.2.3.1 初晒或烘烤

将挖出的玉竹根茎，按长、短、粗、细挑选分等，再分别摊晒。夜晚，待玉竹凉透后就地适当收拢覆盖，连续晾晒 2～3 d。烘烤可用烘房或焙笼，烘烤至须根干枯。

5.2.3.2 揉搓去须根

经初晒或烘烤后，须根已干枯，玉竹条失水变柔软，即可用手工揉搓去须根或用机器去须根。

5.2.3.3 再次干燥

去须根后，继续干燥至全干。全干后再次去须根即为玉竹条，经创片处理后即为玉竹片。

5.3 产品要求

5.3.1 玉竹条肉质肥壮，色泽黄亮，无腐烂、无霉变。气味清香、无异味。

5.3.2 玉竹片无外皮，肉质呈白色，无腐烂、无霉变。气味清香、无异味。

5.3.3 产品生产应符合《中药材生产质量管理规范》中相关要求。

5.3.4 产品质量分级符合 SB/T 11173 中相关要求。

6 综合利用

6.1 加工产品为玉竹膏等药品的应符合《中华人民共和国药典》（2020 年版）中相关要求，同时符合其他药品质量和管理相关标准要求。

6.2 加工产品为玉竹舒通茶、玉竹多糖等食品、保健品等应符合食品相关标准和要求。

6.3 加工产品为日化产品等应符合相关产品标准和要求。

7 标志

7.1 产品标签标志应醒目、清晰、整齐，符合 GB/T 191、GB 7718 的规定。

7.2 产品标志应符合"湘九味"品牌标志相关要求。

7.3 标志的内容应符合 GB/T 6388 的规定。

8 包装和贮运

8.1 包装

包装材料应干燥、清洁，并符合 SB/T 11082 的规定。

8.2 贮运

8.2.1 贮存应符合 SB/T 11094 及 SB/T 11095 的有关规定。

8.2.2 运输工具应干净卫生，运输时应防潮、防雨、防暴晒、防风沙。装卸货时应小心轻放，避免损坏外包装。

9 档案管理

9.1 应建立生产档案，并记录玉竹栽种、采收、贮运、加工、包装、贮存等相关内容。

9.2 玉竹生产记录应符合溯源相关要求。

ICS 11.120.99
CCS B 38

湖南省中药材产业协会团体标准

T/XZYC 0046—2023

"湘九味"药材生产管理规范
第4部分：枳壳（实）

Specification for production and management of Xiangjiuwei medicinal
materials：Part 4 Fructus Aurantii and Fructus Aurantii Immaturus

2023-12-15 发布　　　　　　　　　　　　　2023-12-15 实施

湖南省中药材产业协会 发布

前　言

本文件按照 GB/T 1.1—2020《标准化工作导则　第 1 部分：标准化文件的结构和起草规则》的规定起草。

请注意本文件的某些内容可能涉及专利。本文件的发布机构不承担识别专利的责任。

T/XZYC《"湘九味"药材生产管理规范》包括以下 9 个部分：

——第 1 部分：湘莲；

——第 2 部分：百合；

——第 3 部分：玉竹；

——第 4 部分：枳壳（实）；

——第 5 部分：杜仲；

——第 6 部分：黄精；

——第 7 部分：茯苓；

——第 8 部分：山银花；

——第 9 部分：博落回。

本文件是 T/XZYC《"湘九味"药材生产管理规范》的第 4 部分。

本文件由湖南省中药材产业协会提出并归口。

本文件起草单位：湖南省中药材产业协会、湖南省现代农业企业协会、湖南省标准化协会。

本文件主要起草人：曾建国、申圭良、杨子墨、黄艾娜、向维、曾凡荣、杨益黎、刘纯、曾明会、毕敏、曾娟华、叶素丰。

引　言

　　"湘九味"药材是在湖南省境内种植的优质且在全国颇具影响力的道地药材或特色药材，是湖南品牌药材的通称，包括湘莲、百合、玉竹、枳壳（实）、杜仲、黄精、茯苓、山银花、博落回。为深入贯彻省委、省政府"打造湘九味、振兴湘中药"发展目标，大力挖掘湖湘中医药历史文化，支撑湖南中药材产业而精心培育的"品牌"，特制订系列团体标准来指导九大中药材产业的发展。

　　枳壳（实）是湖南传统道地大宗药材，是国家批准的 113 种可用作保健品的药材之一。我省枳壳（实）产区主要分布在沅江、安仁、汉寿、澧县等地，"安仁枳壳"已获得国家地理标志保护产品和国家地理标志证明商标。基于此，有必要对我省枳壳产业的生产管理进行规范，以促进产业健康、规范、高质量发展。

"湘九味"药材生产管理规范 第4部分：枳壳（实）

1 范围

本文件规定了枳壳（实）生产管理中的育苗、栽培、采收与初加工、综合利用、标志、包装和贮运、档案管理等方面的要求。

本文件适用于"湘九味"药材枳壳（实）的生产管理活动。

2 规范性引用文件

下列文件中的内容通过文中的规范性引用而构成本文件必不可少的条款。其中，注日期的引用文件，仅该日期对应的版本适用于本文件；不注日期的引用文件，其最新版本（包括所有的修改单）适用于本文件。

GB/T 191　包装储运图示标志

GB 4285　农药安全使用标准

GB/T 6388　运输包装收发货标志

GB 7718　食品安全国家标准 预包装食品标签通则

GB/T 8321　农药合理使用准则

LY/T 2327　枳壳培育技术规程

SB/T 11082　中药材包装技术规范

SB/T 11094　中药材仓储管理规范

SB/T 11095　中药材仓库技术规范

SB/T 11173　中药材商品规格等级通则

DB43/T 2179　枳壳生产技术规程

DB43/T 2039　枳壳枳实采收与产地初加工技术规范

《中华人民共和国药典》（2020年版）

《中药材生产质量管理规范》（2022年版）

3 术语和定义

下列术语和定义适用于本文件。

3.1

枳壳

"湘九味"药材之一，芸香科植物酸橙及其栽培变种的干燥未成熟果实品。

3.2

枳实

"湘九味"药材之一，芸香科植物酸橙及其栽培变种或甜橙干燥幼果。

4 育苗

4.1 种苗应选择具有资质单位繁育的优良品种，并符合以下要求：
  ——苗木径粗不低于 0.6 cm，高度不低于 45 cm，主根长 15 cm 以上；
  ——叶片健康，根茎无扭曲现象，须根发达；
  ——无检疫性病虫害。

4.2 育苗技术等应符合 LY/T 2327 中相关要求。

5 栽培

5.1 选地

枳壳种植宜选择阳光充足，年平均气温 15 ℃以上，土壤选择疏松透气、质地肥沃的沙壤土，pH 5.5～6.5，周围无污染源的地块。

5.2 整地

整地应结合地形特点，平地宜采用起垄抬高栽培，垄面应为南北走向，山地宜进行坡改梯，土壤贫瘠地区应进行土壤改良。

5.3 定植

5.3.1 春季定植一般在 2 月中旬至 3 月上旬，秋季定植一般在 10 月中旬至 11 月中旬。

5.3.2 栽植密度宜用"宽行窄株"的方式进行定植，定植密度一般为行距 3～4 m，株距 2～3m。

5.3.3 苗木放入穴中，保持根系舒展，扶正，填土至一半时将苗轻轻上提，然后压实，再填土压实，嫁接口露出地面 5 cm 以上为宜，及时浇足定根水。定植在主干 50～70 cm 半径范围内覆盖防草地布或稻草等。

5.4 田间管理

5.4.1 查苗补苑

定植后应及时查苗，对缺苗进行补种。

5.4.2 中耕除草

一般每年中耕除草 3～4 次。春季应多锄浅锄，夏季应深锄，秋冬季宜深翻培土。

5.4.3 土肥水管理

按情况选择合适的时间进行施肥、水分管理，具体要求参见 DB43/T 2179 中相关规定。

5.4.4 整形修剪

根据情况适时进行整形修剪。具体要求参见 DB43/T 2179 中第 9 章相关规定。

5.5 冬季管理

入冬前应堆草培土护苑，树干以刷白剂刷白，及时灌水防止冬旱。

5.6 病虫害防治

对病虫害应以预防为主，首先考虑农业防治、物理防治和生物防治，科学使用化学药剂。农药使用符合 GB 4285、GB/T 8321 的规定。

6 采收与初加工

6.1 采收

6.1.1 采收时间

一般为枳实5~6月、枳壳6月至大暑采摘，选择晴天或阴天、果面干爽时进行。

6.1.2 采收标准

枳实收集自落果实或采集幼果，枳壳应在果实尚绿时采收。

6.1.3 采收方法

枳实收集自落果实或采集幼果，收集至干净的容器内运回，采用带网的镰刀或钩杆将枳壳鲜果从树上采下，放入洁净的容器内运回。

6.2 初加工

6.2.1 加工前处理

鲜果采摘后应及时进行除杂，除去混杂在果实中间的枝梗、树叶等非药用杂质，剔除霉烂、虫蛀、变色的劣质果实。

6.2.2 加工工艺

枳壳（实）的加工工艺为：枳壳（实）→除杂→切瓣→烘干（晒干）。

6.2.3 加工方法

6.2.3.1 枳壳切瓣

将采摘后的鲜果自中部横切成两半，较小的枳实可不切。

6.2.3.2 干燥

枳壳有两种干燥方式：一种是晒干，一种为烘干。干燥方法具体要求参考 DB43/T 2039 中的规定。

6.3 产品要求

6.3.1 本品呈半球形，外果皮棕褐色至褐色，有颗粒状突起，突起的顶端有凹点状油室，切面中果皮黄白色，光滑而稍隆起，内横剖面外翻如覆盆状，质坚硬，气清香，味苦微酸。

6.3.2 产品生产应符合《中药材生产质量管理规范》中相关要求。

6.3.3 产品质量分级符合 SB/T 11173 中相关要求。

7 综合利用

7.1 加工产品为枳实导滞丸等药品应符合《中华人民共和国药典》中相关要求，同时符合其他药品质量和管理相关标准要求。

7.2 加工产品为枳壳果脯、枳术汤等食品、保健品应符合食品标准和要求。

7.3 加工产品为枳实精油等日化产品应符合相关产品标准和要求。

8 标志

8.1 产品标签标志应醒目、清晰、整齐，符合 GB/T 191、GB 7718 的规定。

8.2 产品标志应符合"湘九味"品牌标志相关要求。

8.3 标志的内容应符合 GB/T 6388 的规定。

9 包装和贮运

9.1 包装

包装材料应干燥、清洁，并且防虫、防潮、防霉，并符合 SB/T 11082 的规定。

9.2 贮运

9.2.1 枳壳贮存应符合 SB/T 11094 及 SB/T 11095 的有关规定。

9.2.2 运输工具应干净卫生，运输时应防潮、防雨、防暴晒、防风沙。装卸货时应小心轻放，避免损坏外包装。

10 档案管理

10.1 应建立生产档案，并记录枳壳栽种、采收、贮运、加工、包装、贮存等相关内容。

10.2 枳壳（实）生产记录应符合溯源相关要求。

ICS 11.120.99
CCS B 38

湖南省中药材产业协会团体标准

T/XZYC 0047—2023

"湘九味"药材生产管理规范
第5部分：杜仲

Specification for production and management of Xiangjiuwei medicinal
materials：Part 5 Eucommiae Cortex

2023-12-15 发布   2023-12-15 实施

湖南省中药材产业协会 发布

前　言

本文件按照 GB/T 1.1—2020《标准化工作导则　第 1 部分：标准化文件的结构和起草规则》的规定起草。

请注意本文件的某些内容可能涉及专利。本文件的发布机构不承担识别专利的责任。

T/XZYC《"湘九味"药材生产管理规范》包括以下 9 个部分：

——第 1 部分：湘莲；

——第 2 部分：百合；

——第 3 部分：玉竹；

——第 4 部分：枳壳（实）；

——第 5 部分：杜仲；

——第 6 部分：黄精；

——第 7 部分：茯苓；

——第 8 部分：山银花；

——第 9 部分：博落回。

本文件是 T/XZYC《"湘九味"药材生产管理规范》的第 5 部分。

本文件由湖南省中药材产业协会提出并归口。

本文件起草单位：湖南省现代农业企业协会、湖南省中药材产业协会、湖南省标准化协会。

本文件主要起草人：曾娟华、曾建国、申圭良、杨子墨、向维、黄艾娜、曾凡荣、杨益黎、刘纯、曾明会、毕敏、叶素丰。

引　言

　　"湘九味"药材是在湖南省境内种植的优质且在全国颇具影响力的道地药材或特色药材，是湖南品牌药材的通称，包括湘莲、百合、玉竹、枳壳（实）、杜仲、黄精、茯苓、山银花、博落回。为深入贯彻省委、省政府"打造湘九味、振兴湘中药"发展目标，大力挖掘湖湘中医药历史文化，支撑湖南中药材产业而精心培育的"品牌"，特制订系列团体标准来指导九大中药材产业的发展。

　　杜仲是湖南省林木类药材代表。杜仲、杜仲叶纳入卫健委公布的可用于保健食品的中药名单。湖南是国内杜仲最大产区，张家界慈利县区位优势明显产业已成规模，杜仲种植面积占全国的总面积的 10％以上，占全省的 60％以上。"慈利杜仲"获国家农产品地理标志认证，慈利是"中国杜仲之乡"。基于此，有必要对我省杜仲产业的生产管理进行规范，以促进产业健康、规范、高质量发展。

"湘九味"药材生产管理规范 第 5 部分：杜仲

1 范围

本文件规定了杜仲生产管理中的育苗、栽培、采收与初加工、综合利用、标志、包装和贮运、档案管理等方面的要求。

本文件适用于"湘九味"药材杜仲的生产管理活动。

2 规范性引用文件

下列文件中的内容通过文中的规范性引用而构成本文件必不可少的条款。其中，注日期的引用文件，仅该日期对应的版本适用于本文件；不注日期的引用文件，其最新版本（包括所有的修改单）适用于本文件。

GB/T 191 包装储运图示标志

GB 4285 农药安全使用标准

GB/T 6388 运输包装收发货标志

GB 7718 食品安全国家标准 预包装食品标签通则

GB/T 8321 农药合理使用准则

GB/T 24305 杜仲产品质量等级

LY/T 1561 杜仲栽培技术规程

SB/T 11082 中药材包装技术规范

SB/T 11094 中药材仓储管理规范

SB/T 11095 中药材仓库技术规范

DB43/T 2108 杜仲轻简化栽培技术规程

《中华人民共和国药典》（2020 年版）

《中药材生产质量管理规范》（2022 年版）

3 术语和定义

下列术语和定义适用于本文件。

3.1

杜仲

"湘九味"药材之一，杜仲科植物杜仲 *Eucommia ulmoides* Oliv. 的干燥树皮。

4 育苗

4.1 应选择适合本地栽培的优良品种。

4.2 选择健康、充实饱满的光皮杜仲种子，进行实生繁殖。苗圃地秋、冬季深翻，使用生石灰消毒，并施足基肥，宜作高畦。播种前需催芽处理，一般选择春播和冬播，苗期注意除草、排水、抗旱、追肥等管理。

5 栽培

5.1 选地

海拔 2 000 m 以下，坡度 25°以下的平地或坡地，避开风口。壤土、沙壤土或可改良土壤，土层深厚、土壤肥沃，pH 5.5～8.5，排灌便利。

5.2 整地

平地栽植区进行全垦；坡度小于 15°的地块修筑水平带，梯面挖成外高内低；坡度在 15°～25°的地块进行鱼鳞坑整地。

5.3 定植

5.3.1 秋季至土壤封冻前、春季苗木新芽萌动前。

5.3.2 栽植方法将苗木根系浸沾配上生根粉的泥浆后植入，回土深度稍覆过原土痕，再踩实覆盖。

5.3.3 栽植密度株行距 2～3 m。

5.4 栽后管理

5.4.1 幼林管理

5.4.1.1 栽种后的前三年要加强土壤管理，定植后第一年、第二年在 6 月和 8 月抚育 2 次，第三年 7 月抚育 1 次。

5.4.1.2 抚育时应进行施肥，多雨季节时低洼地要防积水，挖排水沟。

5.4.1.3 造林 1 年后，春季萌动前在苗木主干离地面 5cm 处剪掉。平茬后，选留一个粗壮的萌芽条，抹去剪口下萌发的其他萌条，保持主干通直，无分枝。

5.4.2 成林管理

5.4.2.1 6～7 月，结合抚育施复合肥或氮肥；9～11 月施基肥；随着树龄增加，施肥适量增加。

5.4.2.2 定植 5～8 年后，当树高长到 10m 左右时，将主干顶梢截除，并修剪密生枝、纤弱枝等，保持林内通风透光。

5.5 病虫害防治

对病虫害应以预防为主，首先考虑农业防治、物理防治和生物防治，科学使用化学药剂。具体方法可参照 DB43/T 2108 中相关规定。农药使用符合 GB 4285、GB/T 8321 的规定。

6 采收与初加工

6.1 采收

6.1.1 采收时间

杜仲皮在每年 4～6 月，植株生长旺盛时期，选择形成层旺盛、生长强势、主干明显、胸径在 12 cm 以上，树龄 15 年以上的健壮植株进行剥皮，剥皮周期为 4 年，剥皮时选择雨后的阴天或晴天为宜，遇到干旱，在剥皮前一周浇水。

6.1.2 采收方法

杜仲皮的采剥有砍树剥皮、环状剥皮和局部剥皮三种方式。

6.2 初加工

6.2.1 加工前处理

杜仲皮采收后应除去树叶、杂草、泥沙。

6.2.2 加工工艺

杜仲的加工工艺为：发汗→干燥→拣选、除杂→去粗皮。

6.2.3 加工方法

6.2.3.1 发汗

将采剥下来杜仲皮用沸水烫后展平，使皮内面相对，重重堆叠，加盖木板后压上重物，铺上稻草，使其"发汗"7～10d，直至其内皮呈暗紫色或紫褐色。

6.2.3.2 干燥

杜仲干燥可选择晒干或烘干方式。将发汗完成的杜仲皮置于太阳下晒干，晒至水分小于13%。有烘干条件的可将杜仲皮置于烘房中以60～80℃温度下进行烘干，直至水分小于13%。

6.2.3.3 拣选、除杂

将干燥后的杜仲皮中混杂的枝梗、沙石去除。

6.2.3.4 去粗皮

采用人工或机械将表面粗皮剥去，修切整齐。

6.3 产品要求

6.3.1 本品呈板片状或两边稍向内卷，大小不一，厚3～7 mm。外表面淡棕色或灰褐色，有明显的皱纹或纵裂槽纹；有的树皮较薄，未去粗皮，可见明显的皮孔；内表面暗紫色，光滑。质脆，易折断，断面有细密、银白色、富弹性的橡胶丝相连。气微，味稍苦。

6.3.2 产品生产应符合《中药材生产质量管理规范》中相关要求。

6.3.3 产品质量分级符合 GB/T 24305 中相关要求。

7 综合利用

7.1 加工产品为杜仲胶囊等药品应符合《中华人民共和国药典》中相关要求，同时符合其他药品质量和管理相关标准要求。

7.2 加工产品为杜仲茶、杜仲素等食品和保健品应符合食品标准和要求。

7.3 加工产品为杜仲牙膏等日化产品等应符合相关产品标准和要求。

8 标志

8.1 产品标签标志应醒目、清晰、整齐，符合 GB/T 191、GB 7718 的规定。

8.2 产品标志应符合"湘九味"品牌标志相关要求。

8.3 标志的内容应符合 GB/T 6388 的规定。

9 包装和贮运

9.1 包装

包装材料应干燥、清洁，并且防虫、防潮、防霉，并符合 SB/T 11082 的规定。

9.2 贮运

9.2.1 杜仲贮存应符合 SB/T 11094 及 SB/T 11095 的规定。

9.2.2 运输工具应干净卫生，运输时应防潮、防雨、防暴晒、防风沙。装卸货时应小心轻放，避免损坏外包装。

10 档案管理

10.1 应建立生产档案，并记录杜仲栽种、采收、储运、加工、包装、贮存等相关内容。

10.2 杜仲生产记录应符合溯源相关要求。

ICS 11.120.99
CCS B 38

湖南省中药材产业协会团体标准

T/XZYC 0048—2023

"湘九味"药材生产管理规范
第6部分：黄精

Specification for production and management of Xiangjiuwei medicinal
materials：Part 6 Rhizorna Polygona

2023-12-15 发布 2023-12-15 实施

湖南省中药材产业协会 发布

前　言

本文件按照 GB/T 1.1—2020《标准化工作导则　第 1 部分：标准化文件的结构和起草规则》的规定起草。

请注意本文件的某些内容可能涉及专利。本文件的发布机构不承担识别专利的责任。

T/XZYC《"湘九味"药材生产管理规范》包括以下 9 个部分：

——第 1 部分：湘莲；

——第 2 部分：百合；

——第 3 部分：玉竹；

——第 4 部分：枳壳（实）；

——第 5 部分：杜仲；

——第 6 部分：黄精；

——第 7 部分：茯苓；

——第 8 部分：山银花；

——第 9 部分：博落回。

本文件是 T/XZYC《"湘九味"药材生产管理规范》的第 6 部分。

本文件由湖南省中药材产业协会提出并归口。

本文件起草单位：湖南省现代农业企业协会、湖南省中药材产业协会。

本文件主要起草人：叶素丰、曾建国、申圭良、杨子墨、向维、杨益黎、曾凡荣、刘纯、曾明会、毕敏、曾娟华。

引　言

　　"湘九味"药材是在湖南省境内种植的优质且在全国颇具影响力的道地药材或特色药材，是湖南品牌药材的通称，包括湘莲、百合、玉竹、枳壳（实）、杜仲、黄精、茯苓、山银花、博落回。为深入贯彻省委、省政府"打造湘九味、振兴湘中药"发展目标，大力挖掘湖湘中医药历史文化，支撑湖南中药材产业而精心培育的品牌，特制订系列团体标准来指导九大中药材产业的发展。

　　黄精是药食同源的大宗药材。我省的黄精野生资源量大分布较广，人工种植走在全国前列，在我省新化、安化、洪江、新晃等地都大力发展黄精产业。基于此，有必要对我省黄精产业的生产管理进行规范，以促进产业健康、规范、高质量发展。

"湘九味"药材生产管理规范　第 6 部分：黄精

1　范围

本文件规定了黄精生产管理中的育苗、栽培、采收与初加工、综合利用、标志、包装和贮运、档案管理等方面的要求。

本文件适用于"湘九味"药材黄精的生产管理活动。

2　规范性引用文件

下列文件中的内容通过文中的规范性引用而构成本文件必不可少的条款。其中，注日期的引用文件，仅该日期对应的版本适用于本文件；不注日期的引用文件，其最新版本（包括所有的修改单）适用于本文件。

GB/T 191　包装储运图示标志

GB 4285　农药安全使用标准

GB/T 6388　运输包装收发货标志

GB 7718　食品安全国家标准 预包装食品标签通则

GB/T 8321　农药合理使用准则

SB/T 11082　中药材包装技术规范

SB/T 11094　中药材仓储管理规范

SB/T 11095　中药材仓库技术规范

DB43/T 1269　多花黄精栽培技术规范

DB43/T 1433　多花黄精种苗繁殖技术规程

DB43/T 2038　黄精采收与产地初加工技术规范

DB43/T 2104　黄精产地初加工产品质量分级

《中华人民共和国药典》（2020 年版）

《中药材生产质量管理规范》（2022 年版）

3　术语和定义

下列术语和定义适用于本文件。

3.1

黄精

"湘九味"药材之一，百合科黄精属多年生草本植物黄精 *Polygonatum sibinalm* Red. 、多花黄精 *Polygonatum cyrtonema* Hua、滇黄精 *Polygonatum kingianum* Cou. et Hemsl 的干燥根茎。湖南省以多花黄精为主。

4　育苗

4.1　种子繁殖

应选择种粒饱满、略重的黄精种子。种子净度 98% 以上，发芽率不低于 90%。具体可参照 DB43/T 1433 中相关要求。

4.2 种茎繁殖

也可选择无病虫为害、无损伤、芽头完好的根茎做种。具体可参照 DB43/T 1433、DB43/T 2102 中相关要求。

5 栽培

5.1 选地

海拔 200～1 500 m，以疏松肥沃、土层深厚，pH 5.5～7.0 的黄壤土为宜，水源充足，排灌方便，无污染。

5.2 整地

清除地表前作残茬，在土壤翻耕前进行生石灰消毒，选晴天土壤较干时深耕晒土，并施肥。具体可参见 DB43/T 1269 中相关要求。

5.3 定植

5.3.1 根据品种、地理位置、栽种环境，前年 9 月至翌年 3 月出苗前均可定植，以 9 月下旬至 10 月上旬定植最佳。具体可参照 DB43/T 1269、DB43/T 2103 中相关要求。

5.3.2 栽种时按行距开沟，按株距摆放种茎，种茎斜放，芽头朝上，再盖土。

5.3.3 黄精采用种子繁殖时，对种子浸泡等相关处理后按合适行距进行播种等。

5.3.4 按品种、种植方式选择合适的种植密度。具体可参照 DB43/T 1269、DB43/T 2103 中相关要求。

5.4 土肥水管理

黄精出苗前应覆盖稻草或茅草。适时进行定植除草、肥水、遮阴管理等作业。

5.5 病虫害防治

对病虫害应以预防为主，首先考虑农业防治、物理防治和生物防治，科学使用化学药剂。农药使用符合 GB 4285、GB/T 8321 中的规定。

6 采收与初加工

6.1 采收

6.1.1 采收时间

采收期以 3～5 年为宜，采收时间以秋季采收为宜。

6.1.2 采收方法

挖出根茎，去除泥土，采用容器盛放、运输。

6.2 初加工

6.2.1 加工前处理

黄精采收后应除去树叶、泥沙等。

6.2.2 加工工艺

黄精的加工工艺为：挑选、除杂→清洗→预处理→干燥→去须根。

6.2.3 加工方法

6.2.3.1 挑选、除杂

选无虫蛀、无腐烂的黄精鲜品，去除掺杂的泥块、树叶等非药用部分。

6.2.3.2 清洗

将筛选出的黄精鲜品洗去表面的泥沙和杂质。

6.2.3.3 预处理

6.2.3.3.1 食用的黄精可不蒸制，直接进行干燥。

6.2.3.3.2 作为药材的鲜品应置蒸笼内蒸至呈现油润时，取出晒干或烘干；或置水中煮沸后，捞出晒干或烘干。

6.2.3.4 干燥

烘干时，温度控制在 60～70℃ 干燥 15h 后，取出采用滚筒搓揉 1h，去除须根，继续干燥至水分含量在 18% 以内；晒干时应将黄精摊晒，经常翻动，直至水分含量在 18% 以内。

6.3 产品要求

6.3.1 黄精根茎外形如生姜，结节上侧有突出的圆盘状茎痕块状，表面黄白色，有细皱纹，一端粗，类圆盘状，一端渐细，圆柱状。肉质饱满、细腻、柔软，有酒的香气，味道甜、断面透明，气微，嚼之有黏性。

6.3.2 产品生产应符合《中药材生产质量管理规范》中相关要求。

6.3.3 产品质量分级可参见 DB43/T 2104 中相关要求。

7 综合利用

7.1 加工产品为黄精片、黄精胶囊等药品的应符合《中华人民共和国药典》中相关要求，同时符合其他药品质量和管理相关标准要求。

7.2 加工产品为黄精片、黄精茶等食品、保健品应符合食品标准和要求。

7.3 加工产品为日化产品等应符合相关产品标准和要求。

8 标志

8.1 产品标签标志应醒目、清晰、整齐，符合 GB/T 191、GB 7718 的规定。

8.2 产品标志应符合"湘九味"品牌标志相关要求。

8.3 标志的内容应符合 GB/T 6388 的规定。

9 包装和贮运

9.1 包装

包装材料应干燥、清洁，并符合 SB/T 11082 的规定。

9.2 贮运

9.2.1 黄精应贮存在清洁、干燥、阴凉、通风、无异味的仓库内，贮存应符合 SB/T

11094 及 SB/T 11095 的有关规定。

9.2.2 运输工具应干净卫生，运输时应防潮、防雨、防暴晒、防风沙。装卸货时应小心轻放，避免损坏外包装。

10 档案管理

10.1 应建立生产档案，并记录黄精栽种、采收、贮运、加工、包装、贮存等相关内容。

10.2 黄精生产记录应符合溯源相关要求。

ICS 11.12.99
CCS B 38

湖南省中药材产业协会团体标准

T/XZYC 0049—2023

"湘九味"药材生产管理规范
第7部分：茯苓

Specification for production and management of Xiangjiuwei
medicinal materials：Part 7 Poria

2023-12-15 发布   2023-12-15 实施

湖南省中药材产业协会 发布

前　言

本文件按照 GB/T 1.1—2020《标准化工作导则　第 1 部分：标准化文件的结构和起草规则》的规定起草。

请注意本文件的某些内容可能涉及专利。本文件的发布机构不承担识别专利的责任。

T/XZYC《"湘九味"药材生产管理规范》包括以下 9 个部分：

——第 1 部分：湘莲；

——第 2 部分：百合；

——第 3 部分：玉竹；

——第 4 部分：枳壳（实）；

——第 5 部分：杜仲；

——第 6 部分：黄精；

——第 7 部分：茯苓；

——第 8 部分：山银花；

——第 9 部分：博落回。

本文件是 T/XZYC《"湘九味"药材生产管理规范》的第 7 部分。

本文件由湖南省中药材产业协会提出并归口。

本文件起草单位：湖南省现代农业企业协会、湖南省中药材产业协会、湖南省标准化协会。

本文件主要起草人：申圭良、曾建国、杨子墨、向维、杨益黎、曾凡荣、黄艾娜、刘纯、曾明会、毕敏、曾娟华、叶素丰。

引　言

　　"湘九味"药材是在湖南省境内种植的优质且在全国颇具影响力的道地药材或特色药材，是湖南品牌药材的通称，包括湘莲、百合、玉竹、枳壳（实）、杜仲、黄精、茯苓、山银花、博落回。为深入贯彻省委、省政府"打造湘九味、振兴湘中药"发展目标，大力挖掘湖湘中医药历史文化，支撑湖南中药材产业而精心培育的品牌，特制订系列团体标准来指导九大中药材产业的发展。

　　茯苓是药食同源特色品种，为临床运用最多的四大传统药材之一，享有"十方九苓"和"药膳白银"的誉名。我省也是全国茯苓三大主产区之一。我省靖州县栽培茯苓历史悠久，是"中国茯苓之乡""靖州茯苓"获国家地理标志证明商标和国家农产品地理标志登记。基于此，有必要对我省茯苓产业的生产管理进行规范，以促进产业健康、规范、高质量发展。

"湘九味"药材生产管理规范 第7部分：茯苓

1 范围

本文件规定了茯苓生产管理中的菌种制备、栽培、采收与初加工、综合利用、标志、包装和贮运、档案管理等方面的要求。

本文件适用于"湘九味"药材茯苓的生产管理活动。

2 规范性引用文件

下列文件中的内容通过文中的规范性引用而构成本文件必不可少的条款。其中，注日期的引用文件，仅该日期对应的版本适用于本文件；不注日期的引用文件，其最新版本（包括所有的修改单）适用于本文件。

GB/T 191　包装储运图示标志

GB 4285　农药安全使用标准

GB/T 6388　运输包装收发货标志

GB 7718　食品安全国家标准 预包装食品标签通则

GB/T 8321　农药合理使用准则

SB/T 11082　中药材包装技术规范

SB/T 11094　中药材仓储管理规范

SB/T 11095　中药材仓库技术规范

SB/T 11173　中药材商品规格等级通则

DB43/T 843　靖州茯苓袋料栽培技术规程

《中华人民共和国药典》（2020 年版）

《中药材生产质量管理规范》（2022 年版）

3 术语和定义

下列术语和定义适用于本文件。

3.1

茯苓

"湘九味"药材之一，多孔菌科真菌茯苓 *Poria cocos*（Schw.）Wolf 的干燥菌核。

4 菌种制备

4.1 品种选择

宜选用适合于当地的优良品种。

4.2 菌种管理

菌种按母种、原种、栽培种三级管理。

4.3 培养基

符合 DB43/T 843 中配料要求。

4.4 培养方法

培养基配料加水搅拌均匀、灭菌、接种、培养。

5 栽培

5.1 选地

宜选择海拔 400～2 100 m、气候适宜、排水良好、土壤酸性到微酸性、土壤质地沙壤、通透性好、坡度适中的向阳坡地。

5.2 地块准备

清除地表落叶、杂草、灌木、腐木、腐质表土等，根据段木的大小开挖深、宽尺寸适合的窖。场地较大时应分厢栽培。

5.3 栽培方式

5.3.1 树兜栽培

5.3.1.1 选择新鲜、无腐烂、无虫蛀、直径 10 cm 以上的松树兜。

5.3.1.2 将松树兜进行去皮等接种前的准备后，选择合适量的菌种，将菌种切成两半紧贴在树兜上方或两侧开新口处接种，加盖塑料薄膜，覆土。

5.3.2 段木栽培

5.3.2.1 选择合适条件的松树锯段去皮等处理，堆放在苓场附近的通风、向阳、干燥处。

5.3.2.2 选择合适量的菌种进行接种。选择坡上方的段木接种，接种处应先开新口，再将菌种切成两半紧贴新口处，加盖塑料薄膜，覆土。

5.3.3 袋料栽培

5.3.3.1 场地选好后，清除地表落叶、杂草等，深耕，按合适长宽作厢，厢长不限，视场地而定。厢向与坡面垂直，土要整细。

5.3.3.2 将长满菌丝的菌袋的一头划一条口子，插进一根全新鲜、长度合适的松树枝作引木，和菌袋一起横入土中，每排放两包，插入有引木的放两头，菌袋之间留合适间隔，再覆土。

5.4 田间管理

按情况选择合适的时间进行除草、水分管理。

5.5 病虫害防治

对病虫害应以预防为主，首先考虑农业防治、物理防治和生物防治，科学使用化学药剂。农药使用符合 GB 4285、GB/T 8321 的规定。

6 采收与初加工

6.1 采收

6.1.1 采收时间

茯苓采收根据苓场条件、种源、栽培方法等条件进行采收。椴木栽培一般 4 月下旬至

5月下旬下窖接菌，生长期为120 d左右，第一次采收为当年10～11月，大径材和树兜可于次年4～5月收获第二次。袋料栽培菌袋下地100～120 d后，可陆续开始采收。

6.1.2 采收标准

茯苓窖土凸起土层和茯苓表皮没有新的裂纹出现，苓蒂和木质易脱落时，及时采收。

6.1.3 采收方法

在晴天或者晴后的阴天，采用人工或机械采挖，防止挖漏和挖破茯苓，茯苓采挖后去除表面泥沙和杂质，装入箩筐，及时运回到初加工地点，挖出的茯苓不让太阳直晒。

6.2 初加工

6.2.1 加工前处理

将新鲜茯苓用竹刷刷除外皮沾留的泥沙、杂物。

6.2.2 加工工艺

茯苓的加工工艺为：分类→发汗→切制→干燥。

6.2.3 加工方法

6.2.3.1 分类

将采收的新鲜茯苓按个体大小、重量分类。

6.2.3.2 发汗

采用"堆积"或"蒸制"的方式进行发汗。

6.2.3.3 切制

用小刀剥去茯苓皮，将茯苓切成大小合适的方形苓块、茯苓片、茯苓丁，内部的白色部分做白茯苓，外面红色的做赤茯苓，二者分开分别放在竹筛内。

6.2.3.4 干燥

可利用烘干机采用四级干燥程序升温方式进行茯苓干燥，或者将茯苓块置日光下暴晒发汗再晒至全干。

6.3 产品要求

6.3.1 茯苓呈白色或乳白色，带皮类外围呈褐色，茯神片中间呈树状褐色。

6.3.2 产品生产应符合《中药材生产质量管理规范》中相关要求。

6.3.3 产品质量分级符合 SB/T 11173 中相关要求。

7 综合利用

7.1 加工产品为茯苓丸等药品应符合《中华人民共和国药典》中相关要求，同时符合其他药品质量和管理相关标准要求。

7.2 加工产品为茯苓饼、茯苓饮料等食品或保健品应符合食品标准和要求。

7.3 加工产品为茯苓面膜等日化产品等应符合相关产品标准和要求。

8 标志

8.1 产品标签标志应醒目、清晰、整齐，符合 GB/T 191、GB 7718 的规定。

8.2 产品标志应符合"湘九味"品牌标志相关要求。

8.3 标志的内容应符合 GB/T 6388 的规定。

9 包装和贮运

9.1 包装

包装材料应干燥、清洁，并且防虫、防潮、防霉，并符合 SB/T 11082 的规定。

9.2 贮运

9.2.1 茯苓贮存应符合 SB/T 11094 及 SB/T 11095 的有关规定。

9.2.2 运输工具应干净卫生，运输时应防潮、防雨、防暴晒、防风沙。装卸货时应小心轻放，避免损坏外包装。

10 档案管理

10.1 应建立生产档案，并记录茯苓栽种、采收、贮运、加工、包装、贮存等相关内容。

10.2 茯苓生产记录应符合溯源相关要求。

ICS 11.120.99
CCS B 38

湖南省中药材产业协会团体标准

T/XZYC 0050—2023

"湘九味"药材生产管理规范
第8部分：山银花

Specification for production and management of Xiangjiuwei medicinal
materials：Part 8 Lonicerae Flos

2023-12-15 发布   2023-12-15 实施

湖南省中药材产业协会 发布

前　　言

本文件按照 GB/T 1.1—2020《标准化工作导则　第 1 部分：标准化文件的结构和起草规则》的规定起草。

请注意本文件的某些内容可能涉及专利。本文件的发布机构不承担识别专利的责任。

T/XZYC《"湘九味"药材生产管理规范》包括以下 9 个部分：

——第 1 部分：湘莲；

——第 2 部分：百合；

——第 3 部分：玉竹；

——第 4 部分：枳壳（实）；

——第 5 部分：杜仲；

——第 6 部分：黄精；

——第 7 部分：茯苓；

——第 8 部分：山银花；

——第 9 部分：博落回。

本文件是 T/XZYC《"湘九味"药材生产管理规范》的第 8 部分。

本文件由湖南省中药材产业协会提出并归口。

本文件起草单位：湖南省中药材产业协会、湖南省现代农业企业协会、湖南省标准化协会。

本文件主要起草人：曾建国、申圭良、黄艾娜、杨子墨、向维、曾凡荣、杨益黎、刘纯、曾明会、毕敏、曾娟华、叶素丰。

引　言

　　"湘九味"药材是在湖南省境内种植的优质且在全国颇具影响力的道地药材或特色药材，是湖南品牌药材的通称，包括湘莲、百合、玉竹、枳壳（实）、杜仲、黄精、茯苓、山银花、博落回。为深入贯彻省委、省政府"打造湘九味、振兴湘中药"发展目标，大力挖掘湖湘中医药历史文化，支撑湖南中药材产业而精心培育的品牌，特制订系列团体标准来指导九大中药材产业的发展。

　　山银花是特色药材。我省隆回县、溆浦县等地种植广泛。隆回县为"中国金银花之乡""隆回金银花"获国家地理标志保护产品和国家地理标志证明商标。基于此，有必要对我省山银花产业的生产管理进行规范，以促进产业健康、规范、高质量发展。

"湘九味"药材生产管理规范 第8部分：山银花

1 范围

本文件规定了山银花生产管理中的育苗、栽培、采收与初加工、综合利用、标志、包装和贮运、档案管理等方面的要求。

本文件适用于"湘九味"药材山银花的生产管理活动。

2 规范性引用文件

下列文件中的内容通过文中的规范性引用而构成本文件必不可少的条款。其中，注日期的引用文件，仅该日期对应的版本适用于本文件；不注日期的引用文件，其最新版本（包括所有的修改单）适用于本文件。

GB/T 191 包装储运图示标志

GB 4285 农药安全使用标准

GB/T 6388 运输包装收发货标志

GB 7718 食品安全国家标准 预包装食品标签通则

GB/T 8321 农药合理使用准则

LY/T 2451 金银花栽培技术规程

SB/T 11082 中药材包装技术规范

SB/T 11094 中药材仓储管理规范

SB/T 11095 中药材仓库技术规范

SB/T 11173 中药材商品规格等级通则

DB43/T 393 金银花栽培技术规范

T/XZYC 0028 "湘九味"品牌药材 湘银花质量标准

《中华人民共和国药典》（2020 年版）

《中药材生产质量管理规范》（2022 年版）

3 术语和定义

下列术语和定义适用于本文件。

3.1

山银花

"湘九味"药材之一，忍冬科植物灰毡毛忍冬 *Lonicera macranthoides* Hand.-Mazz.、红腺忍冬 *Lonicera hypoglauca* Miq.、华南忍冬 *Lonicera confusa* DC. 或黄褐毛忍冬 *Lonicera fulvotomentosa* Hsu et S. C. Cheng 的干燥花蕾或带初开的花。以灰毡毛忍冬来源为主。

4 育苗

4.1 选择节间短、直立性强、适合当地条件的高产优质的山银花品种。

4.2 选择枝条与根系健壮，无病虫害的 1～2 年生无性繁殖苗木。

5 栽培

5.1 选地

选择排水良好、地形开阔、日照充足的平地或坡度 25°以下的山地，土地深厚，土壤肥沃，pH 6～8.5，质地为壤土或沙壤土。

5.2 整地

5.2.1 整地应结合地形特点。平地可采用全园或穴状整地，丘陵地或山地可采用梯田、水平阶、鱼鳞坑或穴状整地等方式。

5.2.2 开垦整地时间以入冬前为宜，现耕地不需开垦。

5.3 品种选择

5.4 应选用良种苗木，苗木标准可参考 DB43/T 393 中相关规定。

5.5 定植

5.5.1 苗木栽植分春、秋两季进行，以早春栽植为主。

5.5.2 栽植时，在原施肥沟（穴）处开挖与苗木根群大小相当的定值穴，将苗木扶正竖立于穴中，分层舒展根系，细土培根并压实，淋足安蔸水后疏松回填土壤与地面持平。苗木深度以根茎略高于地面为宜，确保土壤沉实后根茎部与地面持平。

5.5.3 栽植密度要依据地理条件、土壤条件、肥水条件和品种特性等因素综合考虑确定。

5.6 田间管理

5.6.1 根据苗木存活情况进行查苗补蔸。

5.6.2 按情况选择合适的时间进行土壤、施肥、水分管理，具体要求参见 DB43/T 393、LY/T 2451 中相关规定。

5.6.3 在生长季节要适时进行中耕除草，并可结合追肥进行。

5.7 整形修剪

根据情况适时进行整形修剪。具体要求参见 DB43/T 393、LY/T 2451 中相关规定。

5.8 病虫害防治

对病虫害应以预防为主，首先考虑农业防治、物理防治和生物防治，科学使用化学药剂。农药使用符合 GB 4285、GB/T 8321 的规定。

6 采收与初加工

6.1 采收

6.1.1 采收时间

采收时间以 6～7 月为宜。

6.1.2 采收标准

花蕾呈棒状、肥壮，上粗下细，上部膨大略显乳白，颜色鲜艳有光泽。

6.1.3 采收方法

选择晴天 9：00—13：00，按先外后内、自下而上的顺序将花蕾从花序基部采下，放入容器内，尽量避免剧烈翻动。

6.2 初加工

6.2.1 加工前处理

山银花采收后应去杂。

6.2.2 加工工艺

山银花的加工工艺为：杀青→除杂→干燥。

6.2.3 加工方法

6.2.3.1 杀青

山银花蒸汽杀青时，将山银花疏松、均匀地放入蒸笼内，厚度 1～2 cm，置于蒸汽锅中，通蒸汽 30 s；山银花滚筒杀青时，当滚筒温度达到 150 ℃，将山银花倒入滚筒中杀青 2～3 min。

6.2.3.2 除杂

初步摘除枝条、叶，去除其他杂质。

6.2.3.3 干燥

山银花有两种干燥方式：一种是低温干燥，一种为高温烘干。干燥方法具体要求参考 DB43/T 2036 中的规定。

6.3 产品要求

6.3.1 山银花品质正常，无劣变、无异味，不含有非山银花杂质。不着色、不熏硫、不添加任何香料和防腐物质。

6.3.2 产品质量和生产应符合 T/XZYC 0028、《中药材生产质量管理规范》中相关要求。

6.3.3 产品质量分级符合 SB/T 11173 中相关要求。

7 综合利用

7.1 加工产品为山银花糖浆等药品应符合《中华人民共和国药典》中相关要求，同时符合其他药品质量和管理相关标准要求。

7.2 加工产品为山银花茶等食品应符合食品标准和要求。

7.3 加工产品为山银花花露水等日化产品应符合相关产品标准和要求。

8 标志

8.1 产品标签标志应醒目、清晰、整齐，符合 GB/T 191、GB 7718 的规定。

8.2 产品标志应符合"湘九味"品牌标志相关要求。

8.3 标志的内容应符合 GB/T 6388 的规定。

9 包装和贮运

9.1 包装

包装材料应干燥、清洁，并且防虫、防潮、防霉，并符合 SB/T 11082 的规定。

9.2 贮运

9.2.1 贮存应符合 SB/T 11094 及 SB/T 11095 的有关规定。

9.2.2 运输工具应干净卫生，运输时应防潮、防雨、防暴晒、防风沙。装卸货时应小心轻放，避免损坏外包装。

10 档案管理

10.1 应建立生产档案，并记录山银花栽种、采收、贮运、加工、包装、贮存等相关内容。

10.2 山银花生产记录应符合溯源相关要求。

ICS 11.120.99
CCS B 38

湖南省中药材产业协会团体标准

T/XZYC 0051—2023

"湘九味"药材生产管理规范
第9部分：博落回

Specification for production and management of Xiangjiuwei medicinal
materials：Part 9 Boluohui

2023-12-15 发布
2023-12-15 实施

湖南省中药材产业协会 发布

前　言

本文件按照 GB/T 1.1—2020《标准化工作导则　第 1 部分：标准化文件的结构和起草规则》的规定起草。

请注意本文件的某些内容可能涉及专利。本文件的发布机构不承担识别专利的责任。

T/XZYC《"湘九味"药材生产管理规范》包括以下 9 个部分：

——第 1 部分：湘莲；

——第 2 部分：百合；

——第 3 部分：玉竹；

——第 4 部分：枳壳（实）；

——第 5 部分：杜仲；

——第 6 部分：黄精；

——第 7 部分：茯苓；

——第 8 部分：山银花；

——第 9 部分：博落回。

本文件是 T/XZYC《"湘九味"药材生产管理规范》的第 9 部分。

本文件由湖南省中药材产业协会提出并归口。

本文件起草单位：湖南省现代农业企业协会、湖南省中药材产业协会、湖南省标准化协会。

本文件主要起草人：申圭良、曾建国、杨子墨、向维、曾凡荣、杨益黎、唐国伟、黄艾娜、刘纯、曾明会、毕敏、曾娟华、叶素丰。

引　言

　　"湘九味"药材是在湖南省境内种植的优质且在全国颇具影响力的道地药材或特色药材，是湖南品牌药材的通称，包括湘莲、百合、玉竹、枳壳（实）、杜仲、黄精、茯苓、山银花、博落回。为深入贯彻省委、省政府"打造湘九味、振兴湘中药"发展目标，大力挖掘湖湘中医药历史文化，支撑湖南中药材产业而精心培育的品牌，特制订系列团体标准来指导九大中药材产业的发展。

　　博落回是作为农业投入品中的特色药材，开发出中兽药标志性产品。博落回野生资源分布较广，湖南是博落回种植的最大产区，主要分布在新宁、浏阳、凤凰等地，"新宁博落回"获国家农产品地理标志认证。基于此，有必要对我省博落回产业的生产管理进行规范，以促进产业健康、规范、高质量发展。

"湘九味" 药材生产管理规范 第 9 部分：博落回

1 范围

本文件规定了博落回生产管理中的育苗、栽培、采收与初加工、综合利用、标志、包装和贮运、档案管理等方面的要求。

本文件适用于"湘九味" 药材博落回的生产管理活动。

2 规范性引用文件

下列文件中的内容通过文中的规范性引用而构成本文件必不可少的条款。其中，注日期的引用文件，仅该日期对应的版本适用于本文件；不注日期的引用文件，其最新版本（包括所有的修改单）适用于本文件。

GB/T 191 包装储运图示标志

GB 4285 农药安全使用标准

GB/T 6388 运输包装收发货标志

GB/T 8321 农药合理使用准则

SB/T 11082 中药材包装技术规范

SB/T 11094 中药材仓储管理规范

SB/T 11095 中药材仓库技术规范

SB/T 11173 中药材商品规格等级通则

DB43/T 2035 博落回果叶采收与产地初加工技术规范

DB43/T 2097 博落回种植技术规程

《中华人民共和国药典》（2020 年版）

《中药材生产质量管理规范》（2022 年版）

3 术语和定义

下列术语和定义适用于本文件。

3.1

博落回

"湘九味" 药材之一，罂粟科多年生草本植物博落回 *Macleaya corclata*（Willd.）R. Br. 成熟果荚、叶的干燥品。

4 育苗

4.1 育苗时间

博落回的育苗时间分为冬季（立冬前后）和春季（立春前后）。

4.2 种子处理

将博落回种子放置在 45～50 ℃温水中浸泡 15 min，然后转到 30 ℃温水中浸泡 10～

12 h，或直接用浓度为 0.01％的赤霉素浸种 10～12 h 捞出，沥干表面水分备用。

4.3 育苗方式

大田直播育苗、分根育苗、大棚育苗钵育苗等方式。育苗方法可参照相关标准。

5 栽培

5.1 选地

选择背风向阳、无遮阴、土质疏松肥沃、排水良好的土壤（以沙壤土为佳）。

5.2 整地

整地起垄，垄面上覆盖黑色地膜（或防草地布）。按种植株距开穴，穴底施基肥。

5.3 定植

5.3.1 苗高超过 5 cm 时，选择在 3～4 月期间移栽为宜。

5.3.2 定植密度按照起垄行距，株距为 75～85 cm 为宜。

5.3.3 撕开育苗袋，取出基质包裹着的苗埋入穴中，浇足定根水，保证每穴有两株壮苗。

5.4 田间管理

5.4.1 移栽后及时查看幼苗存活情况，如未存活则需要补苗。

5.4.2 视田间杂草生长情况，及时清除杂草。

5.4.3 按情况选择合适的时间进行除草、施肥、水分管理，具体要求参见 DB43/T 2097 中相关规定。

5.5 植株调整

当株高超过 2 m 时，应摘除株高 60 cm 以下的叶片。

5.6 病虫害防治

对病虫害应以预防为主，首先考虑农业防治、物理防治和生物防治，科学使用化学药剂。农药使用符合 GB 4285、GB/T 8321 的规定。

6 采收与初加工

6.1 采收

6.1.1 采收时间

博落回叶的采收时间每年分两批采收，第一批于 6 月初，梅雨季节结束，天气晴好时，第二批于果荚成熟后一次性采收。博落回果的第一年生采收时间集中在 10 月上旬，多年生采收时间集中在 8 月上中旬。

6.1.2 采收标准

博落回植株中部和下部叶片起黄边或者颜色呈深绿、变硬即可采收。博落回果待果荚成熟时，当最下端果荚里的种子变成褐色或黑色，即可采收。

6.1.3 采收方法

戴手套将可采收的博落回叶摘下或用剪刀剪下，打包运到晒场摊开。将摘除叶片的博落回顶上果穗用刀砍下，整理成捆后及时运输到晒场摊开。

6.2 初加工

6.2.1 加工前处理

博落回果叶采收后应及时进行干燥。

6.2.2 加工工艺

博落回果荚、叶的加工工艺为：干燥→除杂→粉碎（博落回叶）。

6.2.3 加工方法

6.2.3.1 干燥

博落回干燥可选择晒干或烘干方式。干燥方法具体要求参考 DB43/T 2035 中的规定。

6.2.3.2 除杂

将博落回果中混杂的叶片、枝梗、沙石等去除。

6.2.3.3 粉碎

将干燥后的博落回叶片粉碎。

6.3 产品要求

6.3.1 本品呈半球形，呈扁平的狭倒卵形或倒披针形，顶端圆尖，可见残留花柱；基部狭尖；果皮薄，纸质近膜质，外表红棕色或深棕色有白粉；内表面有光泽，成熟后的果实沿两边缝线开裂；种子粒状，卵球形，种皮蜂窝状，具鸡冠状突起。

6.3.2 产品生产应符合《中药材生产质量管理规范》中相关要求。

6.3.3 产品质量分级符合 SB/T 11173 中相关要求。

7 综合利用

7.1 加工产品为博落回散等药品应符合《中华人民共和国兽药典》中相关要求，同时符合其他药品质量和管理相关标准要求。

7.2 加工产品为血根碱、饲料添加剂等产品的应符合相关产品标准和要求。

8 标志

8.1 产品标签标志应醒目、清晰、整齐，符合 GB/T 191 的规定。

8.2 产品标志应符合"湘九味"品牌标志相关要求。

8.3 标志的内容应符合 GB/T 6388 的规定。

9 包装和贮运

9.1 包装

包装材料应干燥、清洁，并且防虫、防潮、防霉，并符合 SB/T 11082 的规定。

9.2 贮运

9.2.1 博落回贮存应符合 SB/T 11094 及 SB/T 11095 的有关规定。

9.2.2 运输工具应干净，运输时应防潮、防雨、防暴晒、防风沙。装卸货时应小心轻放，避免损坏外包装。

10 档案管理

10.1 应建立生产档案，并记录博落回育苗、移栽、采收、加工、包装、贮存等相关内容。

10.2 博落回果叶生产记录应符合溯源相关要求。

ICS 11.120.99
CCS B 38

湖南省中药材产业协会团体标准

T/XZYC 0052—2023

"湘九味"区域公用品牌管理规范

Management specification for regional public brand of Xiangjiuwei

2023-12-15 发布 2023-12-15 实施

湖南省中药材产业协会 发布

前　　言

本文件按照 GB/T 1.1—2020《标准化工作导则　第 1 部分：标准化文件的结构和起草规则》的规定起草。

请注意本文件的某些内容可能涉及专利。本文件的发布机构不承担识别专利的责任。

本文件由湖南省中药材产业协会标准化管理委员会提出。

本文件由湖南省中药材产业协会归口。

本文件起草单位：湖南农业大学、湖南中医药大学、湖南省农业科学院、湖南省中医药研究院、湖南省林业科学院、怀化学院、湖南省药品检验检测研究院、湖南省中药材产业协会、湖南岳麓山中药材种业创新中心有限公司、湘潭弘茂湘莲产业发展有限责任公司、湖南省宝庆农产品进出口有限公司、湖南省天宏药业有限公司、湖南新汇制药股份有限公司、湖南湘枳生物科技有限责任公司、湖南盛世丰花生物科技股份有限公司、湖南补天药业股份有限公司、张家界绿春园茶业有限公司、湖南美可达生物资源股份有限公司。

本文件主要起草人：曾建国、朱校奇、张水寒、丁野、王晓明、伍贤进、杨勇、谢红旗、杨华、刘湘丹、周小毛、杨子墨、向维、孙梦姗、唐术松、李大江、赵利平、何述金、熊伟、夏亦中、戴甲木、赵建国、杨广民、刘舒、杨益黎、陈航。

"湘九味"区域公用品牌管理规范

1 范围

本文件规定了"湘九味"区域公用品牌（以下简称"湘九味"）管理的机构与责任、授权认定、品牌授权、监督与管理和其他的内容。

本文件适用于"湘九味"的管理。

2 规范性引用文件

下列文件中的内容通过文中的规范性引用而构成本文件必不可少的条款。其中，注日期的引用文件，仅该日期对应的版本适用于本文件；不注日期的引用文件，其最新版本（包括所有的修改单）适用于本文件。

GB/T 29187—2012 品牌价值评价要求

GB/T 191 包装储运图示标志

SB/T 11039 中药材追溯通用标识规范

SB/T 11082 中药材包装技术规范

SB/T 11183 中药材产地加工技术规范

SB/T 11094 中药材仓储管理规范

SB/T 11095 中药材仓库技术规范

T/XZYC 0053 "湘九味"区域公用品牌产品的评定规范

T/XZYC 0054 "湘九味"区域公用品牌标志使用规范

《中华人民共和国药典》（2020 年版）

《中药材商品规格等级标准汇编》

3 术语和定义

下列术语和定义适用于本文件。

3.1

公用品牌

公共品牌指的是特定区域内相关机构、企业等所共有的，在生产地域范围、品种品质管理、品牌使用许可、品牌行销与传播等方面具有共同诉求与行动，以联合提供区域内为消费者的评价，使区域产品与区域形象共同发展的产品品牌。

3.2

"湘九味"

"湘九味"是湖南品牌药材的通称，是指在湖南省境内且在全国颇具影响力的优质道地药材或特色药材。它不专指"道地药材"，也不专指人类临床用药材，它是基于"大健康"应用领域支撑湖南中药材产业而精心培育的中药材区域公用"品牌"。

"湘九味"中的"九"既是一个实数，指按一定程序遴选、公示获社会认可的 9 个药

材品种；也是一个概数，代表湖南具有影响力的优质药材，道地品种与特色品种共同构成
"品牌药材"。

4 机构与职责

4.1 湖南省中药材产业协会是"湘九味"商标许可、管理的法定主体，履行商标许可使
用的管理职能。

4.2 "湘九味"的管理职责包括但不限于以下几个方面：
——组织企业使用资质的评定工作；
——品牌标志授权，制定品牌授权企业及产品目录并按程序对外公布；
——对品牌标志使用情况进行监督和管理；
——组织对品牌标志授权使用企业进行评价，并根据评价结果进行认定、整改、
撤销；
——对品牌标志授权使用企业有关行为进行监督管理；
——品牌保护和品牌培育、宣传、推广等。

5 授权认定

认定程序请参考 T/XZYC 0053 "湘九味"区域公用品牌产品的评定规范。
评定过程产生的专家费、差旅费、劳务费、材料费等由申请单位承担。

6 品牌使用授权

6.1 授权

6.1.1 湖南省中药材产业协会应与通过评定的单位签订品牌标志授权使用合同，明确使
用期限、双方权利、法律责任等内容。

6.1.2 湖南省中药材产业协会应向获得授权单位颁发统一制定的"湘九味"授权使用证
书和品牌标志，授权证书应载明产品名，证书式样见附录 B。

6.2 公示

湖南省中药材产业协会应统一公开发布获得授权的企业及产品目录。

7 监督与管理

7.1 日常管理

7.1.1 建立健全品牌监督管理制度，开展品牌日常管理。

7.1.2 对可能影响品牌形象的行为及时采取应对措施，对产品出现的品牌危机突发事件
应及时处理。

7.1.3 对授权产品质量及广告和有关宣传材料进行监督检查，发现问题应及时通知企业
进行整改，并采取适当的措施进行处理。

7.1.4 应对授权企业和产品进行定期评价，对评价不合格的企业要求定期整改，评价合
格的企业和产品续签使用合同。

7.2 标志使用

7.2.1 企业产品获得授权后可使用品牌标志，并应按照 T/XZYC 0054 规定的要求使用品牌标志。

7.2.2 未经授权或被取消授权的企业产品不可使用品牌标志。

7.2.3 企业产品使用品牌标志进行宣传推广时，应通报品牌管理机构。

7.2.4 品牌标志授权产品生产企业应建立严格的标志使用规定，配专人负责标志使用管理。

7.2.5 标志只能用于与授权证书载明的产品，不可扩大使用范围，不可对接转让、出售、馈赠标志使用权。

7.2.6 授权产品生产企业未按要求使用品牌标志，造成损失的，企业承担相应的赔偿责任。

7.2.7 授权产品使用"湘九味"标志等，企业或产品 LOGO 尺寸不得超过"湘九味"LOGO 的 90%，"湘九味"LOGO 位置顺序应优先于企业或产品 LOGO。

7.3 授权企业变更

授权企业或产品在有效期内企业名称或者产品注册商标发生变化的，或其他需要变更授权品牌目录证书内容的，应在 15 日内持相关证明材料，办理变更手续后方可继续使用品牌标志。

7.4 延续授权

品牌标志使用授权有效期为 3 年，届满前三个月提出延续申请。未提出申请者或逾期提出申请的，视为自动放弃续报。

7.5 使用权注销

7.5.1 授权企业在品牌标志使用期间，发生以下情况之一时，将被取消标志使用权。

    a) 拒不接受监督检查的；

    b) 产品质量存在由县级及以上行政监督部门抽检不合格 1 次的；

    c) 官方媒体曝光不良行为的；

    d) 受到行政处罚或有严重违法失信行为的；

    e) 经评价不合格或未按要求使用标志期限整改不达标的；

    f) 发生假冒伪劣、侵犯知识产权行为的；

    g) 其他严重影响品牌声誉行为的。

7.5.2 被取消授权的企业，自取消之日起，停止使用品牌标志，原有授权证书由品牌管理机构收回，统一销毁和注销。

7.5.3 应将注销授权的情况及时向社会公告，被注销授权的企业两年内不可再次申报。

7.5.4 企业主动放弃品牌标志使用权的，应当向品牌管理机构申请注销。

7.6 品牌保护

7.6.1 湖南省中药材产业协会应通过著作权登记、商标注册等多种途径保护"湘九味"的知识产权。

7.6.2 未经授权使用品牌标志或使用相近标志等侵犯商标专用权的违法行为，品牌管理机构依法维权。

8 其他

本规范自发布之日起生效，由湖南省中药材产业协会负责解释。

9 档案管理

在管理过程中所产生的资料应建立档案，并由专人管理，资料保存期限为 5 年，具备条件的应建立计算机档案同步电子存档管理。

附　录　A

（资料性附录）

"湘九味"区域公用品牌授权企业产品申请表

表 A.1　"湘九味"区域公用品牌授权企业产品申请表

申请单位名称	
申请产品名称及类型	□原药材　□药品　□衍生产品
统一社会信用代码	
单位地址及邮编	
单位性质	国营□　　私营□　　合资□　　外企□　　其他□

法定代表人		联系电话	
单位联系人		联系电话	
传真电话		电子邮箱	
从业人数	人	生产基地面积	亩
固定资产	万元	流动资金	万元

单位简介 （发展历程、所获荣誉等）	
申请产品介绍	

申请单位承诺：上述所填材料真实、有效、可查。 签字（盖章）： 年　　月　　日

推荐单位意见	签字（盖章）： 年　　月　　日
湖南省中药材产业协会 审核意见	签字（盖章）： 年　　月　　日

填表须知
1. 申请表及所附材料均为一式两份； 2. 申请单位及其负责人须签名盖章，对所填内容负法律责任； 3. 有其他佐证材料（如：企业认证证书、荣誉证书、产品认证证书（"二品一标"证书等）等、产品质量评估报告、生产标准规范等材料可一同附上； 4. 推荐单位包括：县（市、区）主管部门；县（市、区）中药材相关协会；湖南省中药材产业协会专家委员会（3位专家）推荐意见； 5. 产品类型包括：原药材、药品、衍生产品。

附 录 B
（规范性）
证书样式

"湘九味"品牌授权使用证书

证书编号：

兹授权_____公司名称_____生产的_____产品使用"湘九味"中药材区域公用品牌。授权范围如下：

产品名	产品类型	年产量	主要原料 产地来源	标志使用方式

颁证日期：　　　年　月　日　　　　　　有效期至：　　　年　月　日

初次颁证日期：　　　年　月　日　　　　　　授权机构：

ICS 11.120.99
CCS B 38

湖南省中药材产业协会团体标准

T/XZYC 0053—2023

"湘九味"区域公用品牌产品的评定规范

Selection specification for regional public brand products of Xiangjiuwei

2023-12-15 发布　　　　　　　　　　　　　　2023-12-15 实施

湖南省中药材产业协会 发布

前　言

本文件按照 GB/T 1.1—2020《标准化工作导则　第 1 部分：标准化文件的结构和起草规则》的规定起草。

请注意本文件的某些内容可能涉及专利。本文件的发布机构不承担识别专利的责任。

本文件由湖南省中药材产业协会标准化管理委员会提出。

本文件由湖南省中药材产业协会归口。

本文件起草单位：湖南农业大学、湖南中医药大学、湖南省农业科学院、湖南省中医药研究院、湖南省林业科学院、怀化学院、湖南省药品检验检测研究院、湖南省中药材产业协会、湖南岳麓山中药材种业创新中心有限公司、湘潭弘茂湘莲产业发展有限责任公司、湖南省宝庆农产品进出口有限公司、湖南省天宏药业有限公司、湖南新汇制药股份有限公司、湖南湘枳生物科技有限责任公司、湖南盛世丰花生物科技股份有限公司、湖南补天药业股份有限公司、张家界绿春园茶业有限公司、湖南美可达生物资源股份有限公司。

本文件主要起草人：曾建国、朱校奇、张水寒、丁野、王晓明、伍贤进、杨勇、谢红旗、杨华、刘湘丹、周小毛、杨子墨、向维、孙梦姗、唐术松、李大江、赵利平、何述金、熊伟、夏亦中、戴甲木、赵建国、杨广民、刘舒、杨益黎、陈航。

"湘九味"区域公用品牌产品的评定规范

1 范围

本文件规定了"湘九味"区域公用品牌（以下简称"湘九味"）产品评定的总体原则、机构与职责、评价规则、评价对象、申请条件、评定程序和申诉与投诉。

本文件适用于"湘九味"区域公用品牌产品的评定。

2 规范性引用文件

下列文件中的内容通过文中的规范性引用而构成本文件必不可少的条款。其中，注日期的引用文件，仅该日期对应的版本适用于本文件；不注日期的引用文件，其最新版本（包括所有的修改单）适用于本文件。

T/XZYC 0052 "湘九味"区域公用品牌管理规范

3 术语和定义

下列术语和定义适用于本文件。

3.1

"湘九味"

"湘九味"是湖南品牌药材的通称，是指在湖南省境内且在全国颇具影响力的优质道地药材或特色药材。它不专指"道地药材"，也不专指人类临床用药材，它是基于"大健康"应用领域支撑湖南中药材产业而精心培育的中药材区域公用"品牌"。

"湘九味"中的"九"既是一个实数，指按一定程序遴选、公示获社会认可的 9 个药材品种；也是一个概数，代表湖南具有影响力的优质药材，道地品种与特色品种共同构成"品牌药材"。

3.2

大健康产品

是指以中药材为原料，基于人类健康紧密相关领域（包括人类健康、动物健康、植物健康、环境健康）所开发的产品，包括原药材、食品与保健食品、日化与化妆品、饮片与成药、天然药物、农业投入品等。

3.3

品牌产品

是指特定品牌下产生的特有产品。"湘九味"产品包括以"湘九味"药材为原料生产的大健康产品。

4 总体原则

4.1 透明性原则

评定过程应透明，包括评定数据的来源，所采用的评定方法、评定要素以及具体评定指标、评定人员及资质等。

4.2 有效性原则

评定基于评定基准日内有效、相关的数据来源有效和评选有效。

4.3 稳定性原则

在同一评定基准日且同一假设条件下，重复评定时，应稳定的得出可比且一致的结论。

4.4 可靠性原则

评定结果应建立在充分的数据和分析的基础上，以保证形成可靠的结论。

4.5 公正性原则

评定人员进行评定时不应带任何形式的偏见。

5 机构与职责

5.1 组织机构

湖南省中药材产业协会为"湘九味"使用评审的组织机构。评审组织机构的职责包括但不限于：

——受理申报单位及产品申报材料；

——对申报单位及产品的资质证明材料进行资格审查，并提出审查意见；

——负责建设"湘九味"专家评审队伍，组建品牌使用评审专业委员会；

——组织专家对申报单位及产品进行评定。

5.2 评审专业委员会

组织机构应组建品牌专业委员会，由 20～40 名专家组成，应包含省内相关领域高校、科研院所、社会组织专家学者、政府相关职能部门工作人员、相关领域法务专家等。

6 评定规则

6.1 评定方法

会议初评、现场复评均采用 100 分制计分，取平均分综合得分决定评定结果。会议初评占比 60%，现场复评占比 40%。

即：综合得分＝60%会议初评（平均分）＋40%现场复评（平均分）

6.2 评定指标

会议评审是从市场、质量、效益和发展等指标进行初评，详见附录 A。现场评审是从生产工艺、安全、卫生等指标进行现场复评，详见附录 B。

6.3 评定结果

评定结果分为"推荐"和"不推荐"两个级别，评定结果由综合得分决定，按下表要求进行划分。

评定结果表

序号	评选结果	要求
1	推荐	综合评分在 80 分及以上
2	不推荐	综合评分在 80 分以下

7 品牌产品评定对象

"湘九味"授权产品评定对象为生产于湖南省行政区划范围内的"湘九味"药材及其加工后的大健康产品。

8 申请条件

8.1 申请产品的生产单位应从事"湘九味"药材生产工作；

8.2 具有独立的法人资格；

8.3 三年内无失信行为或行政处罚信息；

8.4 有产品商标，且商标核准注册期满 1 年；

8.5 从事生产的相关证件齐全；

8.6 近三年年销售额均在 200 万元以上；

8.7 协会会员单位，并遵守协会的章程。

9 评定程序

9.1 评定流程

9.2 申请

申请使用"湘九味"商标的使用者应经过县（市、区）级行政主管部门或县（市、区）级中药材产业相关协会或湖南省中药材产业协会专家委员会 3 位专家推荐，向湖南省中药材产业协会递交《"湘九味"区域公用品牌授权企业及产品申请表》及其他相关材料，将申报资料交至指定邮箱和地点。申报参评产品必须提交的基本材料如下：

——"湘九味"区域公用品牌授权企业及产品申请表；

——营业执照复印件；

——法人身份证复印件；

——注册商标复印件；

——生产许可证复印件；

——近三年年销售额相关证明材料复印件；

——信用信息概况；

——申请承诺书；

——申请需提交实物（费用由申报单位自理），农产品类、食品类申请产品提交包装产品 3 件，非包装产品（个别特殊情况）提交产品不少于 3 kg。

9.3 申请受理

收到企业申报资料后，初步核实资料的完整性、一致性和符合性。

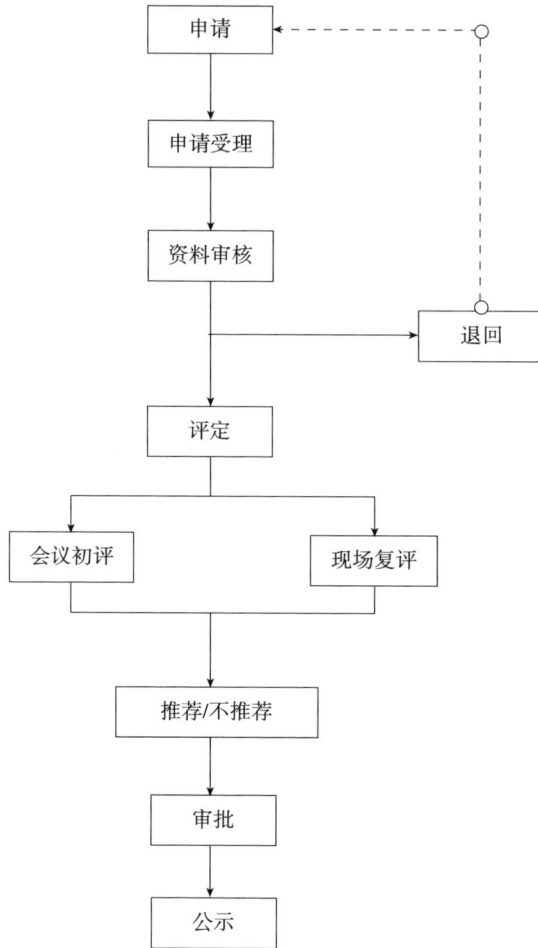

9.4 资料审核

9.4.1 检查申请单位所提供申报材料是否齐全。

9.4.2 检查申请单位所提供材料是否真实反映产品的质量和特性，并确保产品与市场销售的产品一致。

9.4.3 检查申请单位所提供材料是否符合业界通行标准的规范。

9.4.4 申请单位应确保所提供材料可核查，并为评价实施方核查提供必要的技术支持，包括支持必要技术手段进行验证。

9.4.5 资料审核不合格的，应在10个工作日内告知申请单位审核结果，申请单位完善申报材料后在规定时间内可重新申请。

9.5 评定

9.5.1 抽取评定专家

从湖南省中药材产业协会品牌专业委员会中抽取5名及以上且为单数的专家召开评定会议，内部推选评定会组长，评定专家的抽取应采取回避制度。

9.5.2 会议初评

评审机构组织评审会，对申报材料进行评定，评定程序包括审阅资料、评定打分、评选结论汇总、评定会组长确认结果并签字等。（见附录 A）

9.5.3 现场复评

对申请对象生产现场进行复评，评定程序包括考察生产现场、组织现场座谈答辩、评分、评定结果汇总、组长确认结果并签字等。（见附录 B）

9.6 推荐意见

9.6.1 评定会根据评选结果，形成推荐意见，提交至湖南省中药材产业协会。

9.6.2 推荐意见应包括企业和产品目录。（见附录 C）

9.6.3 综合评分在 80 分以下的不予推荐。

9.7 审批

湖南省中药材产业协会对评定推荐的企业或产品进行审批，形成审批意见。

9.8 公示

湖南省中药材产业协会将评定结果对外进行公示，公示时间为 10 个工作日。对公示期间有重大争议的企业和产品将根据情况进行处理。

10 申诉与投诉

10.1 在公示期内，企业或个人可提出申诉与投诉。申诉与投诉内容包括但不限于：
——对评价人员组成或行为有意见；
——对评价过程有异议；
——对评价结论有异议。

10.2 委员会负责申诉与投诉的处理：
——建立受理、确认和调查申诉与投诉的处理流程和记录；
——及时根据申诉/投诉人提出的意见组织开展调查和复核；
——处理情况应书面通知申诉/投诉人。

11 档案管理

在评定过程中所产生的资料应建立档案，并由专人管理，资料保存期限为 5 年，具备条件的应建立计算机档案同步电子存档管理。

附 录 A
（规范性附录）
"湘九味"品牌初评评分表

表 A.1 "湘九味"品牌初评评分表

一级指标	二级指标	评选项	分值	打分
市场	供应链	有稳定的销售渠道，基本实现订单化销售	3	
		有完善的售后服务机制	3	
		仓储、运输情况	3	
	品牌名誉度	获得的品牌荣誉	3	
		获得龙头企业、小巨人等业内高端荣誉	3	
		地理标志、有机产品、绿色食品等认证	5	
		政府支持力度	5	
	市场影响力	广告投放、媒体、网络等	3	
		参与博览会、展览会等	3	
		品牌专卖店	3	
质量	品种	种质资源来源明确、品种优良	5	
	标准化水平	采用先进标准生产	3	
		参与标准制定、推广	3	
	检测监控	质量检测监控体系、人员、设备	3	
		定期委托有资质的检测机构检测、出具合格证明	3	
	追溯体系	近3年内均具有产品检验合格报告档案	4	
		具有运行正常的产品可追溯体系	3	
效益	经济效益	近三年产品年销售额	3	
		三产融合发展、形成一定规模	5	
	社会效益	对当地农民增收致富效益	3	
		向周边农户组织科技推广与培训活动	3	
		参与资助灾区、社会福利、文化教育等社会公益活动	3	
发展	生产基地	有稳定生产或加工生产基地	5	
	技术支撑	建立与相关部门、高校、科研院所等单位及乡土专家的合作机制	5	
		配备专业技术人员	3	
	经营模式	采用"公司＋农户""公司＋农民专业合作社"等经营模式进行一体化经营	3	
		通过电子商务、新零售创新销售等模式，扩大农产品销售范围	3	
	技术创新	具有与品牌产品相关的发明、实用新型或外观设计专利	3	
	组织创新	担任、参与行业协会等组织建设	3	
总分			100	

附 录 B

（规范性附录）

"湘九味"品牌现场复评评分表

表 B.1 "湘九味"品牌现场复评评分表

一级指标	二级指标	评选项	分值	打分
生产	设备	生产流程完备、工序科学	8	
		生产设备设计、摆放合理	5	
		生产工艺先进	5	
		实际生产操作严格按照规章制度	7	
	原料	原药材品种、基原明确	15	
		生产辅料符合国家法律法规定	10	
		生产包材符合国家法律法规定	10	
	产品	生产产品全过程可溯	10	
		生产质量体系明确	5	
卫生	生产卫生	生产卫生条件符合相关标准	8	
	周边卫生	是否对周边造成污染	5	
保障	生产安全	生产现场消防安全、操作安全符合相关标准	7	
	人权保障	员工基本权益是否得到保障	5	
总分			100	

附　录　C

（规范性）

"湘九味"区域公用品牌的产品评定审批表

表 C.1　"湘九味"区域公用品牌的产品评定审批表

单位名称	
产品名称	
会议初评得分	组长签字： 年　　月　　日
现场复评得分	组长签字： 年　　月　　日
综合得分	
推荐意见	（综合得分≥80，故为推荐） （综合得分＜80，故不推荐）
湖南省中药材产业协会 审批意见	签字（盖章）： 年　　月　　日

ICS 11.120.99
CCS B 38

湖南省中药材产业协会团体标准

T/XZYC 0054—2023

"湘九味"区域公用品牌标志使用规范

Apply specification for regional public brand sign of Xiangjiuwei

2023-12-15 发布   2023-12-15 实施

湖 南 省 中 药 材 产 业 协 会 发 布

前　　言

本文件按照 GB/T 1.1—2020《标准化工作导则　第 1 部分：标准化文件的结构和起草规则》的规定起草。

请注意本文件的某些内容可能涉及专利。本文件的发布机构不承担识别专利的责任。

本文件由湖南省中药材产业协会标准化管理委员会提出。

本文件由湖南省中药材产业协会归口。

本文件起草单位：湖南农业大学、湖南中医药大学、湖南省农业科学院、湖南省中医药研究院、湖南省林业科学院、怀化学院、湖南省药品检验检测研究院、湖南省中药材产业协会、湖南岳麓山中药材种业创新中心有限公司、湘潭弘茂湘莲产业发展有限责任公司、湖南省宝庆农产品进出口有限公司、湖南省天宏药业有限公司、湖南新汇制药股份有限公司、湖南湘枳生物科技有限责任公司、湖南盛世丰花生物科技股份有限公司、湖南补天药业股份有限公司、张家界绿春园茶业有限公司、湖南美可达生物资源股份有限公司。

本文件主要起草人：曾建国、朱校奇、张水寒、丁野、王晓明、伍贤进、杨勇、谢红旗、杨华、刘湘丹、周小毛、杨子墨、向维、孙梦姗、唐术松、李大江、赵利平、何述金、熊伟、夏亦中、戴甲木、赵建国、杨广民、刘舒、杨益黎、陈航。

"湘九味"区域公用品牌标志使用规范

1 范围

本文件规定了"湘九味"区域公用品牌(以下简称"湘九味")的标志使用、档案管理等要求。

本文件适用于"湘九味"标志的使用。

2 规范性引用文件

下列文件中的内容通过文中的规范性引用而构成本文件必不可少的条款。其中,注日期的引用文件,仅该日期对应的版本适用于本文件;不注日期的引用文件,其最新版本(包括所有的修改单)适用于本文件。

T/XZYC 0052 "湘九味"区域公用品牌管理规范

3 术语和定义

下列术语和定义适用于本文件。

3.1

"湘九味"

"湘九味"是湖南品牌药材的通称,是指在湖南省境内且在全国颇具影响力的优质道地药材或特色药材。它不专指"道地药材",也不专指人类临床用药材,它是基于"大健康"应用领域支撑湖南中药材产业而精心培育的中药材区域公用品牌。

"湘九味"中的"九"既是一个实数,指按一定程序遴选、公示获社会认可的 9 个药材品种;也是一个概数,代表湖南具有影响力的优质药材,道地品种与特色品种共同构成"品牌药材"。

4 标志使用

4.1 使用条件

"湘九味"品牌的使用应符合 T/XZYC 0052 的规定。

4.2 使用载体

获得"湘九味"标志授权的企业可在其授权产品的下列载体上使用标志:
——产品的包装、标签和说明书;
——产品销售门店和产品销售专区;
——公司产品宣传册、品牌网站、公众号、实体展示等宣传载体;
——产品销售活动现场相关载体;
——其他相关资料和用品。

4.3 使用要求

4.3.1 使用标志时，可根据标志使用载体的形状和尺寸选择合适图形和文字组合方式，不可改变文字、图案等组成要素的内容、形状、比例关系和色值，可按比例放大或缩小标志整体尺寸。

4.3.2 应将标志设置在载体上易于识别和读取的部位，位置应排列在产品商标之前或之上，标志尺寸应不大于国家认证标志。

4.3.3 在印刷标志时，附着媒介的底色不应影响标志的标准色相，不应透叠其他色彩和图案。

4.3.4 可采用模压、模制、丝印、喷漆、蚀刻、雕刻、烙印等方式在产品本体、产品包装或产品铭牌上加施标志。参照《湘九味视觉识别系统管理手册》。

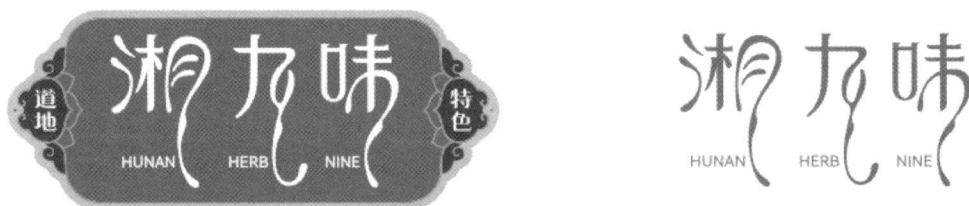

标志组织要素

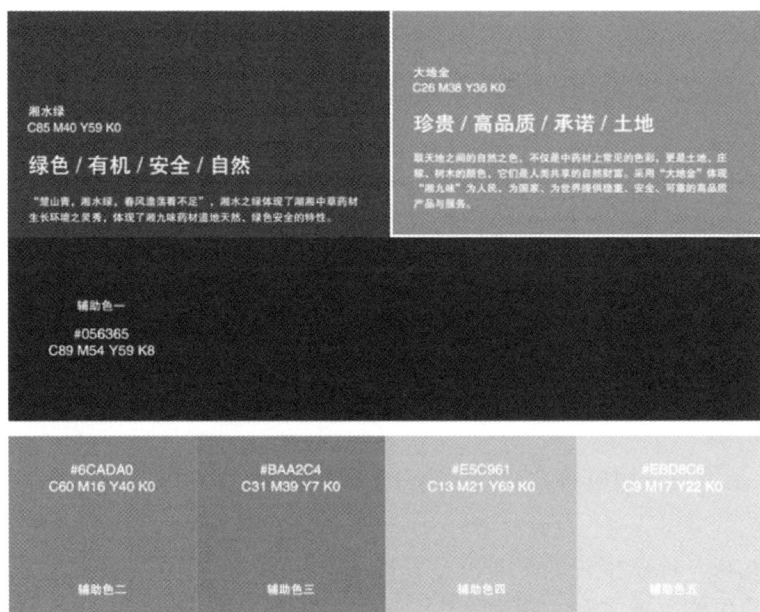

色值设置图

5 档案管理

授权产品在使用"湘九味"标志过程中上报给湖南省中药材产业协会的资料应建立档案，并由专人管理，资料保存期限为5年，具备条件的应建立计算机档案同步电子存档管理。

ICS 11.120.99
CCS B 38

湖南省中药材产业协会团体标准

T/XZYC 0055—2024

博落回组织培养育苗技术规程

Code of practice for propagation via tissue culture of *Macleaya cordata*

2024-01-10 发布
2024-01-10 实施

湖南省中药材产业协会 发布

前　　言

本文件按照 GB/T 1.1—2020《标准化工作导则　第 1 部分：标准化文件的结构和起草规则》的规定起草。

请注意本文件的某些内容可能涉及专利，本文件的发布机构不承担识别专利的责任。

本文件由湖南省中药材产业协会标准化管理委员会提出。

本文件由湖南省中药材产业协会归口。

本文件起草单位：湖南农业大学、湖南省农业环境生态研究所、湖南美可达生物资源股份有限公司、湖南岳麓山中药材种业创新中心有限公司、湖南省中药材产业协会。

本文件主要起草人：曾建国、孙梦姗、周利、向维、邹剑锋、宋荣、谢进、蔡柳、陈嘉威、余国梁、阳茜、杨子墨。

博落回组织培养育苗技术规程

1 范围

本文件规定了博落回 *Macleaya cordata*（Willd.）R. Br. 组织培养育苗过程中的组培室消毒处理、外植体采集、外植体处理、培养基制备、组织培养、炼苗、大棚移栽、包装、标志、运输和档案管理等技术要求。

本文件适用于湖南省博落回组织培养育苗。

2 规范性引用文件

下列文件中的内容通过文中的规范性引用而构成本文件必不可少的条款。其中，注日期的引用文件，仅该日期对应的版本适用于本文件；不注日期的引用文件，其最新版本（包括所有的修改单）适用于本文件。

GB 4285　农药安全使用标准

GB/T 8321　农药合理使用准则（所有部分）

LY/T 1882　林木组织培养育苗技术规程

3 术语和定义

下列术语和定义适用于本文件。

3.1

博落回　*Macleaya cordata*（Willd.）R. Br.

罂粟科博落回属多年生直立草本植物。主要采集其叶片及果荚进行血根碱、白屈菜红碱等苄基异喹啉类生物碱的提取，用于中兽药产品的生产。

3.2

外植体　Explant

植物组织培养中作为离体培养材料的器官或组织的片段。

3.3

组织培养　Tissue culture

又叫离体培养，指从植物体分离出符合需要的组织、器官或细胞，原生质体等，通过无菌操作在人工控制条件下进行培养获得再生完整植株的过程。

4 组培室消毒处理

用次氯酸钠1 000倍液或75%乙醇喷洒洗涤组培室地面，保持室内清洁。

用75%乙醇擦拭台面操作区域，紫外灯照射30 min后关闭紫外灯，通风10 min以上。

5 外植体采集

挑取生长健壮、无病虫害的博落回植株顶端幼嫩叶片/茎段。

6 外植体处理

6.1 清洗

放入器皿中用清洁剂清洗，再用流水冲洗 1～2 h。

6.2 消毒

清洗好的外植体转入超净工作台，用 2％的次氯酸钠处理 5 min，无菌水冲洗 3～5 次，再用 0.1％升汞处理 5 min，无菌水冲洗 3～5 次，备用。

7 培养基制备

7.1 培养基配方

初代培养基、继代培养基、生根培养基的配方见附录 A。

7.2 培养基配置、灭菌与保存

按 LY/T 1882 规定执行。

8 组织培养

8.1 培养条件

培养室培养温度为 25 ℃±2 ℃，光照时间 16 h/d，光照强度 1 500～2 000 lx。

8.2 初代培养

博落回外植体灭菌后在接种盘中切掉边缘部分，叶片切成 0.5 cm×0.5 cm 大小的方块，茎段切成 0.5～1 cm 长的小段，迅速接种到初代培养基中，培养时间 30～50 d，待产生愈伤组织时，转入新的培养基中培养，直至丛生芽长出。

8.3 继代培养

切取其丛生芽转入继代培养基中，反复接种继代培养 6～8 次。继代培养的时间以 30～45 d 为宜，增殖率为 4～7 倍，继代次数不超过 15 次。

8.4 生根培养

将生长至 3～5 cm 的继代苗，在超净工作台上切割为单株，接种到生根培养基中培养，培养 25～30 d。

9 炼苗

当组培苗拥有 4～6 片叶子，且根系铺满培养瓶底部时，转移到 20～25 ℃温室中，封口炼苗 3～5 d，开瓶炼苗 1～2 d。

10 大棚移栽

10.1 容器

选用穴盘或底部有孔的育苗盘。

10.2 基质

珍珠岩、蛭石、泥炭土体积比为 1∶2∶3。

10.3 方法

取出生根苗，自来水冲洗干净根部培养基，用 1 000 倍甲基硫菌灵或多菌灵可湿性粉剂 1 000 倍液溶液浸泡根部 5～8 min，放置于通风阴凉处晾干水分，在大棚移栽入已准备好的基质中。移栽前将基质浇透水，移栽完成后浇定根水。

11 苗期管理

11.1 大棚环境

移栽初期温度保持在 18～25 ℃，湿度 85%～90%，基质含水量 70%～80%，适当遮阴，2 周后转入正常管理，空气湿度在 75%～85% 之间，定期浇水，保持基质湿度为 30%～50%。

11.2 病虫害防控

对苗期病虫害以预防为主，综合防治为辅。施用农药应符合 GB 4285 和 GB/T 8321 的规定。

12 包装、标志、运输

12.1 包装

采用干燥、清洁、无异味的材料，外包装应用纸箱。

12.2 标志

每箱应贴上标签，注明品种、数量、产地、出苗日期等。

12.3 运输

运输过程要避免日晒、雨淋，高温和严寒，温度控制在 5～25 ℃，防倒置。

13 档案管理

13.1 记载内容

博落回组织培养育苗培育过程应逐项如实记载，记载表格见附录 B。

13.2 档案保存

所有基础资料及生产管理记录均应建立有专人管理、维护的档案，档案采用纸质档案和电子档案 2 种方式保存，保存时间 3 年。

附 录 A

（资料性附录）

博落回组织培养育苗培养基配方

表 A.1 博落回组织培养育苗培养基配方

培养基成分类别	培养基成分	初代培养基/mg·L⁻¹	继代培养基/mg·L⁻¹	生根培养基/mg·L⁻¹
大量元素	NH_4NO_3	1 650	1 650	825
	KNO_3	1 900	1 900	950
	$MgSO_4 \cdot 7H_2O$	370	370	185
	KH_2PO_4	170	170	85
	$CaCl_2 \cdot 2H_2O$	440	440	220
铁盐	$FeSO_3 \cdot 7H_2O$	27.8	27.8	27.8
	$Na_2\text{-}EDTA$	37.3	37.3	37.3
微量元素	$MnSO_4 \cdot 4H_2O$	22.3	22.3	22.3
	$ZnSO_4 \cdot 7H_2O$	8.6	8.6	8.6
	$CuSO_4 \cdot 5H_2O$	0.025	0.025	0.025
	$Na_2MoO_4 \cdot 2H_2O$	0.25	0.25	0.25
	$CoCl_2 \cdot 6H_2O$	0.025	0.025	0.025
	KI	0.83	0.83	0.83
	H_3BO_3	6.2	6.2	6.2
有机营养成分	烟酸	0.5	0.5	0.5
	盐酸硫胺素	0.1	0.1	0.1
	盐酸吡哆醇	0.5	0.5	0.5
	甘氨酸	2.0	2.0	2.0
	肌醇	100	100	100
植物生长调节剂	呋喃甲氨基嘌呤（KT）	/	0.2	0.1
	吲哚-3-乙酸（IAA）	/	1	1
	6-苄氨基嘌呤（6-BA）	0.5	/	/
	2，4-二氯苯氧乙酸（2，4-D）	0.5	0.2	0.1
糖	蔗糖	30 000	60 000	30 000
凝固剂	琼脂	5 000	5 000	5 000
pH		5.8	5.8	5.8

附　录　B
（资料性附录）
博落回组织培养育苗生产档案记载

表 B.1　博落回组织培养育苗生产档案记载

编号：＿＿＿＿＿＿＿＿＿＿＿＿＿＿＿＿＿＿　　　记录人：＿＿＿＿＿＿＿＿＿＿＿＿＿＿＿＿

序号	初代培养接种时期	继代培养接种时期	生根培养接种时期	炼苗时期	移栽时期	农药使用记录	出苗时间	包装
1								
2								
3								
4								
5								
……								

ICS 11.120.99
CCS B 38

湖南省中药材产业协会团体标准

T/XZYC 0056—2024

博落回种苗质量分级技术规程

Code of practice for Seedling grade scale of *Macleaya cordata*

2024-01-10 发布　　　　　　　　　　　　　　　　2024-01-10 实施

湖南省中药材产业协会 发布

前　言

本文件按照 GB/T 1.1—2020《标准化工作导则　第 1 部分：标准化文件的结构和起草规则》的规定起草。

请注意本文件的某些内容可能涉及专利，本文件的发布机构不承担识别专利的责任。

本文件由湖南省中药材产业协会标准化管理委员会提出。

本文件由湖南省中药材产业协会归口。

本文件起草单位：湖南农业大学、湖南省农业环境生态研究所、湖南美可达生物资源股份有限公司、湖南岳麓山中药材种业创新中心有限公司。

本文件主要起草人：曾建国、周利、孙梦姗、宋荣、谢进、蔡柳、向维、陈谦、章诗波、陈嘉威、余国梁、阳彬。

博落回种苗质量分级技术规程

1 范围

本文件规定了博落回 *Macleaya cordata*（Willd.）R. Br. 种苗质量分级的质量要求、检验方法、检验规则、档案管理等内容。

本文件适用于湖南省博落回种苗繁育与推广。

2 规范性引用文件

下列文件中的内容通过文中的规范性引用而构成本文件必不可少的条款。其中，注日期的引用文件，仅该日期对应的版本适用于本文件；不注日期的引用文件，其最新版本（包括所有的修改单）适用于本文件。

无引用性文件。

3 术语和定义

下列术语和定义适用于本文件。

3.1

博落回 *Macleaya cordata*（Willd.）R. Br.

罂粟科博落回属多年生直立草本植物。主要采集其叶片及果荚进行血根碱、白屈菜红碱等苄基异喹啉类生物碱的提取，用于中兽药产品的生产。

3.2

主根 Taproot

由胚根发育而成的，大而明显的初生根。

3.3

主茎 Tapstem

由胚芽发育成的，大而明显的茎干。

4 质量要求

4.1 检疫要求

无检疫性病害。

4.2 分级材料

用种子繁育的 1 年生苗。

4.3 外观要求

种苗新鲜完整，无病虫感染，无机械损伤。

4.4 分级方法

随机挖取种子育苗的 1 年生种苗 100 株，测定其主根长、主茎粗、主茎长、叶片数等，分析所测定数据结果进行分级，并制定分级标准，见下表。

一年生博落回种苗分级

生长指标	等级	
	一级	二级
主根长/cm	6.0～10.5	4.0～5.9 或 10.6～12.5
主茎粗/cm	0.35～0.53	0.25～0.34
主茎长/cm	3.1～6.2	6.3～11.2
叶片数/片	7～10	5～6 或 11～12
综合控制指标	健壮，无病虫害，根须完整	

5 检验方法

5.1 外观

在自然光下肉眼观察样品。

5.2 主根长

用直尺量取根基部以下主根长度，检测数值精确到 0.1 cm。

5.3 主茎粗

用游标卡尺测定主茎从下往上 1.0 cm 处直径，检测数值精确到 0.01 cm。

5.4 主茎长

用直尺量取博落回根基部以上至分枝顶端的长度，检测数值精确到 0.1 cm。

5.5 叶片数

直接计数。

6 检验规则

6.1 组批

同一生产批种苗作为一个检验批次。

6.2 抽样

采用随机抽样法，抽样数量见下表。

抽样数量

批次株数	最低抽样数量/株
≤5 000	50
5 001～10 000	100
10 001～50 000	150
50 001～100 000	200
>100 000	300

6.3 评定方法

6.3.1 检疫

有检疫性病虫害则判定该批次种苗不合格。

6.3.2 外观

符合本文件 4.3 的要求。

6.3.3 等级

按本文件 4.4 分级方法进行判定，当主根长、主茎粗、主茎长、叶片数中任意二项指标值低于该等级标准时，则按单项指标量低值所在等级定级，任意二项低于二级时，则判定该批次种苗为等外级。

7 档案管理

所有基础资料及生产管理记录均应建立有专人管理、维护的档案，档案采用纸质档案和电子档案 2 种方式保存，保存时间 3 年。

ICS 11.120.99
CCS B 38

湖南省中药材产业协会团体标准

T/XZYC 0057—2024

龙牙百合鳞片扦插繁殖籽球技术规程

Code of practice for cutting propagation of bulblets from *Lilium brownii*
var. *viridulum* cv. 'Longya'

2024-01-10 发布　　　　　　　　　　　　　2024-01-10 实施

湖南省中药材产业协会 发布

前　　言

本文件按照 GB/T 1.1—2020《标准化工作导则　第 1 部分：标准化文件的结构和起草规则》的规定起草。

请注意本文件的某些内容可能涉及专利，本文件的发布机构不承担识别专利的责任。

本文件由湖南省中药材产业协会标准化管理委员会提出。

本文件由湖南省中药材产业协会归口。

本文件起草单位：湖南省农业环境生态研究所、湖南农业大学、湖南岳麓山中药材种业创新中心有限公司、湖南双水双绿农业科技有限公司、湖南一线情农业有限公司、湖南省中药材产业协会。

本文件主要起草人：孙梦姗、周利、宋荣、曾建国、周佳民、谢进、蔡柳、向维、李玉帆、谢红旗、邹剑锋、余国梁、阳彬、阳茜、李国香、刘甫智、刘舒、杨子墨。

龙牙百合鳞片扦插繁殖籽球技术规程

1 范围

本文件规定了龙牙百合鳞片扦插繁殖籽球过程中扦插前准备、籽球培育、病虫害防控、籽球收获、包装、贮藏等技术要求。

本文件适用于湖南省龙牙百合鳞片扦插繁殖籽球。

2 规范性引用文件

下列文件中的内容通过文中的规范性引用而构成本文件必不可少的条款。其中，注日期的引用文件，仅该日期对应的版本适用于本文件；不注日期的引用文件，其最新版本（包括所有的修改单）适用于本文件。

GB 4285　农药安全使用标准

GB/T 8321　农药合理使用准则（所有部分）

DB43/T 215.2　地理标志产品 隆回龙牙百合 第2部分：栽培管理技术规范

3 术语和定义

下列术语和定义适用于本文件。

3.1

龙牙百合

为百合科百合属多年生球根类草本植物 *Lilium brownii* F. E. Brown var. *viridulum* Baker cv. 'Longya'，鳞茎球形，横径 2～2.4 cm，鳞片披针形、无节、白色，叶散生，倒披针形，花乳白色有香气。

3.2

鳞片扦插

利用百合球茎的鳞片进行扦插繁育籽球。

4 扦插前准备

4.1 土壤条件

选择肥沃、腐殖质丰富、土层深厚、排水良好的沙质微酸性壤土，pH 6.0～6.5。

4.2 地块选择

选择 5 年内未连作百合科与茄科植物的田块。

4.3 种球选取

选择龙牙百合优良品种的健壮、无病虫害、周径为 16～18 cm 的种球。

4.4 鳞片准备

剥取无病虫害，长≥2.5 cm，宽≥0.8 cm 的完整鳞片，阴凉处晾放 2～3 d。

4.5 鳞片消毒

用 50％多菌灵可湿性粉剂 500 倍液消毒 15 min，晾干备用。

5 籽球培育

5.1 整地施肥

种植前 15～20 d，每 667 m² 施充分腐熟的有机肥 300～500 kg。

翻耕土地深 25～30 cm，充分粉碎并平整土地，做成畦宽 1.2 m、沟宽 40 cm、沟深 25 cm 的畦面。

5.2 种植

每年 9～10 月种植。采用沟栽，沟深 4～5 cm，行距 8～10 cm、株距 5 cm，播后覆土 3～5 cm，做好标记。

5.3 田间管理

5.3.1 施肥

出苗后，宜适当追肥。每 667 m² 施充分腐熟的有机肥 100～200 kg。

5.3.2 浇水

视情况采用微喷、滴灌和水渠灌溉等方式进行。

5.3.3 光照

在夏季光照强烈时，宜用遮光率为 75％的遮阳网进行遮阴。

5.3.4 除草

百合生长过程中，应及时拔除杂草。拔草时避免伤及根部。

6 病虫害防治

按 DB43/T 215.2 规定执行；按 GB 4285 与 GB/T 8321 使用准则选用农药。

7 籽球收获

7.1 收获时间

次年，在百合叶片整体变黄 70％～80％ 时，选择晴天采收。在采收前 10～15 d 控制土壤水分，使之适当干燥。

7.2 收获方法

按畦采挖，挖时避免种球机械损伤。

7.3 分拣

在阴凉处及时清除枯枝茎叶及腐烂鳞片及腐烂的老根等，避免烈日暴晒和长时间摆放。

7.4 消毒

用清水冲掉种球附着的泥土，浸入消毒池中，用 50％多菌灵可湿性粉剂 500 倍液加 20％甲氯菊酯乳油 500 倍液浸种 30 min，晾干。

8 包装与贮藏

8.1 包装

采用一层泥炭、一层种球的方法进行装箱。先用有小孔的塑料袋垫于箱内，在底部放 1 层厚约 1.5 cm 的泥炭，放上种球，四周加泥炭，中间少量撒泥炭，再摆放种球，撒泥炭，直达到要求数量。表层填实泥炭厚 1.5～2.0 cm，将塑料袋口包严实，包口前贴好标签。

8.2 贮存

将包装好的种球放到温度 2～4 ℃，湿度 65%～75%的恒温库中低温处理 70 d，可以直接达到种植要求。

如果不需马上种植，则需下调温度至−2～−1 ℃，可长期冻藏保存，视种植需要而解冻。

9 档案管理

9.1 记载内容

龙牙百合鳞片扦插繁殖籽球过程应逐项如实记载，记载表格见附录。

9.2 档案保存

所有基础资料及生产管理记录均应建立有专人管理、维护的档案，档案采用纸质档案和电子档案 2 种方式保存，保存时间 3 年。

附　录
（资料性附录）
龙牙百合籽球生产档案表

龙牙百合籽球生产档案表

种球	种球产地：	市　　县　　乡镇		调入时间：	年　月　日	
	种球类型：			编号：		
籽球生产情况	生产日期	年　月　日		生产地点：	市　县　乡镇	
	方式与数量	□鳞片扦插：　　株		□种球直播：　　个		
	鳞片消毒	消毒剂名称：		消毒药剂浓度：		
	病虫害防治	月　日：				
		月　日：				
		月　日：				
		月　日：				
		月　日：				
		月　日：				
		月　日：				
	施肥	月　日	月　日		月　日	
		月　日	月　日		月　日	
		月　日	月　日		月　日	
		月　日	月　日		月　日	
	浇水	月　日	月　日		月　日	
		月　日	月　日		月　日	
		月　日	月　日		月　日	
		月　日	月　日		月　日	
	除草	月　日	月　日		月　日	
		月　日	月　日		月　日	
		月　日	月　日		月　日	
		月　日	月　日		月　日	
籽球出圃	时间	月　日		检验编号：		
籽球产地灾害性气候记录：						

ICS 11.120.99
CCS B 38

湖南省中药材产业协会团体标准

T/XZYC 0058—2024

龙牙百合种球质量分级技术规范

Code of practice for quality classification of *Lilium brownii* var. viridnlnm cv. 'Longya' bulbus

2024-01-10 发布
2024-01-10 实施

湖南省中药材产业协会 发布

前　言

本文件按照 GB/T 1.1—2020《标准化工作导则　第 1 部分：标准化文件的结构和起草规则》的规定起草。

请注意本文件的某些内容可能涉及专利，本文件的发布机构不承担识别专利的责任。

本文件由湖南省中药材产业协会标准化管理委员会提出。

本文件由湖南省中药材产业协会归口。

本文件起草单位：湖南省农业环境生态研究所、湖南农业大学、湖南岳麓山中药材种业创新中心有限公司、湖南双水双绿农业科技有限公司、湖南一线情农业有限公司、湖南省中药材产业协会。

本文件主要起草人：孙梦姗、向维、周利、宋荣、曾建国、周佳民、谢进、蔡柳、李玉帆、谢红旗、邹剑锋、余国梁、阳彬、阳茜、李国香、刘甫智、刘舒、杨子墨。

龙牙百合种球质量分级技术规范

1 范围

本文件规定了龙牙百合种球的质量要求、种球分级、检验方法、检验规则、包装、标志、运输与贮藏等技术要求。

本文件适用于湖南省龙牙百合种球（含片繁种球）的管理。

2 规范性引用文件

下列文件中的内容通过文中的规范性引用而构成本文件必不可少的条款。其中，注日期的引用文件，仅该日期对应的版本适用于本文件；不注日期的引用文件，其最新版本（包括所有的修改单）适用于本文件。

GB 4285　农药安全使用标准

GB/T 8321　农药合理使用准则（所有部分）

GB/T 3543.1　农作物种子检验规程 总则

GB/T 7414　主要农作物种子包装

GB 20464　农作物种子标签通则

3 术语和定义

下列术语和定义适用于本文件。

3.1

龙牙百合

为野百合的变种，百合科百合属多年生球根类草本植物 *Lilium brownii* F. E. Brown var. *viridulum* Baker cv. 'Longya'，鳞茎球形，横径 2～2.4 cm，鳞片披针形、无节、白色，叶散生，倒披针形，花乳白色有香气。

3.2

龙牙百合种球

用百合鳞片或小鳞茎进行繁育获得的种球，其中用鳞片繁育获得的种球称一代球，用小鳞茎繁育获得的种球称二代球。

4 质量要求

4.1 外观形态

鳞茎外形呈扁球形或球形，形态端正，鳞片肉厚、色白、抱合紧密，根系部平圆微凹，根系新鲜完整，鳞茎新鲜，无病虫害。

4.2 种球分级

龙牙百合种球分为一代球和二代球两种，质量均分为一级、二级、三级。下表给出了龙牙百合种球的质量分级。

龙牙百合种球质量分级

种球类型	分级	重量/g	围径/cm	烂片数/%	鳞片抱合紧密度
一代球	一	≥50.00	≥16.00	无	紧密
	二	≥35.00；<50.00	≥14.00；<16.00	≤3%	较紧密
	三	≥20.00；<35.00	≥12.00；<14.00	≤5%	
二代球	一	≥75.00	≥20.00	无	紧密
	二	≥50.00；<75.00	≥16.00；<20.00	≤3%	较紧密
	三	≥25.00；<50.00	≥12.00；<16.00	≤5%	

5 检验方法

5.1 外观

在自然光下肉眼观察样品形状、颜色及鳞片抱合紧密度。

5.2 重量

用百分之一天平称重单个种球的鲜重（精确至0.1 g）。

5.3 围径

用软尺测量垂直于种球径轴的最大圆周长（精确至0.1 cm）。

5.4 烂片数

统计种球上腐烂、残缺或病虫害斑点等鳞片的比例。

6 检验规则

取样方法按GB/T 3543.1执行。同一单位，同一品种的龙牙百合种球为一检验批。

根据上表重量、围径、烂片数、鳞片抱合紧密度进行单项指标的定级，三级以下定为等外级。

根据上表用重量、围径、烂片数、鳞片抱合紧密度四项指标进行综合定级。根据以下三种情况分别执行：

a) 四项指标在表中为同一质量等级时，直接定级；

b) 四项指标有一项在三级以下定为等外；

c) 四项指标均在三级以上（包括三级），若各指标不在同一级别，按最低的指标等级定级。

7 包装、标志、运输及贮藏

7.1 包装

采用1层泥炭1层种球的方法进行装箱。先用有小孔的塑料袋垫于箱内，在底部放1层厚约1.5 cm的泥炭，放上种球，四周加泥炭，中间少量撒泥炭，再摆放种球，撒泥炭，直达到要求数量。表层填实泥炭厚1.5～2.0 cm，将塑料袋口包严实，包口前贴好标签。其余按照GB/T 7414执行。

7.2 标志

销售的种球应当附有标签。每批种球应挂有标签，标明种球的产地、重量、质量等级、生产日期，生产者或经营者名称、地址等。其余按照GB 20464执行。

7.3 运输

运输工具应清洁、卫生、无污染，明确不同种、级别装车运输与相应温度、湿度等环境条件，运输过程中避免日晒雨淋，严禁与有毒、有害、易污染的物品混装、混运。

7.4 贮藏

将包装好的种球放到温度2～4 ℃，湿度65%～75%的恒温库中低温处理70 d，可以直接达到种植要求；

如果不需马上种植，则需下调温度至−2～−1 ℃，可长期冻藏保存，视种植需要而解冻。

8 档案管理

8.1 记载内容

龙牙百合种球的分级、检验、包装、标志、运输及贮藏等内容，应逐项如实记载。

8.2 档案保存

档案采用纸质档案和电子档案2种方式保存，保存时间3年。

ICS 11.120.99
CCS B 38

湖南省中药材产业协会团体标准

T/XZYC 0059—2024

多花黄精种子质量分级技术规范

Code of practice for quality classification of *Polygomalum cyrlonema*

2024-01-10 发布　　　　　　　　　　　　　　2024-01-10 实施

湖南省中药材产业协会 发布

前　　言

本文件按照 GB/T 1.1—2020《标准化工作导则　第 1 部分：标准化文件的结构和起草规则》的规定起草。

请注意本文件的某些内容可能涉及专利，本文件的发布机构不承担识别专利的责任。

本文件由湖南省中药材产业协会标准化管理委员会提出。

本文件由湖南省中药材产业协会归口。

本文件起草单位：湖南省农业环境生态研究所、湖南农业大学、湖南岳麓山中药材种业创新中心有限公司、湖南省中药材产业协会、安化县中医药健康产业发展服务中心、湖南省中药材产业协会、新化县中药材产业协会、湖南省博世康中医药有限公司、新化县天龙山农林科技发展有限公司、湖南银鸿农业发展有限公司、湖南华夏湘众药业饮片有限公司、安化中源农业发展有限公司、新化县颐朴源黄精科技有限公司、湖南天岳黄精生态发展有限公司、湖南广硒农业开发有限责任公司、新化县绿源农林科技有限公司、湖南百岁精生物科技有限公司、湖南福生堂农业有限公司、郴州佳源中药材开发有限公司。

本文件主要起草人：孙梦姗、周利、宋荣、曾建国、谢进、蔡柳、向维、余国梁、阳彬、阳茜、杨子墨、韩晓磊、刘智、邹辉、谢建辉、肖潇、蒋双辉、李定球、蒋丰登、周伊昀、方遒、田玉桥、孙翟翎、胡跃荣、欧阳为福、张海兵。

多花黄精种子质量分级技术规范

1 范围

本文件规定了多花黄精种子的质量要求、检验方法、检验规则、包装、标志、运输及贮藏的要求。

本文件适用于湖南省多花黄精种子的生产、销售和使用。

2 规范性引用文件

下列文件中的内容通过文中的规范性引用而构成本文件必不可少的条款。其中，注日期的引用文件，仅该日期对应的版本适用于本文件；不注日期的引用文件，其最新版本（包括所有的修改单）适用于本文件。

GB/T 2930.1　草种子检验规程 扦样

GB/T 2930.2　草种子检验规程 净度分析

GB/T 2930.4　草种子检验规程 发芽试验

GB/T 2030.8　草种子检验规程 水分测定

GB/T 7414　主要农作物种子包装

GB 20464　农作物种子标签通则

3 术语和定义

下列术语和定义适用于本文件。

3.1

多花黄精种子 Seeds of _Polygonatum cyrtonema_ Hua

百合科黄精属植物多花黄精的干燥成熟种子。

4 质量要求

4.1 外观形态

多花黄精种子，呈不规则卵圆形，直径 3～4 mm；鲜种子表面淡黄白色，有光泽。干燥后亮黄色或黄褐色，种皮质地坚硬，种脐明显，呈深褐色圆点状。

4.2 质量分级

多花黄精种子质量分为一级、二级、三级。下表给出了多花黄精种子的质量分级。

多花黄精种子质量分级

分级	净度/%	发芽率/%	千粒重/g	水分/%
一	≥95.0	≥90.0	≥38	≤12.0
二	≥90.0；<95.0	≥80.0；<90.0	≥35；<38	
三	≥80.0；<90.0	≥60.0；<80.0	≥32；<35	

5 检验方法

5.1 扦样

按照 GB/T 2930.1—2017 规定的方法进行扦样。种子检验样品不少于 1 000 g，净度分析试验样品不少于 50 g，最大种子批为 100 kg。

5.2 净度

按照 GB/T 2930.2 规定执行。

5.3 种子发芽率

按照 GB/T 2930.4 规定执行。种子发芽床采用纸床（纸上，TP），发芽温度 20～25 ℃，初次计数 3 d，末次计数 14 d。

5.4 种子千粒重

取一千粒风干状态的多花黄精种子，精确称取重量。

5.5 种子含水量

按照 GB/T 2930.8 规定执行。

6 检验规则

根据上表净度、发芽率、千粒重、水分进行单项指标的定级，三级以下定为等外级。

根据上表用净度、发芽率、千粒重、水分四项指标进行综合定级。根据以下三种情况分别执行：

a) 四项指标在表中为同一质量等级时，直接定级；

b) 四项指标有一项在三级以下定为等外；

c) 四项指标均在三级以上（包括三级），若各指标不在同一级别，按最低的指标等级定级。

7 包装、标志、运输及贮藏

7.1 包装

包装材料要牢固、洁净、防潮，通风透气性较好，便于长途运输。一般采用布袋包装。其余按照 GB/T 7414 执行。

7.2 标志

销售的袋装种子应当附有标签。每批种子应挂有标签，标明种子的产地、重量、净度、发芽率、千粒重、含水量、质量等级、生产日期，生产者或经营者名称、地址等。其余按照 GB 20464 执行。

7.3 运输

运输工具应清洁、卫生、无污染，明确不同种、级别装车运输与相应温度、湿度等环境条件，运输过程中避免日晒雨淋，严禁与有毒、有害、易污染的物品混装、混运。

7.4 贮藏

多花黄精种子应采用沙藏，贮存温度 5～15 ℃，相对湿度控制在 50% 以下。

8 档案管理

8.1 记载内容

多花黄精种子的分级、检验、包装、标志、运输及贮藏等内容，应逐项如实记载。

8.2 档案保存

档案采用纸质档案和电子档案 2 种方式保存，保存时间 3 年。

ICS 11.120.99
CCS B 38

湖南省中药材产业协会团体标准

T/XZYC 0060—2024

茯苓采收与产地初加工技术规程

Code of practice for harvesting and primary processing of Poria

2024-01-10 发布　　　　　　　　　　　　2024-01-10 实施

湖南省中药材产业协会 发布

前　言

本文件按照 GB/T 1.1—2020《标准化工作导则　第 1 部分：标准化文件的结构和起草规则》的规定起草。

请注意本文件的某些内容可能涉及专利，本文件的发布机构不承担识别专利的责任。

本文件由湖南省中药材产业协会标准化管理委员会提出。

本文件由湖南省中药材产业协会归口。

本文件起草单位：湖南农业大学、靖州茯苓产业协会、湖南补天药业股份有限公司、智美健康责任有限公司、湖南省中药材产业协会、湖南省农业环境生态研究所。

本文件主要起草人：谢红旗、向维、曾建国、王先有、戴甲木、黄立智、陆英、杨子墨、刘舒、高楚倩、孙梦姗、周利、朱校奇、宋荣。

茯苓采收与产地初加工技术规程

1 范围

本文件规定了茯苓采收与产地初加工的技术要求、包装、标志、仓储等内容。

本文件适用于湖南省茯苓的采收与产地初加工过程。

2 规范性引用文件

下列文件中的内容通过文中的规范性引用而构成本文件必不可少的条款。其中，注日期的引用文件，仅该日期对应的版本适用于本文件；不注日期的引用文件，其最新版本（包括所有的修改单）适用于本文件。

GB/T 191 包装储运图示标志

GB 5749 生活饮用水卫生标准

SB/T 11082 中药材包装技术规范

SB/T 11094 中药材仓储管理规范

SB/T 11095 中药材仓库技术规范

SB/T 11183 中药材产地加工技术规范

《中华人民共和国药典》（2020 年版）

3 术语和定义

下列术语和定义适用于本文件。

3.1

茯苓 Poria

本品为多孔菌科真菌茯苓 *Poria cocos*（Schw.）wolf 的干燥菌核。

3.2

茯苓皮 Poriae cutis

本品为多孔菌科真菌茯苓的菌核的干燥外皮。

3.3

茯苓个 Poria cocos

鲜茯苓菌核经过发汗、干燥后得到的产品。

3.4

茯苓块 Poria cocos cube

将鲜茯苓去皮后切成立方块或方块厚片、干燥得到的产品。

3.5

茯苓片 Poria cocos slice

将鲜茯苓去皮后切成不规则厚片、干燥得到的产品。

3.6

产地初加工 Primary processing

将鲜茯苓进行净选、发汗、去皮、切制、干燥等初步处理的作业。

4 技术要求

4.1 采收时期

椴木或树蔸栽培：一般 4 月下旬至 5 月下旬下窖接菌，第一次采收为当年 10～11 月，大径材和树蔸可于次年 4～5 月收获第二次。

袋料栽培：菌袋下地 100～120 d 后，可陆续开始采收。

茯苓栽种后成熟有早有晚，可根据查看茯苓表土状况，当茯苓窖土凸起土层和茯苓表皮没有新的裂纹出现、苓蒂和木质易脱落时，及时采收。

4.2 采收方法

在晴天或晴后的阴天，采用人工或机械采挖，去除表面泥沙和杂质，装筐，放置阴凉处。

4.3 分类、净制

将鲜茯苓按个体大小、重量分类，同时用竹刷刷除外皮沾留的泥沙、杂物。存放于阴凉、干净、避风处。

4.4 发汗

4.4.1 堆积发汗

1) 在地上先垫上一层松针或稻草，将茯苓与松针或稻草逐层铺叠，一层茯苓、一层松针或稻草，堆放高度 3～4 层，最上层盖上厚麻袋或者草帘进行发汗。

2) 堆垛时，垛与垛之间要留走道，便于翻苓，按大小分开堆码便于发汗均匀。

3) 7 d 内每天翻一次，以后每 2～3 d 翻一次，每次转动翻半边，不可上下对翻，以免茯苓出水不匀而炸裂。

4) 5～8 d 后，茯苓表面生出白色绒毛，取出摊放于阴凉处，待表面干燥后，刷去白毛，把原来向下的方向翻到向上的方向，码放 2～3 层的要上下换位。

5) 大约 2 周后即可剥皮切制，切不完的，每 2～3 d 翻转一次。

4.4.2 蒸制发汗

将茯苓置于蒸制柜中，升温至 95 ℃，保持 50 min，关闭蒸汽阀门，保温 1.5～2 h 后取出。

4.5 切制

剥去茯苓皮，切成长宽为 4.5 cm，厚 0.8 cm 的方形苓块，或 0.2 cm 厚的茯苓片，或 1.5 cm 正方形丁，内部的白色部分做白茯苓，外面红色的做赤茯苓，两者分开分别放在竹筛内。

4.6 干燥

4.6.1 烘干

利用烘干机采用四级干燥程序升温方式进行茯苓块、茯苓片和茯苓丁的干燥。

30～35 ℃烘 2 h；升温至 40 ℃左右，干燥 5～10 h；升温至 45～50 ℃，干燥 5～

10 h；升温至 55 ℃，烘干。可根据茯苓块、茯苓片和茯苓丁的大小调整干燥时间。

4.6.2 晒干

将茯苓块置日光下暴晒 1 d，茯苓块至 7 成干后，放入密闭容器内发汗 2～3 d。取出晒至全干。

4.7 质量要求

产地初加工的茯苓药材应符合《中华人民共和国药典》"茯苓"项下的质量要求。

5 包装、标志和仓储

5.1 包装

应防虫、防潮、防霉，且符合 SB/T 11082 的相关要求。

5.2 标志

包装图示标志应符合 GB/T 191 的相关要求。

5.3 仓储

仓储应符合 SB/T 11094 和 SB/T 11095 的相关要求。

6 档案管理

6.1 资料记录

茯苓药材生产全过程须详细记录，具体资料记载内容参见附录。

6.2 资料管理

所有基础资料及生产管理记录须建立有专人管理、维护的档案，保存期 3 年。

附　录
（资料性附录）
茯苓生产记录表

茯苓生产记录表

采收记录			
采收日期		采收地点	
采收方法			
收获量		产量	
外观特征			
记录人		技术负责人	
产地初加工记录			
加工日期		加工地点	
加工方法			
加工量		干重	
药材外观特征			
质量检测结果			
记录人		技术负责人	
包装记录			
包装材料		包装时间	
包装方法		包装数量	
包装人		批号	
记录人		技术负责人	
贮藏记录			
库房地点		入库时间	
入库量		入库人	
贮藏方法			
记录人		库管员	

ICS 11.120.99
CCS B 38

湖南省中药材产业协会团体标准

T/XZYC 0061—2024

龙牙百合与水稻水旱轮作栽培技术规程

Code of practice for paddy-upland rotation cultivation of *Lilium brownii* var. *viridulum* cv. 'Longya' and Rice

2024-01-10 发布 2024-01-10 实施

湖南省中药材产业协会 发布

前　言

本文件按照 GB/T 1.1—2020《标准化工作导则　第 1 部分：标准化文件的结构和起草规则》的规定起草。

请注意本文件的某些内容可能涉及专利，本文件的发布机构不承担识别专利的责任。

本文件由湖南省中药材产业协会标准化管理委员会提出。

本文件由湖南省中药材产业协会归口。

本文件起草单位：湖南省农业环境生态研究所、湖南农业大学、湖南岳麓山中药材种业创新中心有限公司、湖南一线情农业有限公司、湖南省中药材产业协会、湖南双水双绿农业科技有限公司。

本文件主要起草人：周利、孙梦姗、曾建国、宋荣、谢进、郑思乡、周佳民、蔡柳、袁野、王振、朱校奇、向维、李玉帆、余国梁、阳彬、阳茜、刘甫智、刘舒、杨子墨、李国香。

龙牙百合与水稻水旱轮作栽培技术规程

1 范围

本文件规定了龙牙百合-水稻水旱轮作栽培的茬口、龙牙百合栽培技术、水稻栽培技术、档案管理等技术要求。

本文件适用于湖南省龙牙百合与水稻水旱轮作栽培技术要求。

2 规范性引用文件

下列文件中的内容通过文中的规范性引用而构成本文件必不可少的条款。其中，注日期的引用文件，仅该日期对应的版本适用于本文件；不注日期的引用文件，其最新版本（包括所有的修改单）适用于本文件。

GB 4404.1　粮食种子 禾谷类

GB4285　农药安全使用标准

GB/T 8321　农药合理使用准则

DB43/T 215.2　地理标志产品 隆回龙牙百合 第2部分：栽培管理技术规范

DB43/T 265.1　食用优质稻栽培技术规程

DB43/T 2693　龙牙百合病虫草害综合防控技术规范

3 术语和定义

下列术语和定义适用于本文件。

3.1

龙牙百合 *Lilium brownii var. viridulim* cv. 'Longya'

野百合的变种，百合科百合属多年生球根类草本植物，鳞茎球形，横径 2.0～2.4 cm，鳞片披针形、无节、白色，叶散生，倒披针形，花乳白色有香气。

3.2

早稻 Early rice

3月初至3月下旬播种，7月初至7月下旬成熟的水稻。

3.3

中稻 Middle rice

5月初至5月下旬播种，9月下旬至10月中旬成熟的水稻。

3.4

晚稻 Late rice

6月下旬至7月上中旬播种，10月下旬至11月上旬成熟的水稻。

3.5

水旱轮作 Paddy-upland rotation

在同一田地上有顺序地在季节或年度间轮换种植水稻和旱作物的种植方式。

4 茬口

龙牙百合适宜 7 月下旬至 9 月初播种，翌年 7 月下旬至 8 月上旬采收。

水稻根据早、中、晚稻生育期不同，生长期从 3 月初至 11 月初。

龙牙百合采收后，整地种植紫云英等绿肥植物，翌年 3 月，种植水稻，采收后再种植紫云英等绿肥植物，第三年种植早稻，7 月翻耕整地后种植龙牙百合。

如此循环，种植龙牙百合后，种植 2 年水稻。

5 龙牙百合栽培技术

5.1 选地

选择交通方便、土质肥沃、保水保肥力强、排灌方便，地势平缓的田块为宜，应远离城区工矿区交通主干线、工业污染源、生活垃圾场等。

5.2 翻耕整地

播种前 15～20 d，每 667 m² 撒施生石灰 50～75 kg，深翻 20～25 cm 后晒坯风化。

播种前 5～7 d，每 667 m² 撒施生物有机肥 200 kg、充分发酵的牛粪渣 300～500 kg，翻耕 15～20 cm 深。

整地时要做到土壤细碎，厢面平整，南北向厢面，开好围沟、中沟、腰沟，保证排水通畅。

5.3 种球处理

5.3.1 种球选取

选择抱合紧密、色白形正、无病虫伤害、无霉烂、无破损、肉质根发达的种球，阴凉处摊晾 3～5 d。按 30～50 g、50～100 g、100g 以上标准分成三个等级。

5.3.2 种球分切

种球存在 2 个以上球茎抱合，在球茎分离处将鳞茎盘分开，分成数个种球。

5.3.3 种球消毒

用 50％多菌灵可湿性粉剂 500 倍液加 20％氯氰菊酯乳油 500 倍液浸种 30 min 以上，晾干备用。

5.4 栽种

5.4.1 栽种时间

以 7 月下旬至 9 月初为宜。

5.4.2 栽种密度

一般每 667 m² 用 30～50 g 种球栽 7 000～7 500 株，株行距 20 cm×30 cm；＞50 g 种球栽 5 500～6 000 株，株行距 20 cm×35 cm。

5.4.3 栽种方法

按行距在厢面横向开挖播种沟，沟深 10～15 cm，按株距单个摆放种球，顶部朝上，摆正后用相邻横向的土壤覆盖培球，形成一条排水沟，盖土厚 7～10 cm。选晴天或阴天土壤干爽时进行。

5.5 覆盖清沟

栽完后覆盖不带成熟种子的杂草、秸秆等，保持土壤湿润，防旱抗冻。及时清沟排水。

5.6 田间管理

5.6.1 揭除覆盖

翌年 2 月立春前后，揭除覆盖杂草、秸秆，集中处理。

5.6.2 中耕除草

出苗后应浅耕除草，结合中耕，清沟培土。

5.6.3 水肥管理

按 DB43/T 215.2 规定执行。

5.6.4 病虫害管理

以预防为主，采取综合措施治理，尽量减少化学药剂用量。按 DB43/T 2693 规定执行。

5.6.5 采收

按 DB43/T 215.3 规定执行。

6 水稻栽培技术

6.1 品种选择

种植一季稻地区，选择中熟水稻品种，种植两季水稻地区，选择早、晚熟水稻品种。种子质量符合 GB 4404.1 的要求。

6.2 整地

用旋耕机旋田 2～3 遍，将田块整平，使田块平整度控制高差在 3 cm 以内，四角人工整平，耕深在 15～20 cm，提高作业质量。

6.3 育秧

按 DB43/T 265.1 的规定执行。

6.4 栽插

秧苗栽插密度参照 DB43/T 265.1 的规定执行。

6.5 适时控苗

当水稻田间苗数达到预期穗数时需要控苗，即平均单穴分蘖数达到 13～15 个时可以控苗，采用晒田、灌深水等方法适时控苗。

6.6 病虫草害防治

按 DB43/T 265.1 的规定执行。

7 档案管理

7.1 记载内容

龙牙百合与水稻水旱轮作过程应逐项如实记载，记载表格见附录 A、附录 B。

7.2 档案保存

所有基础资料及生产管理记录均应建立有专人管理、维护的档案，档案采用纸质档案和电子档案 2 种方式保存，保存时间 3 年。

附 录 A
（资料性附录）
龙牙百合栽培生产档案表

表 A.1 龙牙百合栽培生产档案表

种球	种球产地：	市 县 乡镇			调入时间：	年 月 日	
	种球类型：				编号：		
生产情况	生产日期		年 月 日		生产地点：	市 县 乡镇	
	方式与数量	□鳞片扦插： 株			□种球直播： 个		
	球茎消毒	消毒剂名称：			消毒药剂浓度： mg/L		
	病虫害防治	时间（ 年 月 日）			防治方法		
	施肥	月 日		月 日		月 日	
		月 日		月 日		月 日	
		月 日		月 日		月 日	
		月 日		月 日		月 日	
	浇水	月 日		月 日		月 日	
		月 日		月 日		月 日	
		月 日		月 日		月 日	
		月 日		月 日		月 日	
采收时间		月 日		检验编号：			
产地灾害性气候记录：							

附 录 B

（资料性附录）

水稻栽培生产档案表

表 B.1 水稻栽培生产档案表

水稻情况	种球产地： 市 县 乡镇			调入时间： 年 月 日		
	品种：			编号：		
生产情况	生产日期	年 月 日		生产地点： 市 县 乡镇		
	病虫害防治	时间（ 年 月 日）		防治方法		
	施肥	月 日		月 日		月 日
		月 日		月 日		月 日
		月 日		月 日		月 日
		月 日		月 日		月 日
	浇水	月 日		月 日		月 日
		月 日		月 日		月 日
		月 日		月 日		月 日
		月 日		月 日		月 日
采收时间	月 日			检验编号：		
产地灾害性气候记录：						

填写日期： 年 月 日 填写人： 编号：

ICS 11.120.99
CCS B 38

湖南省中药材产业协会团体标准

T/XZYC 0062—2024

龙牙百合灰霉病绿色防控技术规程

Code of practice for green control of gray mold on *Lilium brownii*
var. *viridulum* cv. 'Longya'

2024-01-10 发布 2024-01-10 实施

湖南省中药材产业协会 发布

前　言

本文件按照 GB/T 1.1—2020《标准化工作导则　第 1 部分：标准化文件的结构和起草规则》的规定起草。

请注意本文件的某些内容可能涉及专利，本文件的发布机构不承担识别专利的责任。

本文件由湖南省中药材产业协会标准化管理委员会提出。

本文件由湖南省中药材产业协会归口。

本文件起草单位：湖南省农业环境生态研究所、湖南农业大学、湖南岳麓山中药材种业创新中心有限公司、湖南一线情农业有限公司、湖南省中药材产业协会、湖南双水双绿农业科技有限公司。

本文件主要起草人：周利、孙梦姗、曾建国、宋荣、谢进、周佳民、蔡柳、郑思乡、袁野、王振、朱校奇、向维、李玉帆、余国梁、阳彬、阳茜、刘甫智、刘舒、杨子墨、李国香。

龙牙百合灰霉病绿色防控技术规程

1 范围

本文件规定了龙牙百合灰霉病绿色防控技术规范的防控原则和农业防治、生物防治、化学防治技术等要求。

本文件适用于湖南省龙牙百合灰霉病的绿色防控。

2 规范性引用文件

下列文件中的内容通过文中的规范性引用而构成本文件必不可少的条款。其中，注日期的引用文件，仅该日期对应的版本适用于本文件；不注日期的引用文件，其最新版本（包括所有的修改单）适用于本文件。

GB 2763　食品安全国家标准　食品中农药最大残留限量

GB/T 8321.9　农药合理使用准则（九）

NY/T 393　绿色食品　农药使用准则

NY 525　有机肥料

3 术语和定义

下列术语和定义适用于本文件。

3.1

龙牙百合

龙牙百合为野百合的变种，百合科百合属多年生球根类草本植物 *Lilium brownii* F. E. Brown var. *viridulum* Baker cv. 'Longya'，鳞茎球形，横径 2.0～2.4 cm，鳞披针形、无节、白色，叶散生，倒披针形，花乳白色有香气。

3.2

灰霉病

由灰葡萄孢 *Botrytis cinerea* Pers 侵染引起的真菌性病害，主要危害百合科等植物叶片、花、果实和茎。叶片发病，形成 V 形病斑；幼果受害先危害残留的花瓣、花托，后向果实扩展呈灰白色腐烂；茎部受害，为深褐色长椭圆形病斑；湿度大时产生灰色霉层。

3.3

绿色防控技术

以确保农业生产、农产品质量和农业生态环境安全为目标，以减少化学农药使用为目的，农作物生产全过程中优先采取生态控制、生物防治和物理防治等环境友好型措施控制龙牙百合灰霉病的技术。

4 防控原则

贯彻"预防为主，综合防治"的植保方针。通过协调应用农业防治、生物防治、化学防治等植物保护措施，实现龙牙百合灰霉病的有效控制。龙牙百合的农药残留限量应符合 GB 2763 的要求，农药使用按 NY/T 393 的规定执行。

5 农业防治

5.1 轮作

实行水旱轮作。

5.2 种球选择

选择健康、饱满、无病虫害、无损伤、无病毒的种球。

5.3 种植密度

确定合理的种植密度，每 667 m² 用 30～50 g 种球栽 7 000～7 500 株，株行距 20 cm× 30 cm；>50 g 种球栽 5 500～6 000 株，株行距 20 cm×35 cm。

5.4 施肥

结合翻耕每 667 m² 施生物有机菌肥 60～80 kg、45％的复合肥（N：P₂O₅：K₂O 为 15：15：15）50～75 kg、钙镁磷肥 15～20 kg，作为基肥。

当株高 5～10 cm 时，每 667 m² 施尿素 10 kg 提苗；现蕾后，每 667 m² 施尿素 15 kg、钾肥 10 kg。

7 月上旬至植株枯萎，每 667 m² 可用尿素 50～100 g＋磷酸二氢钾 100 g，兑水 20 kg 后喷施，每 15 d 一次。

5.5 除草

土壤翻耕时每 667 m² 喷施精异丙甲草胺（有效成分 60～85 mg）封闭除草，播种后覆草。

翌年出苗前，可中耕 1 次；5～7 月开花前人工浅锄除草 2 次。

5.6 清除病株

及时拔除病株带出田间集中处理，并撒施生石灰于病株土壤处。

6 生物防治

生长期选用枯草芽孢杆菌、木霉菌等防治百合灰霉病的微生物制剂，每 7～10 d 施用 1 次，连续处理 2 次。遇阴雨天气选用微生物制剂粉尘剂，用专用喷粉器喷粉防治。

7 化学防治

7.1 种球消毒

用 50％多菌灵可湿性粉剂 500 倍液加 20％甲氯菊酯乳油 500 倍液浸种 30 min 以上，晾干备用。

7.2 土壤消毒

前茬作物收获后，结合土壤消毒，每 667 m² 施 65％代森锰锌可湿性粉剂 200 g、1 000 CFU/g 枯草芽孢杆菌 1 000 g、30％噁霉灵水剂 400 g、生石灰 50 kg 或 90％敌百虫原药 50 g，深翻土壤 30 cm 以上，晒白 3～5 d。

7.3 发病初期防控

使用 0.5%氨基寡糖素水剂 600～800 倍液喷雾，75%百菌清可温性粉剂 500 倍液，50%多菌灵可湿性粉剂 500 倍液或 75%甲基硫菌灵可湿性粉剂 1 000 倍液等化学药剂，7 d施药 1 次，连施 2～3 次。

8 档案管理

8.1 记载内容

龙牙百合灰霉病绿色防控过程应逐项如实记载，记载表格见附录。

8.2 档案保存

所有基础资料及生产管理记录均应建立有专人管理、维护的档案，档案采用纸质档案和电子档案 2 种方式保存，保存时间 3 年。

附　录
（资料性附录）
龙牙百合灰霉病防治生产档案表

龙牙百合灰霉病防治生产档案表

种球	种球产地：	市　　县　　乡镇		调入时间：　年　月　日	
	种球类型：			编号：	
生产情况	生产日期		年　月　日	生产地点：　市　县　乡镇	
	农业防治	月　　日：			
		月　　日：			
		月　　日：			
		月　　日：			
		月　　日：			
		月　　日：			
		月　　日：			
	生物防治	月　　日：			
		月　　日：			
		月　　日：			
		月　　日：			
	化学防治	月　　日：			
		月　　日：			
		月　　日：			
		月　　日：			
	采收时间	月　日		检验编号：	
产地灾害性气候记录：					

填写日期：　　年　月　日　　　填写人：　　　　　　编号：

ICS 11.120.99
CCS B 38

湖南省中药材产业协会团体标准

T/XZYC 0063—2024

龙牙百合避雨栽培技术规程

Code of ptactice for rain-shelter cultivation of *Lilium brownii* var. *viridulum* cv. Longya

2024-01-10 发布

2024-01-10 实施

湖南省中药材产业协会 发布

前　　言

本文件按照 GB/T 1.1—2020《标准化工作导则　第 1 部分：标准化文件的结构和起草规则》的规定起草。

请注意本文件的某些内容可能涉及专利，本文件的发布机构不承担识别专利的责任。

本文件由湖南省中药材产业协会标准化管理委员会提出。

本文件由湖南省中药材产业协会归口。

本文件起草单位：湖南省农业环境生态研究所、湖南农业大学、湖南岳麓山中药材种业创新中心有限公司。

本文件主要起草人：袁野、周利、宋荣、谢进、徐瑞、郑思乡、孙梦姗、蔡柳、彭斯文、周佳民、曾建国、向维、余国梁、阳彬。

龙牙百合避雨栽培技术规程

1 范围

本文件规定了龙牙百合避雨栽培的术语和定义、选地、避雨设施、整地、检验规则种球繁育、田间管理、病虫害防控、采收、档案保存。

本文件适用于湖南省内龙牙百合的避雨栽培。

2 规范性引用文件

下列文件中的内容通过文中的规范性引用而构成本文件必不可少的条款。其中，注日期的引用文件，仅该日期对应的版本适用于本文件；不注日期的引用文件，其最新版本（包括所有的修改单）适用于本文件。

GB 3095　环境空气质量标准

GB 15618　土壤环境质量　农用地土壤污染风险管控标准（试行）

GB/T 8321　农药合理使用准则（所有部分）

NY/T 1276　农药安全使用规范总则

DB 43/215　隆回龙牙百合

DB 43/T 392—2008　龙牙百合栽培技术规程

3 术语和定义

下列术语和定义适用于本文件。

3.1

避雨栽培

在植物冠层顶部覆盖薄膜等透明覆盖物且四周通风，既能遮挡雨水，同时又保证良好的通风和光照，以满足植株正常生长的栽培管控方式。

4 选地

应符合 GB 3095 和 GB 15618 的规定。宜选择生态环境良好、远离污染源、土层深厚、排灌方便的地块。

5 避雨设施

5.1 结构

立柱采用直径为 50 mm 的镀锌圆形钢管或横茎 8～10 cm 大楠竹支撑，立柱出土面高度 2.5 m，肩高 2 m，立柱前后间距 10 m 左右。横杆采用 32 m 的镀锌圆钢管或横茎 3 cm 竹竿，拱杆采用 25 m 的镀锌圆钢管或竹片，整个结构全部采用扣件和紧固件组装。

5.2 设施搭建

5.2.1 搭建时间

下种前搭建完成。

5.2.2 搭建要求

避雨设施在下种前必须搭建完成，达到避雨、不遮光、排水方便三个目的。一般在垄面正上方先搭建拱形设施，再加盖塑料膜。

5.3 覆膜

5.3.1 膜的选择

具有高透明、高效转光、无滴消雾等特点，0.08～0.1 mm 厚的塑料薄膜。

5.3.2 避雨膜覆盖时间

百合出苗后开始覆膜，采收完揭膜。根据天气情况，可选择不同时间上膜覆盖。雨水较多的年份，适宜全生育期覆盖；风调雨顺的年份，于开花期覆盖；如遇干旱年份，可不覆膜。

5.3.3 避雨覆盖的方法

薄膜边缘用铁丝固定钢架上。薄膜扎好后，上端每隔 1 m 用压膜绳扎住，防大风损坏。

5.4 揭膜

在生长期遇连续晴天或多云天气，可临时揭膜。

6 整地

整地前 15～20 d 深翻晒胚。选晴天整地，每 667 m² 用牛粪 2 500 kg、12％钙镁磷肥 150 kg、熟石灰 100 kg，均匀撒施后全田翻挖碎土一遍，深度为 25 cm。翻挖后再按畦宽 250～330 cm 整地做畦，畦沟宽 30 cm，深 25 cm，并开挖围沟及腰沟。

7 检验规则种球繁育

种球繁育按 DB43/T 392—2008 中 5.3 的规定进行。

8 田间管理

田间管理按 DB43/T 392—2008 中 6.3 的规定进行。

9 病虫害防控

9.1 主要病虫害

主要病害有炭疽病、枯萎病、疫病等。主要虫害有蚜虫及地下害虫等。

9.2 防治方法

9.2.1 植物检疫

植物检疫是确保百合生产安全的关键，种球在调运时，须经植保部门进行产地检疫并出具产地检疫证明。

9.2.2 理化诱控

主要有黑光灯诱杀地老虎成虫、黄板诱杀有翅蚜虫等。

9.2.3 药剂防治

农药使用及安全间隔期严格按照 GB/T 8321 和 NY/T 1276 的规定执行。主要病虫害的药剂防治方法见附录 A。

10 采收

7 月下旬地上部位 70％枯萎，选择晴天采收，按照 DB 43/215 的要求分等级。

11 档案保存

生产档案管理表参见附录 B。所有基础资料及生产管理记录须建立有专人管理、维护的档案，档案资料保留 3 年以上。

附　录　A
（资料性附录）
龙牙百合主要病虫害药剂防治方法

表 A.1　龙牙百合主要病虫害药剂防治方法

时间	物候期	主要防治对象	防治方法
9月	播种期	地下害虫	播种沟底撒施茶枯，每 667 m² 用量 15 kg
翌年3月	出苗期	炭疽病	0.5∶1∶100 波尔多液喷雾，每 667 m² 用量 30 kg
翌年4月	苗期	炭疽病	70％甲基硫菌灵可湿性粉剂 1 000 倍液喷雾，每 667 m² 用量 50 g
		蚜虫	10％蚜虱净可湿性粉剂 1 500 倍液喷雾防治，每 667 m² 用量 10 g
翌年5月	开花期	枯萎病	预防用 10％石灰水淋蔸，病株及时拔除销毁，穴内撒施生石灰消毒
		疫病	34％绿乳铜乳油 400 倍液喷雾，每 667 m² 用量 75 g

附　录　B

（资料性附录）

生产档案

表 B.1　生产档案

品种名称		生产单位		生产日期		购买人			
日期		管理活动（生产、农药使用、施肥、浇水等）						操作员签字	

ICS 11.120.99
CCS B 38

湖南省中药材产业协会团体标准

T/XZYC 0064—2024

玉竹与油茶套种技术规程

Code of practice for interplanting of *Polygonatum odoratum* and *Camellia oleifera*

2024-01-10 发布   2024-01-10 实施

湖南省中药材产业协会 发布

前　　言

本文件按照 GB/T 1.1—2020《标准化工作导则　第 1 部分：标准化文件的结构和起草规则》的规定起草。

请注意本文件的某些内容可能涉及专利，本文件的发布机构不承担识别专利的责任。

本文件由湖南省中药材产业协会标准化管理委员会提出。

本文件由湖南省中药材产业协会归口。

本文件起草单位：湖南省农业环境生态研究所、湖南农业大学、湖南岳麓山中药材种业创新中心有限公司、湖南省中药材产业协会、湘潭县农业农村局、湘潭县谭智奇中药材种植专业合作社、湖南保强农业开发有限公司。

本文件主要起草人：周利、曾建国、宋荣、肖深根、孙梦姗、蔡柳、谢进、周佳民、徐瑞、向维、李自强、陈阳峰、邹剑锋、余国梁、阳彬、阳茜、杨子墨、刘舒、宋艳华、肖俭平、周华林、谭智奇、余保。

玉竹与油茶套种技术规程

1 范围

本文件规定了玉竹与油茶套种的地块选择、整地施肥、玉竹栽培、油茶管理、病虫害防治、采收与档案管理等。

本文件适用于湖南省玉竹与油茶套作栽培。

2 规范性引用文件

下列文件中的内容通过文中的规范性引用而构成本文件必不可少的条款。其中，注日期的引用文件，仅该日期对应的版本适用于本文件；不注日期的引用文件，其最新版本（包括所有的修改单）适用于本文件。

GB 3095 环境空气质量标准

GB 5084 农田灌溉水质标准

GB/T 8321 农药合理使用准则

GB 15618 土壤环境质量标准农用地土壤污染风险管理标准（试行）

NY/T 496 肥料合理使用准则通则

DB43/T 394 玉竹栽培技术规程

DB43/T 725 油茶栽培技术规程

DB43/T 2022 玉竹林下栽培技术规程

DB43/T 2112 玉竹连作障碍消减技术规程

3 术语和定义

下列术语和定义适用于本文件。

3.1

玉竹

为百合科黄精属多年生草本，以干燥根茎入药。

3.2

油茶

常绿小乔木或大灌木，单叶椭圆形，互生，革质，边缘锯齿。花两性，白色或红色，花期 10 月下旬至次年春。朔果球形或卵圆形，3 室或 1 室，每室有种子 1 粒或 2 粒，种子含油率和产量较高，可用于榨取食用油。

3.3

玉竹与油茶套作

是指在幼龄油茶林的株行间移栽玉竹的种植方式。

3.4

油茶林下种植空间

是指在油茶林下行间内膛、离植株基部 30～50 cm 以外的立体种植空间。行间种植。

3.5

郁闭度

指森林中乔木树冠在阳光直射下在地面的总投射面积（冠幅）与此林地（林分）总面积的比，它反映林分的密度。

4 地块选择

在郁闭度 0.5 以下，坡度小于 25°的油茶幼林，种植玉竹。空气符合 GB 3095 中的规定；土壤符合 GB 15618 的规定；灌溉水应符合 GB 5084 的规定。

5 整地施肥

5.1 清杂

清除油茶林下的枯枝，除去杂草、灌木、藤本等。

5.2 土壤翻耕与消毒

种植前选晴朗天气对油茶林下种植空间地块进行深翻，深翻前按每 667 m² 施入 70～100 kg 生石灰。

5.3 施基肥

选择腐熟农家肥、有机肥等作基肥，每 667 m² 施入农家肥 1 500～2 000 kg，氮磷钾三元复合肥 50～75 kg，耕深 20～25 cm，耙细整平。肥料施用按照 NY/T 496 的规定执行。

5.4 整地作畦

采用高畦，坡地采用平畦，畦面宽 80～100 cm。平地四周应开深 40～60 cm 排水沟。

6 玉竹栽培

6.1 选种

6.1.1 种茎要求

选择生长健壮、黄白色、顶芽饱满、色泽鲜艳、无病虫害、无机械损伤、长度 8～10 cm、直径 1.5～1.8 cm 的顶端 1～2 节玉竹优良品种根茎作为种茎。

6.1.2 种茎消毒

按照 DB43/T 2112 执行，种茎在播种前，用 50%多菌灵可湿性粉剂 800～1 200 倍液或 25%噁霉灵水剂等配成种茎消毒液进行浸种，浸种 20～30 min，捞出晾干表面水分备用。

6.2 播种

6.2.1 播种时间

9 月上旬至 11 月。

6.2.2 种植密度

按 20～25 cm 行距开沟，条沟深 15 cm，按 10～12 cm 株距摆放种茎，顶芽朝上，盖土 5～8 cm。

6.3 地表覆盖

覆土后，盖茅草或枯枝落叶等。

7 套种管理

7.1 水肥管理

7.1.1 油茶肥水管理

参照 DB43/T 725 执行。

7.1.2 玉竹肥水管理

参照 DB43/T 394 执行。

7.2 清除杂草

生长期间，按照除早、除小的原则，及时清除杂草。

8 病虫害防控

8.1 主要病虫害

玉竹主要病害有根腐病（褐腐病）、叶斑病（褐斑病）、灰霉病、白绢病等，主要虫害有蛴螬、野蛞蝓、小地老虎、红蚂蚁、大青叶蝉、蚜虫等。

油茶的主要病害有油茶炭疽病、煤污病（烟煤病）、软腐病等，主要虫害有油茶毒蛾、尺蠖、卷毛蜡蚧等。

8.2 防控原则

按照"预防为主、综合防治"的植保方针，坚持以"农业防治、物理防治、生物防治为主，化学药剂防治为辅"的原则。

8.3 防控措施

8.3.1 农业防治

优选油茶林新开地块，合理轮作，清洁田园，深耕烤土，开沟排水，高畦栽培，施用生石灰土壤消毒。

8.3.2 物理防治

采用频振式杀虫灯或黄板诱杀成虫，杀虫灯每 667 m² 设置 2 台，黄板每 667 m² 设置 15～20 块。

8.3.3 生物防治

利用赤眼蜂、绿僵菌、枯草芽孢杆菌等进行生物防治。

8.3.4 化学防治

主要防治方法见附录 A，农药使用准则应符合 GB/T 8321 要求。

9 采收

9.1 玉竹采收

参照 DB43/T 394 执行。

9.2 油茶籽采收

参照 DB43/T 725 执行。

10 档案管理

10.1 记载内容

玉竹与油茶套种过程应逐项如实记载，见附录 B。

10.2 档案保存

所有基础资料及生产管理记录均应建立有专人管理、维护的档案，档案采用纸质档案和电子档案 2 种方式保存，保存时间 3 年。

附　录　A

（资料性附录）

玉竹与油茶套种主要病虫害防治

表 A.1　玉竹与油茶套种主要病虫害防治

序号	防治对象	农药名称	使用方法	安全间隔期/d	每季最多使用次数
1	根腐病（褐腐病）	70％甲基硫菌灵可湿性粉剂	800 倍液喷雾	7	3
2	叶斑病（褐斑病）	50％退菌特可湿性粉剂	1 000 倍液喷雾	10	2
3	灰霉病	30％咯菌腈悬浮剂	1 000 倍液喷雾	20	2
4	白绢病	50％代森铵水剂	800～1 000 倍液喷雾	7	2
5	蛴螬	25％氯氟·噻虫胺微囊悬浮剂	800 倍液喷雾	10	3
6	野蛞蝓	45％高效氯氰菊酯乳液	500 倍液喷雾	15	2
7	小地老虎	25％氯氟·噻虫胺微囊悬浮剂	1 000 倍液喷雾	10	3
8	红蚂蚁	90％敌百虫晶体	1 000 倍液喷雾	6	3
9	大青叶蝉	20％杀灭菊酯乳油	2 000 倍液喷雾	12	2
10	蚜虫	70％吡虫啉悬浮剂	400 倍液喷雾	10	3

附　录　B
（资料性附录）
玉竹与油茶套种田间档案记载表

表 B.1　生产操作记载档案

丘块名称			面积		品　种	
序号	土壤种类、肥力、前茬作物		操作日期	操作内容与方法	完成情况及效果	记载人
1						
2						
…						

表 B.2　投入品生产质量安全跟踪档

案丘块名称		面积			品　种		
序号	使用日期	品名	剂型	生产厂家	用量	施用方法	效果	记载人
1							
2							
…							

注1：根据投入品使用顺序逐项记载。
注2：用量为每 667 m² 用量，化肥计量单位用 kg，农药计量单位用 mL 或 g。

表 B.3　病虫害防治记录表

品种		地块		面积/亩		生产批号		记载员		
日期（年/月/日）	气候情况	植保情况						肥料		
		品名	防治对象	施用量（kg）	施用浓度	施用方式	施用间隔期	品名	施用量	施肥方式	用途

ICS 11.120.99
CCS B 38

湖南省中药材产业协会团体标准

T/XZYC 0065—2024

瓜蒌皮粗提物提取技术规程

Code of extraction technical for crude extract extracting from
Pericarpium Trichosanthis

2024-01-10 发布   2024-01-10 实施

湖南省中药材产业协会 发布

前　言

本文件按照 GB/T 1.1—2020《标准化工作导则　第 1 部分：标准化文件的结构和起草规则》的规定起草。

请注意本文件的某些内容可能涉及专利，本文件的发布机构不承担识别专利的责任。

本文件由湖南省中药材产业协会标准化管理委员会提出。

本文件由湖南省中药材产业协会归口。

本文件起草单位：湖南省农业环境生态研究所，湖南农业大学，湖南省中药材产业协会。

本文件主要起草人：谢进、宋荣、袁野、曾建国、周利、孙梦姗、黄艳宁、王振、周佳民、徐瑞、彭斯文、郑思乡、蔡柳、杨子墨。

瓜蒌皮粗提物提取技术规程

1 范围

本文件规定了瓜蒌皮粗提物提取技术原料要求、设施设备、提取工艺、质量要求、包装、储存和运输、档案管理等技术要求。

本文件适用于瓜蒌皮粗提物的提取。

2 规范性引用文件

下列文件中的内容通过文中的规范性引用而构成本文件必不可少的条款。其中，注日期的引用文件，仅该日期对应的版本适用于本文件；不注日期的引用文件，其最新版本（包括所有的修改单）适用于本文件。

GB 5749　生活饮用水卫生标准

GB 31640　食品安全国家标准　食用酒精

《中华人民共和国药典》（2020 年版第一部）

3 术语和定义

下列术语和定义适用于本文件。

3.1

瓜蒌皮　Pericarpium Trichosanthis

葫芦科栝楼属植物栝楼 *Trichosanthes kirilowii* Maxim. 或双边栝楼 *Trichosanthes rosthorinii* Harms 的干燥成熟果皮。

4 原料要求

4.1 瓜蒌皮

干燥无发霉变质、无污染等；贮存在通风干燥处，

4.2 酒精

符合 GB 31640 的要求。

4.3 水

符合 GB 5749 的要求。

5 设施设备

渗漉装置、提取液储罐、浓缩罐。

6 提取工艺

6.1 粉碎

瓜蒌皮药材粉碎，过 60 目筛，备用。

6.2 投料

过筛的瓜蒌皮粉末放入到渗漉筒中，75％酒精（食用酒精：水为 4：1）湿润瓜蒌皮药材，静置 40～60 min，以药材粉末浸润且不流出溶液为宜。

6.3 渗漉提取

75％乙醇进行渗漉提取，提取液体积为药材重量的 12～15 倍，60～90 mL/min·kg 流速流入渗漉罐中，至浸出液无颜色即可停止渗漉。

6.4 浓缩

将浸出液转入浓缩罐，浓缩至相对密度 1.12～1.16（20 ℃），过滤，即得瓜蒌皮粗提物。

6.5 灌装

灌装，灭菌。

7 质量要求

质量符合《中华人民共和国药典》（2020 年版）的要求。

8 包装、贮存和运输

8.1 包装

8.1.1 包装材料应干燥、清洁、无异味、无污染风险。

8.1.2 包装应牢固、密封、防潮，并贴标签。

8.1.3 标签注明品名、批号、生产时间、有效期、数量、产地、验收合格证等。

8.2 贮存

贮存库应清洁、避光、通风、干燥、无虫害、无鼠害。离地离墙 15 cm 以上存放，不与有毒、有害有异味、易挥发、易腐蚀的物品同库贮存。

8.3 运输

运输工具应清洁无污染风险。运输时应避免日晒、雨淋，且不与有毒、有害、有异味或影响产品质量的物品同车运输。

9 档案管理

9.1 记载内容

瓜蒌皮粗提物提取过程应逐项如实记载，记载表格见附录。

9.2 档案保存

所有基础资料及生产管理记录均应建立有专人管理、维护的档案，档案采用纸质档案和电子档案 2 种方式保存，保存时间 3 年。

附 录
（资料性附录）
瓜蒌皮粗提取生产档案记载

瓜蒌皮粗提取生产档案记载

编号：_____ 记录人：_____ 日期：_____

序号	瓜蒌皮重量	酒精批次	渗漉周期	浸出液体积	瓜蒌皮粗提物重量	质量控制	包装
1							
2							
3							
4							
5							
……							

ICS 11.120.99
CCS B 38

湖南省中药材产业协会团体标准

T/XZYC 0066—2024

厚朴林下套种黄精种植技术规程

Code of practice for interplanting of Polygonati Rhizoma within
Magnoliae Officinalis Cortex forest

2024-10-17 发布 2024-10-17 实施

湖南省中药材产业协会 发布

前　言

本文件按照 GB/T 1.1—2020《标准化工作导则　第 1 部分：标准化文件的结构和起草规则》的规定起草。

请注意本文件的某些内容可能涉及专利。本文件的发布机构不承担识别专利的责任。

本文件由湖南省中药材产业协会提出。

本文件由湖南省中药材产业协会标准化管理委员会归口。

本文件起草单位：湖南省林业科学院、怀化市林业改革发展服务中心、湖南鸿光林产品开发有限公司。

本文件主要起草人：王湘莹、李桂珍、王晓明、乔中全、陈艺、曾慧杰、蔡能、秦长光。

厚朴林下套种黄精种植技术规程

1 范围

本文件规定了厚朴林下套种黄精种植的产地环境、整地、种植、林间管理、病虫害防治、采收与产地初加工、废弃物处置和档案管理等技术要求。

本文件适用于厚朴林下套种黄精种植。

2 规范性引用文件

下列文件中的内容通过文中的规范性引用而构成本文件必不可少的条款。其中，注日期的引用文件，仅该日期对应的版本适用于本文件；不注日期的引用文件，其最新版本（包括所有的修改单）适用于本文件。

GB 3095 环境空气质量标准

GB 5084 农田灌溉水质标准

GB 15618 土壤环境质量 农用地土壤污染风险管控标准（试行）

NY/T 496 肥料合理使用准则 通则

DB43/T 2020 多花黄精病虫害综合防控技术规程

DB43/T 2038 黄精采收与产地初加工技术规程

3 术语和定义

下列术语和定义适用于本文件。

3.1

厚朴 Magnoliae Officinalis Cortex

为木兰科厚朴属落叶乔木，包括厚朴 *Houpoea officinalis* 和凹叶厚朴 *Houpoea officinalis* 'Biloba'

3.2

黄精 Polygonati Rhizoma

为天门冬科黄精属多年生草本植物，包括黄精 *Polygonatum sibiricum*、多花黄精 *Polygonatum cyrtonema* 和滇黄精 *Polygonatum kingianum*。

4 产地环境

4.1 环境

大气环境应符合 GB 3095 的规定，土壤环境应符合 GB 15618 的规定，灌溉水应符合 GB 5084 的规定。

4.2 林地选择

宜选择郁闭度 0.3～0.6、坡度≤20°、海拔 500～1 500 m 的健康厚朴林地，以土层深厚、表土肥沃疏松、排水性和透气性好、富含腐殖质的微酸性沙壤土或壤土为宜。

5 整地

5.1 清杂

清除地表杂物、灌木等，剪除离地 2 m 以下影响人工作业的厚朴树枝。

5.2 消毒

翻挖土地前，每 667 m² 撒施生石灰 50～75 kg，深耕 20～30 cm（距离树干 50～60 cm）。

5.3 施基肥

每 667 m² 施用商品有机肥 100～200 kg、钙镁磷肥 100～150 kg，翻耕，细碎耙平。肥料使用方法按 NY/T 496 的要求执行。

5.4 作畦

根据地势作畦，畦宽和长度依地势而定；四周开沟，沟宽 20～30 cm，深 20～30 cm。

6 种植

6.1 种茎选择

选择健壮、无病虫害、无损伤、芽头完好的根茎做种。或将带芽头的大块种茎截成段（3～4 节），将草木灰涂于伤口。

6.2 种茎消毒

用 70％甲基硫菌灵可湿性粉剂 800～1 000 倍液浸泡种茎 15～30 min，捞出晾干表面水分备用。

6.3 种植时间

宜 9 月上旬至 11 月上旬。

6.4 种植密度

株距 20～30 cm，行距 25～40 cm。

6.5 种植方法

栽植时，种茎斜放，深 8～10 cm，芽眼向上，芽头朝向基本一致，盖土 5～8 cm，栽后宜浇定根水。

7 林间管理

7.1 补植

春季及时补植。

7.2 郁闭度调控

林分郁闭度高于 0.6，应间伐或修除厚朴过多枝叶。

7.3 中耕除草

结合中耕，适时除草，宜除早、除小、除了。

7.4 追肥

4 月至 7 月，每 667 m² 施入 45％复合肥 20～25 kg。11～12 月，追施商品有机肥

100～200 kg。施用肥料应符合 NY/T 496 要求。

8 病虫害防治

主要病害有炭疽病、叶斑病、根腐病、茎腐病、灰霉病等。主要虫害有蛴螬、小地老虎等。主要病虫害防治方法按照 DB43/T 2020 规定执行。

9 采收与产地初加工

按照 DB43/T 2038 规定执行。

10 废弃物处置

生产过程中的农业投入品及病残枯枝等废弃物应集中分类，无害化、资源化处置。

11 档案管理

应建立完整、真实的技术档案，内容包括但不限于产地环境、整地、种植、林间管理、病虫害防治、采收与产地初加工和废弃物处置等。档案保管期 3 年以上。

ICS 11.120.99
CCS B 38

湖南省中药材产业协会团体标准

T/XZYC 0067—2024

灰毡毛忍冬栽培技术规程

Code of practice for cultivation of *Lonicera macranthoides*

2024-10-17 发布   2024-10-17 实施

湖南省中药材产业协会 发布

前　言

本文件按照 GB/T 1.1—2020《标准化工作导则　第 1 部分：标准化文件的结构和起草规则》的规定起草。

请注意本文件的某些内容可能涉及专利。本文件的发布机构不承担识别专利的责任。

本文件由湖南省中药材产业协会提出。

本文件由湖南省中药材产业协会标准化管理委员会归口。

本文件起草单位：湖南省中医药研究院、湖南三合一药业有限公司、怀化市九天界生态农业和科技有限公司、湖南智宸药业股份有限公司、湖南省博世康中医药有限公司、湖南博瑞医药健康产业有限公司。

本文件主要起草人：唐雪阳、谢景、金剑、陈林、刘浩、黄建华、钟灿、王勇庆、周融融、张水寒、吴念庆、陈博、戴蜜、田玉桥、龙胜全。

灰毡毛忍冬栽培技术规程

1 范围

本文件规定了灰毡毛忍冬栽培技术的产地环境、整地施肥、苗木要求、栽植、田间管理、整形修剪、病虫害防治、采摘、废弃物处理、档案管理等生产技术要求。

本文件适用于湖南省及周边地区灰毡毛忍冬的栽培。

2 规范性引用文件

下列文件中的内容通过文中的规范性引用而构成本文件必不可少的条款。其中，注日期的引用文件，仅该日期对应的版本适用于本文件；不注日期的引用文件，其最新版本（包括所有的修改单）适用于本文件。

GB 3095　环境空气质量标准

GB 5084　农田灌溉水质标准

GB 15618　土壤质量标准

NY/T 496　肥料合理使用准则通则

T/XZYC 0068　灰毡毛忍冬主要病虫害综合防治技术规程

3 术语和定义

下列术语和定义适用于本文件。

3.1

灰毡毛忍冬

忍冬科 Caprifoliaceae 忍冬属 Lonicera 植物灰毡毛忍冬 Lonicera macranthoides。

4 产地环境

4.1 环境

土壤条件应符合 GB 15618、灌溉水质应符合 GB 5084、大气环境应符合 GB 3095 的要求。

4.2 选地

选择海拔 500～1 300 m、光照良好、坡度不超过 25°地块。以土层深厚肥沃、排水良好的壤土或沙壤土为宜。

5 整地施肥

5.1 整地作畦

清除地表灌木、杂草等，深翻土壤 25～30 cm。平地作畦，畦高 20～40 cm，宽 60～80 cm，开（40～50）cm×（40～50）cm 定植穴，四周挖排水沟。坡地挖穴，开（40～

50）cm×（40～50）cm 定植穴。

5.2 施基肥

每穴施商品有机肥 1.5～2.0 kg。

6 苗木要求

6.1 苗木选择

选择生长健壮，根系完整，无病虫害苗木。苗木高度≥30 cm，地径≥0.5 cm。

6.2 苗木处理

裸根苗剪掉 2/3 以上叶片，泥浆蘸根，泥浆中加入 50％甲基硫菌灵可湿性粉剂 700～800 倍液及生根粉 50～100 mg/kg。容器苗基质淋透水，去除容器（可降解无纺布容器可不去除），保持基质不散开。

7 栽植

7.1 时间

宜 11 月下旬至翌年 3 月上旬。

7.2 方法

苗木放入定植穴中央，每穴 1 株，覆土压实，浇透定植水。

8 田间管理

8.1 中耕除草

每年中耕除草 2～3 次，深度 15～20 cm，除早、除小、除了。

8.2 追肥

按照 NY/T 496 规定执行。幼苗期为 1～3 年生树，春季按每株施入复合肥 50～100 g，冬季施商品有机肥 1.5～2.5 kg。成年期为 3 年以上生树，春季和采花后按每株施入复合肥 150～250 g，冬季施商品有机肥 2～3 kg。在树冠外围翻挖环状沟施肥，沟宽 15～20 cm，沟深 20～30 cm。

8.3 灌溉

雨季及时清沟排水，旱季及时浇灌。

9 整形修剪

9.1 整形

1～2 年生树在春季进行，采用立杆辅助整形为直立伞状圆头树形。于幼树树兜附近立杆，杆粗 2～3 cm，高 1.2～1.5 m。定干高度 20～40 cm，培养主枝 3～4 个，每个主枝留侧枝 3～4 个。树高控制在 1.5 m 内。

9.2 修剪

冬季剪去除病虫枝、干枯枝、细弱枝、交叉枝、重叠枝、密生枝，留骨干枝短剪；夏季采花后剪去郁闭枝、细弱枝，剪除花枝顶端，促进形成新的花枝。

10 病虫害防治

主要病害有白粉病、褐斑病、根腐病等；主要虫害有蚜虫、红蜘蛛、银花叶蜂、金银花尺蠖等。防治方法参照 T/XZYC 0068 执行。

11 采摘

花蕾上白下绿、顶部膨大、含苞待放或初开时选择阴天或晴天露水干后进行采摘。轻拿轻放、减少翻动、挤压，采摘后及时干制处理。

12 废弃物处理

及时清除病残枯枝、杂草等。园地农业投入品废弃物，应集中分类，进行无害化、资源化处理。

13 档案管理

建立完整生产栽培管理技术档案，内容包含但不限于种苗来源、栽植时间、栽植面积，肥料种类、施用时间、施用量、施用方法，重大病虫害发生时间、危害程度、施用农药名称、农药来源、施用量、施用时间、施用方法、施用人等。原始资料须归档保存3年。

ICS 11.120.99
CCS B 38

湖南省中药材产业协会团体标准

T/XZYC 0068—2024

灰毡毛忍冬主要病虫害综合防治技术规程

Code of practice for intergrated control of major diseases and pests of
Lonicera macranthoides

2024-10-17 发布

2024-10-17 实施

湖南省中药材产业协会 发布

前　言

本文件按照 GB/T 1.1—2020《标准化工作导则　第 1 部分：标准化文件的结构和起草规则》的规定起草。

请注意本文件的某些内容可能涉及专利。本文件的发布机构不承担识别专利的责任。

本文件由湖南省中药材产业协会提出。

本文件由湖南省中药材产业协会标准化管理委员会归口。

本文件起草单位：湖南省中医药研究院、湖南三合一药业有限公司、怀化市九天界生态农业和科技有限公司、湖南智宸药业股份有限公司、湖南省博世康中医药有限公司、湖南博瑞医药健康产业有限公司。

本文件主要起草人：谢景、唐雪阳、金剑、陈林、刘浩、黄建华、钟灿、王勇庆、周融融、张水寒、吴念庆、陈博、戴蜜、田玉桥、龙胜全。

灰毡毛忍冬主要病虫害综合防治技术规程

1 范围

本文件规定了灰毡毛忍冬主要病虫害综合防治的防控原则、防控对象、防治方法、废弃物处置和档案管理等技术要求。

本文件适用于灰毡毛忍冬病虫害综合防治。

2 规范性引用文件

下列文件中的内容通过文中的规范性引用而构成本文件必不可少的条款。其中，注日期的引用文件，仅该日期对应的版本适用于本文件；不注日期的引用文件，其最新版本（包括所有的修改单）适用于本文件。

GB/T 8321 农药合理使用准则

NY/T 1276 农药安全使用规范 总则

3 术语和定义

下列术语和定义适用于本文件。

3.1

灰毡毛忍冬

为忍冬科 Caprifoliaceae 忍冬属 Lonicera 植物灰毡毛忍冬 Lonicera macranthoides，药材称为山银花。

3.2

安全间隔期

最后一次施药至灰毡毛忍冬采收前的时期，自喷药后到残留量降到最大允许残留量所需间隔时间。

4 防控原则

遵循"预防为主、综合防治"的植保方针和"科学植保、公共植保、绿色植保"的理念，采用农业防治、物理防治、生物防治和科学用药等环境友好型措施，达到有效控制病害、虫害的目的。

5 防控对象

5.1 主要病害

白粉病、褐斑病、根腐病。

5.2 主要虫害

蚜虫、红蜘蛛、银花叶蜂、金银花尺蠖。

6 防治方法

6.1 农业防治

6.1.1 品种选择

选用优质、高产、抗病虫害的良种。

6.1.2 清园

定期检查林园，摘除为害的叶片或病株，并进行集中烧毁。秋冬及时清园，清除残枝落叶，消灭侵染源。

6.1.3 田间管理

及时中耕除草，减少病虫害，降低感染概率。保持土壤墒情，防止积水。

6.2 理化诱控

6.2.1 灯光诱杀

悬挂黑光灯或频振式杀虫灯，每 1.6～2.3 hm² 安装 1 台，安装高度以接虫口高出植株 20～25 cm 为宜。每年从 5 月上旬至 9 月下旬，每天傍晚开灯，天亮关灯。定期清理灯上虫垢。

6.2.2 色板诱杀

每 667 m² 悬挂规格 25 cm×30 cm 的黄板或蓝板 15～20 张，视虫害情况增减色板数量。色板应悬挂在离植株冠层 15～20 cm 处，当粘满虫体时要及时更换。

6.2.3 性诱剂诱杀

采用性诱剂诱捕害虫，每 667 m² 放置害虫诱捕器 1 个，内置诱芯 1 个，每月更换 1 次诱芯，诱捕器应高出植株 10～15 cm。

6.3 生物防治

利用农田中瓢虫、草蛉、赤眼蜂等有益生物防治害虫。

6.3.1 生物农药

采用阿维菌素、苦参碱等广谱杀虫、杀螨剂进行喷雾防治。

6.4 药剂防治

6.4.1 土壤消毒

深耕土壤，每 667 m² 撒施生石灰 50～75 kg 进行土壤消毒。

6.4.2 药剂防治

使用农药严格按照 GB/T 8321、NY/T 1276 的规定执行，具体防治药剂及使用方法参见附录 A。

7 废弃物处置

清园及农业投入品等废弃物应集中分类，进行无害化处理。

8 档案管理

8.1 资料记录

所有基础资料、防治方法及效果等情况，应建立防控档案，具体内容详见附录 B。

8.2 档案保存

病虫害防治全过程的生产记录应建立档案，档案由专职人员进行管理并逐年归档，保存期限不少于3年。

附 录 A
（资料性附录）
灰毡毛忍冬病虫害防治常用药剂及使用方法

表 A.1 灰毡毛忍冬病虫害防治常用药剂及使用方法

种类 类型	名称	防治时期	选用药剂	使用方法	安全间隔期/d
病害	白粉病	4～6月	70%甲基硫菌灵 1 600～2 000倍液	每隔7～10 d，每年喷施不超过3次	30
			15%三唑酮可湿性粉剂每667 m² 用50～80 g	每隔7～10 d，连续喷施1～2次	20
	褐斑病	5～9月	54%百菌清可湿性粉剂每667 m² 用120～180 mL	每隔7～14 d，每年喷施不超过3次	25
			80%代森锰锌可湿性粉剂600～1 200 倍液	每隔10～14 d，每年喷施不超过3次	21
	根腐病	3～6月	30%噁霉灵水剂 15～20 mL/m²	每隔10d，连续灌根2～3次	21
			750 g/L 十三吗啉乳油750～1 000倍液	每隔10～15 d，每年灌根最多使用2次	10
虫害	蚜虫	4～6月	25%吡虫啉可湿性粉剂每667 m² 用12～16 g	喷施，每年最多使用2次	14
			40%啶虫脒水分散粒剂每667 m² 用5～10 g	喷施，每年最多使用3次	28
	红蜘蛛	4～6月	5%唑螨酯悬浮剂 2 000～2 500倍液	每隔10～12 d，每年喷施2次	15
			15%哒螨灵乳油 2 250～3 000倍液	喷施，每年最多使用次数为2次	20
	银花叶蜂	4～6月	16 000 IU/mg苏云金杆菌悬浮剂每667 m² 用300～400 g	喷施，每年最多使用次数为3次	15
			90%敌百虫原药 1 000～2 000倍液	现配现用，喷施，每年最多使用2次	15
	金银花尺蠖	5～9月	4.5%高效氯氰菊酯乳油每667 m² 用22～40 mL	喷施，每年最多使用3次	7

附 录 B
（资料性附录）
灰毡毛忍冬病虫害防控档案

表 B.1 灰毡毛忍冬病虫害防控档案

日期	病虫害名称	危害情况	防控方法	防控效果

ICS 11.120.99
CCS B 38

湖南省中药材产业协会团体标准

T/XZYC 0069—2024

栀子种子育苗技术规程

Code of practice for seeding cultivation of *Gardenia jasminoides*

2024-10-17 发布　　　　　　　　　　　　2024-10-17 实施

湖南省中药材产业协会 发布

前　言

本文件按照 GB/T 1.1—2020《标准化工作导则　第 1 部分：标准化文件的结构和起草规则》的规定起草。

请注意本文件的某些内容可能涉及专利。本文件的发布机构不承担识别专利的责任。

本文件由湖南省中药材产业协会提出。

本文件由湖南省中药材产业协会标准化管理委员会归口。

本文件起草单位：湖南省中医药研究院、湖南海泰博农生物科技有限公司、湖南洋利农林科技股份有限公司、岳阳市屈原管理区海泰栀子专业合作社、湖南智宸药业有限公司、湖南博世康中医药有限公司。

本文件主要起草人：唐雪阳、张水寒、谢景、金剑、刘浩、钟灿、周融融、陈林、秦优、黄建华、戴蜜、孙保威、田玉桥、龙胜全。

栀子种子育苗技术规程

1 范围

本文件规定了栀子种子育苗的苗圃地条件、种子处理、播种、苗期管理、病虫害防治、苗木出圃、检疫、包装运输、档案管理。

本文件适用于湖南省及周边地区栀子的种子育苗。

2 规范性引用文件

下列文件中的内容通过文中的规范性引用而构成本文件必不可少的条款。其中，注日期的引用文件，仅该日期对应的版本适用于本文件；不注日期的引用文件，其最新版本（包括所有的修改单）适用于本文件。

GB/T 23437　林业植物及其产品调运检疫规程

T/XZYC 0070　栀子主要病虫害综合防治技术规程

3 术语和定义

下列术语和定义适用于本文件。

3.1

栀子 *Gardenia jasminoides*

茜草科 Rubiaceae 栀子属 *Gardenia* 植物栀子 *Gardenia jasminoides*。

4 苗床

4.1 苗圃地选择

选择地势平坦、排水良好、坡度不超过 15°地块。以土层深厚肥沃、微酸性的沙壤土为宜。

4.2 土壤消毒

整地前，每 667 m² 撒施生石灰 50～80 kg。

4.3 整地施基肥

每 667 m² 施入腐熟有机肥 1 000～1 500 kg、过磷酸钙 50 kg，深翻入土，耙平。做苗床，高 15～20 cm，宽 100～120 cm，苗床间留步道，宽 30～40cm。苗圃地四周挖排水沟，沟宽 30～40 cm，深 40～50 cm。

5 种子

5.1 采种

采集无病害且饱满的成熟果实。

5.2 种子处理

将果实集中堆置至果皮及果肉变软，在 40 ℃温水中浸泡 2～3 h，反复搓洗，去除果肉，沥出种子。在 0.1％高锰酸钾溶液中浸种 30 min，捞出沥干。

6 播种

6.1 播种时间

春播宜 3～4 月，秋播宜 9～10 月。

6.2 播种方法

条播时按照行距 20～30 cm 开浅沟播种，沟深 3～5 cm；播后用细黄土覆盖 1～2 cm，播种量 1.5～3 kg。撒播时将种子均匀撒于厢面，播种量 3～4 kg，稍镇压。播种后用作物秸秆覆盖，保持土壤湿润。

7 苗期管理

7.1 间苗

苗高 7～10 cm，按照株距 5～8 cm 间苗。

7.2 水肥管理

保持苗床湿润，雨季及时排水。出苗后，每半个月喷施 0.2％尿素等速效性肥料。苗高 10～15 cm 时，每 667 m² 喷施 0.2％～0.3％尿素溶液和 0.2％～0.5％磷酸二氢钾，间隔 1 个月，连续追施 2 次。

7.3 除草

及时拔出苗床杂草。

8 病虫害防治

主要病害有：叶斑病、褐纹斑病、炭疽病。主要虫害有：卷叶螟、透翅天蛾、蚜虫、龟蜡蚧。防治方法参照 T/XZYC 0070 执行。

9 苗木出圃

选择根系发达、生长健壮、高度 50 cm 的苗木。起苗前浇透水，每 50 根扎捆，打捆后用黄泥浆蘸根，用塑料膜包扎根部保湿。宜随起、随运、随栽。若不能及时运输或栽植，应选择平坦、排水良好、荫蔽的地块进行假植。

10 检疫

参照 GB/T 23437 的规定执行。

11 包装运输

将苗木装入带透气孔的纸箱，并附上苗木标签。标签注明品种、数量、产地、出苗日期、苗木检疫证书编号等。

12 档案管理

建立栀子种子育苗生产过程档案，建立完整、真实的技术档案资料，内容包括但不限于育苗地位置、种子来源、生产管理措施、苗木出圃等各个环节，档案保留 3 年。

ICS 11.120.99
CCS B 38

湖南省中药材产业协会团体标准

T/XZYC 0070—2024

栀子主要病虫害综合防治技术规程

Code of practice of intergrated control of diseases and pests
of *Gardenia jasminoides*

2024-10-17 发布   2024-10-17 实施

湖南省中药材产业协会 发布

前　言

　　本文件按照 GB/T 1.1—2020《标准化工作导则　第 1 部分：标准化文件的结构和起草规则》的规定起草。

　　请注意本文件的某些内容可能涉及专利。本文件的发布机构不承担识别专利的责任。

　　本文件由湖南省中药材产业协会提出。

　　本文件由湖南省中药材产业协会标准化管理委员会归口。

　　本文件起草单位：湖南省中医药研究院、湖南海泰博农生物科技有限公司、湖南洋利农林科技股份有限公司、岳阳市屈原管理区海泰栀子专业合作社、湖南智宸药业有限公司、湖南博世康中医药有限公司。

　　本文件主要起草人：唐雪阳、谢景、张水寒、金剑、刘浩、钟灿、周融融、陈林、秦优、黄建华、戴蜜、孙保威、田玉桥、龙胜全。

栀子主要病虫害综合防治技术规程

1 范围

本文件规定了栀子主要病虫害综合防治的防控原则、防控对象、防控方法、废弃物处置、档案管理技术要求。

本文件适用于湖南省及周边地区栀子主要病虫害的防治。

2 规范性引用文件

下列文件中的内容通过文中的规范性引用而构成本文件必不可少的条款。其中，注日期的引用文件，仅该日期对应的版本适用于本文件；不注日期的引用文件，其最新版本（包括所有的修改单）适用于本文件。

GB/T 8321　农药合理使用准则

NY/T 1276　农药安全使用规范总则

3 术语和定义

下列术语和定义适用于本文件。

3.1

栀子

茜草科 Rubiaceae 栀子属 *Gardenia* 植物栀子 *Gardenia jasminoides*。

3.2

安全间隔期

最后一次施药至栀子采收前的时期，自喷药后到残留量降到最大允许残留量所需间隔时间。

4 防控原则

遵循"预防为主、综合防治"的植保方针和"科学植保、公共植保、绿色植保"的理念，采用农业防控、物理防治、生物防治和科学用药等环境友好型措施，达到有效控制病害、虫害的目的。

5 防控对象

5.1 主要病害

叶斑病、褐斑病、炭疽病、黄化病。

5.2 主要虫害

卷叶螟、咖啡透翅天蛾、蚜虫、龟蜡蚧。

6 防控方法

6.1 农业防治

6.1.1 品种选择

选择优质、高产、抗病虫害的良种。

6.1.2 清园

及时拔除病株、病叶，并进行集中分类，进行无害化处理。

6.1.3 田间管理

中耕培土、施肥、除草等农事时应减少对作物根系机械损失。雨季注意清沟排水，旱季及时灌溉。

6.2 理化诱控

6.2.1 灯光诱杀

设置黑光灯或频振式杀虫灯，每 1.3～2.0 hm² 安装 1 台，安装高度以接虫口高出栀子植株 20～25 cm 为宜。每年从 5 月上旬至 9 月下旬，每天傍晚开灯，天亮关灯。定期清理灯上虫垢。

6.2.2 色板诱杀

悬挂黄板或蓝板，长宽规格 20 cm×25 cm，视虫害情况每 667 m² 悬挂 20～50 张，高度以超出植株 15～20 cm 为宜。每隔 15～20 d 更换 1 次黄板或蓝板。

6.2.3 性诱剂诱杀

从 5 月下旬至 9 月下旬，采用性诱剂诱捕害虫，每 667 m² 放置害虫诱捕器 1 个，内置诱芯 1 个，每月更换 1 次诱芯，诱捕器应高出栀子植株 10～15 cm。

6.3 生物防治

利用农田中瓢虫、草蛉、赤眼蜂等有益生物防治害虫。

6.4 化学防治

在病害初发期和虫害产卵盛期及时进行防控。农药使用应符合 GB/T 8321、NY/T 1276 规定，优先选用生物农药，严禁使用国家禁止的农药，具体药剂及使用方法详见附录 A。提倡农药交替使用。

7 废弃物处置

清园及农业投入品等废弃物应集中分类，进行无害化处理。

8 档案管理

8.1 资料记录

所有基础资料、防治方法及效果等情况，应建立防控档案，具体内容详见附录 B。

8.2 档案保存

病虫害防治全过程的生产记录应建立档案，档案由专职人员进行管理并逐年归档，保存期限不少于 3 年。

附　录　A
（资料性附录）
栀子主要病虫害化学防治方法及使用方法

表 A.1　栀子主要病虫害化学防治方法及使用方法

种类		防治时期	选用药剂	使用方法	安全间隔期/d
类型	名称				
病害	叶斑病	5～8月	32%苯甲·嘧菌酯1 500～2 000倍液	每隔7～10 d，连续喷施2～3次	7
			54%百菌清可湿性粉剂500～600倍液	每隔7～14 d，连续喷施2～3次	25
	褐斑病	6～8月	5%己唑醇悬浮剂每667 m² 用75～125 mL	每隔7 d，连续喷施1～2次	30
			40%硫黄·多菌灵悬浮剂每667 m² 150～200 g	每隔7～10 d，连续喷施2～3次	14
	炭疽病	7～9月	80%代森锰锌可湿性粉剂500～800倍液	每隔7～10 d，连续喷施1～2次	14
			40%苯醚甲环唑悬浮剂每667 m² 用15～20 mL	每隔10～14 d，连续喷施2～3次	30
虫害	卷叶螟	7～10月	10%阿维菌素悬浮剂每667 m² 用7～9 mL	喷施，每个生长期最多使用2次	21
			45%毒死蜱乳油每667 m² 用50～83 mL	喷施，每季最多使用2次	21
	咖啡透翅天蛾	7～9月	25 g/L 高效氯氟氰菊酯乳油1 500～2 500倍液	喷施，每季最多使用2次	30
			16 000 IU/mg苏云金杆菌悬浮剂每667 m² 用150～250 g	每隔7～10 d，连续喷施3～5次	30
	蚜虫	4～6月	40%乐果乳油每667 m² 用75～100 mL	喷施，每季最多使用3次	15
			10%吡虫啉可湿性粉剂每667 m² 用10～15 g	喷施，每个生长期最多使用2次	14
	龟蜡蚧	4～6月	45%毒死蜱乳油1 000～1 500倍液	喷施，每个生长期最多使用1次	30
			4.5%高效氯氰菊酯水乳剂900～1 200倍液	喷施，每季最多喷施3～4次	15

T/XZYC 0070—2024

附　录　B
（资料性）
栀子病虫害综合防治档案

表 B.1　栀子病虫害综合防治档案

日期	主要病虫害名称	发生危害情况	防治方法	防治效果/％

ICS 11.120.99
CCS B 38

湖南省中药材产业协会团体标准

T/XZYC 0071—2024

白花前胡种子贮存技术规程

Code of practice for seed storage of *Peucedanum praeruptorum*

2024-10-11 发布　　　　　　　　　　　　　　　　2024-10-11 实施

湖南省中药材产业协会 发布

前　言

本文件按照 GB/T 1.1—2020《标准化工作导则　第 1 部分：标准化文件的结构和起草规则》的规定起草。

请注意本文件的某些内容可能涉及专利。本文件的发布机构不承担识别专利的责任。

本文件由湖南省中药材产业协会提出。

本文件由湖南省中药材产业协会标准化管理委员会归口。

本文件起草单位：湖南省中医药研究院、湖南智宸药业股份有限公司、华容县保丰中药材种植专业合作社、湖南省博世康中医药有限公司、湖南博瑞医药健康产业有限公司。

本文件主要起草人：谢景、张水寒、金剑、刘浩、钟灿、潘根、唐雪阳、周融融、戴蜜、孙保威、田玉桥、陈林、黄建华、龙胜全。

白花前胡种子贮存技术规程

1 范围

本文件规定了白花前胡种子贮存的设施设备、入库、库房管理、出库、档案管理技术要求。

本文件适用于白花前胡种子的贮存。

2 规范性引用文件

下列文件中的内容通过文中的规范性引用而构成本文件必不可少的条款。其中，注日期的引用文件，仅该日期对应的版本适用于本文件；不注日期的引用文件，其最新版本（包括所有的修改单）适用于本文件。

GB/T 3543 农作物种子检验规程

GB 20464 农作物种子标签通则

GB/T 21302 包装用复合膜、袋通则

GB/T 34344 农产品物流包装材料通用技术要求

GB 55037 建筑防火通用规范

NYJ/T 08 种子贮藏库建设标准

3 术语和定义

下列术语和定义适用于本文件。

3.1

白花前胡种子

伞形科前胡属植物白花前胡 *Peucedanum praeruptorum* 成熟果实。

4 设施设备

4.1 场地

应选择在地质条件良好，干燥、地势较高，非地震、洪水、雷电灾害区；周围不应有高压电、强磁场、易燃物、危险化学品；远离有害气体、粉尘、烟雾以及其他有污染源的地带地段；在交通方便、便利运输、电力供应充足可靠、供排水系统完善的地方。

4.2 库房

应符合 NYJ/T 08 的规定。

4.3 货架

配备宽度 100～120 cm、离地 10～15 cm、长度不等的堆放架。堆放架摆放离墙 50 cm，架子间距离 1 m 以上。

4.4 温控、监测设备

库房内配备管道系统、制冷系统、通风系统、加湿设备以及温湿度检测器。

4.5 消防设施

应符合 GB 55037 的要求。

5 入库

5.1 清仓消毒

入库前 7 d，清扫垃圾灰尘，保持仓内外环境整洁。采用 56% 磷化铝进行空仓熏蒸，每立方米 3～6 g，密闭 3～4 d。

5.2 种子质量要求

种子纯度不低于 98%，净度不低于 90.0%，发芽率不低于 70%，含水量不高于 10.0%。纯度、净度、发芽率、水分测定按照 GB/T 3543 执行。

5.3 装袋

将种子装入密封的塑料薄膜或铝箔袋中，排除袋中空气，扎进袋口。再用 25 kg 规格的编织袋做外包装。内包装材料应符合 GB/T 21302 的规定；外包装材料应符合 GB/T 34344 的规定。

5.4 标志

所有种子包装应附内外标签，标签距离底部约 20 cm，内容参考 GB 20464 的规定。

5.5 码堆

采用"非"字形或半"非"字形堆垛法。堆垛时袋口向里，堆垛的方向应与仓库的门窗通道平行，垛与垛之距离不少于 100 cm，垛与地面距离不宜少于 10 cm，垛与墙面距离不少于 50 cm，垛顶与库顶距离不少于50 cm。

5.6 堆垛标志

每个堆垛应标明堆号、产地、种子批次、种子数量和入库时间以及种子质量指标。

6 库房管理

6.1 建立台账

应建立库房物品台账，且账、物、卡相符；完善库房管理制度；建立维修、值班巡逻和定期检查记录。

6.2 温湿度管理

温度 4～8 ℃，相对湿度不高于 50%。

6.3 巡查

每天采用温、湿度自动记录仪对种子库内、外温度和湿度检查 1 次，温、湿度异常则应及时调控。

6.4 抽检

每个季度集中取样 1 次，取样和检验参照 GB/T 3543 执行。对不符合种子质量要求者，应及时从库房清除。

6.5 消毒

贮藏库每个季度消毒 1 次，用 15%～18% 过氧乙酸在库内自然挥发，消毒 2 h 后通风

1～2 h。

6.6 贮存期限

不超过 2 年。

7 出库

7.1 原则

按照"先进先出"原则进行出库或按出库单据指定的批次出库。

7.2 记录

建立仓库出库档案，记录种子出库批号、数量和时间等信息。

7.3 复核

实行双人复核，出库人员与提货人员应按出库单据信息进行实货交接。

8 档案管理

白花前胡种子贮存全过程须详细记录，内容包括且不限于种子质量、定期检查、质量检测、出入库等内容，记录应归档保存，档案保留 3 年。

ICS 11.120.99
CCS B 38

湖南省中药材产业协会团体标准

T/XZYC 0072—2024

黄精贮藏技术规程

Code of practice for storage of Polygonati Rhizoma

2024-10-17 发布 　　　　　　　　　　2024-10-17 实施

湖南省中药材产业协会 发布

前　言

本文件按照 GB/T 1.1—2020《标准化工作导则　第 1 部分：标准化文件的结构和起草规则》的规定起草。

请注意本文件的某些内容可能涉及专利。本文件的发布机构不承担识别专利的责任。

本文件由湖南省中药材产业协会提出。

本文件由湖南省中药材产业协会标准化管理委员会归口。

本文件起草单位：湖南省中医药研究院、安化县中医药健康产业发展服务中心、湖南博瑞医药健康产业有限公司、湖南省博世康中医药有限公司、湖南智宸药业股份有限公司、安化中源农业发展有限公司、新化县颐朴源黄精科技有限公司、绿之韵生物工程集团有限公司。

本文件主要起草人：谢景、金剑、唐雪阳、钟灿、刘浩、张水寒、周融融、肖潇、龙胜全、陈林、黄建华、田玉桥、戴蜜、蒋丰登、邹辉、贺炜。

黄精贮藏技术规程

1 范围

本文件规定了黄精药材贮藏的设施设备、入库、库房管理、出库、档案管理技术要求。

本文件适用于黄精药材的贮藏管理。

2 规范性引用文件

下列文件中的内容通过文中的规范性引用而构成本文件必不可少的条款。其中，注日期的引用文件，仅该日期对应的版本适用于本文件；不注日期的引用文件，其最新版本（包括所有的修改单）适用于本文件。

GB/T 191 包装储运图示标志

GB 55037 建筑通用防火规范

SB/T 11082 中药材包装技术规范

SB/T 11094 中药材仓储管理规范

SB/T 11095 中药材仓库技术规范

《中华人民共和国药典》（2020年版）

3 术语和定义

下列术语和定义适用于本文件。

3.1

黄精 Polygonati Rhizoma

百合科黄精属植物滇黄精 *Polygonatum kingianum* Coll. et Hemsl.、黄精 *Polygonatum sibiricum* Red. 或多花黄精 *Polygonatum cyrtonema* Hua 的干燥根茎。

4 设施设备

4.1 库房

4.1.1 选址

选择交通便利、不易受潮且满足运输、消防、安全、卫生的要求的库房。具有防潮、防霉、通风换气的条件。应符合 SB/T 11094 规定。

4.1.2 设计

主体建筑宜采用钢筋混凝土结构或钢结构，地面应具备避免扬尘的硬化覆盖，内墙及顶棚应具有防霉、防潮性能，不易积灰，方便清洁。库房内应配备照明、监控等设备以及防虫、防动物设施。消防设施应符合 GB 55037 规定。

4.2 温控、监测设备

库房内配备管道系统、制冷系统、通风系统、加湿设备以及温湿度检测器。

5 入库

5.1 清仓消毒

入库前，对仓库进行清扫，保持整洁，通风干燥 7～10 d。在库房每立方米采用 56% 磷化铝 3～6 g 熏蒸消毒，密闭 3～4 d。

5.2 质量控制

应符合《中华人民共和国药典》要求。包装无水湿、污染和破损，应标有产地、品种、批号、规格、生产日期等信息，技术要求符合 GB/T 191、SB/T 11082 的规定。

5.3 验收入库

对入库前要求合格的产品进行入库作业，并填好入库记录，详见附录 A。

5.4 堆垛

按照"非"字形堆垛法堆垛，堆垛排列方式、走向及垛间隙应与库房内空气环流方向一致。地脚架离地至少 10 cm，垛高不超过 5 m，垛长不超过 20 cm，垛间距不少于 1 m，堆码与墙距不少于 1 m，堆码离顶层高度不少于 1 m，主运输通道宽度应不小于 2 m。

6 库房管理

6.1 建立台账

应完善库房管理制度；建立库房物品台账，且账、物、卡相符。

6.2 在库巡检

每日检查库房温度、湿度。常温库温度应控制在 25 ℃以内，相对湿度应控制在 50% 以内；低温库温度应控制在 4～10 ℃，相对湿度应控制在 50%以内。

每月检查药材外观以及霉变、受潮、发热、虫蛀等情况，潮湿天气或异常天气应增加检查频次。定期检查消防设施。做好详细记录，详见附录 B。

6.3 日常管理

完善日常管理内容，包括但不限于库房清洁、盘存、库温、维修、值班巡逻、出库等；做好记录并建档保存。

6.4 质量控制

每个季度集中取样 1 次，对不符合《中华人民共和国药典》要求的药材，应及时从库房清除。

6.5 贮藏期

常温库贮藏：不超过 6 个月。

低温库贮藏：不超过 12 个月。

7 出库

7.1 原则

按照"先进先出"原则进行出库或按出库单据指定的批次出库。

7.2 复核

实行双人复核，出库前库房人员与提货人员应核对出库手续并按出库单据信息进行实货交接。

8 档案管理

黄精药材贮藏全过程须详细记录，内容包括且不限于药材信息、定期检查和检测记录、出入库记录、质量检测等内容，记录应归档保存，档案保留 5 年。

附 录 A

（资料性附录）

出入库记录表

表 A.1 出入库记录表

基本信息			
品种		产地信息	
外观特征			
采购人员		生产负责人	
入库记录			
入库时间		入库量	
贮藏方法			
入库人员		生产负责人	
出库记录			
出库时间		出库量	
库管员		领货人	

附　录　B

（资料性附录）

日常检查记录表

表 B.1　日常检查记录表

检查时间	库房检查情况		药材检查情况	消防设施情况
	温度/℃	湿度/%		

图书在版编目（CIP）数据

湖南省中药材产业协会团体标准汇编 . 2019—2024 /
湖南省中药材产业协会组编 . -- 北京 ：中国农业出版社，
2025．8． -- ISBN 978-7-109-33469-4

Ⅰ．R282-65

中国国家版本馆 CIP 数据核字第 20259LK128 号

湖南省中药材产业协会团体标准汇编（2019—2024）

**HUNAN SHENG ZHONGYAOCAI CHANYE XIEHUI TUANTI
BIAOZHUN HUIBIAN（2019—2024）**

中国农业出版社出版

地址：北京市朝阳区麦子店街 18 号楼

邮编：100125

责任编辑：郭晨茜

版式设计：王 晨 责任校对：赵 硕

印刷：河北盛世彩捷印刷有限公司

版次：2025 年 8 月第 1 版

印次：2025 年 8 月河北第 1 次印刷

发行：新华书店北京发行所

开本：787mm×1092mm 1/16

印张：33.75

字数：820 千字

定价：168.00 元